S. Mense ▪ D. Pongratz ▪ (Hrsg.) ▪ **Chronischer Muskelschmerz**

S. MENSE D. PONGRATZ (Hrsg.)

Chronischer Muskelschmerz

Mit 32 Abbildungen und 16 Tabellen

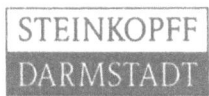
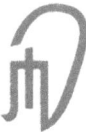

Prof. Dr. med. SIEGFRIED MENSE
Institut für Anatomie und Zellbiologie III
Universität Heidelberg
Im Neuenheimer Feld 307
69120 Heidelberg

Prof. Dr. med. DIETER PONGRATZ
Friedrich-Baur-Institut
Klinikum der Universität München-Innenstadt
Ziemssenstraße 1a
80336 München

ISBN 978-3-7985-1406-5   ISBN 978-3-7985-1965-7 (eBook)
DOI 10.1007/978-3-7985-1965-7

Bibliografische Information Der Deutschen Bibliothek
Die Deutsche Bibliothek verzeichnet diese Publikation in der Deutschen Nationalbibliografie; detaillierte bibliografische Daten sind im Internet über <http://dnb.ddb.de> abrufbar.

Dieses Werk ist urheberrechtlich geschützt. Die dadurch begründeten Rechte, insbesondere die der Übersetzung, des Nachdrucks, des Vortrags, der Entnahme von Abbildungen und Tabellen, der Funksendung, der Mikroverfilmung oder der Vervielfältigung auf anderen Wegen und der Speicherung in Datenverarbeitungsanlagen, bleiben, auch bei nur auszugsweiser Verwertung, vorbehalten. Eine Vervielfältigung dieses Werkes oder von Teilen dieses Werkes ist auch im Einzelfall nur in den Grenzen der gesetzlichen Bestimmungen des Urheberrechtsgesetzes der Bundesrepublik Deutschland vom 9. September 1965 in der jeweils geltenden Fassung zulässig. Sie ist grundsätzlich vergütungspflichtig. Zuwiderhandlungen unterliegen den Strafbestimmungen des Urheberrechtsgesetzes.

http://www.steinkopff.springer.de

© Springer-Verlag Berlin Heidelberg 2003
Ursprünglich erschienen bei Steinkopff Verlag Darmstadt, 2003

Die Wiedergabe von Gebrauchsnamen, Handelsnamen, Warenbezeichnungen usw. in diesem Werk berechtigt auch ohne besondere Kennzeichnung nicht zu der Annahme, dass solche Namen im Sinne der Warenzeichen- und Markenschutz-Gesetzgebung als frei zu betrachten wären und daher von jedermann benutzt werden dürften.

Produkthaftung: Für Angaben über Dosierungsanweisungen und Applikationsformen kann vom Verlag keine Gewähr übernommen werden. Derartige Angaben müssen vom jeweiligen Anwender im Einzelfall anhand anderer Literaturstellen auf ihre Richtigkeit überprüft werden.

Umschlaggestaltung: Erich Kirchner, Heidelberg
Herstellung: K. Schwind
Satz: K+V Fotosatz GmbH, Beerfelden

SPIN 10919071   105/7231-5 4 3 2 1 0 – Gedruckt auf säurefreiem Papier

Vorwort

Die Schmerzforschung der letzten Jahre hat auf zwei Gebieten wichtige Durchbrüche erzielt:
- Muskelschmerz wurde als eine besondere Form von Schmerz erkannt, der eigene Entstehungsmechanismen und Ausbreitungswege im Nervensystem besitzt.
- Die Kenntnisse über chronifizierende Faktoren und Mechanismen haben deutlich zugenommen.

Allerdings stammt der Großteil des vorhandenen Wissens über Schmerzvorgänge immer noch aus Untersuchungen des Hautschmerzes. Oft werden die Mechanismen von Haut- und Muskelschmerz als gleich angesehen und beide Schmerzformen mit denselben therapeutischen Ansätzen behandelt.

Die neuen Erkenntnisse über die eigenständige Natur des Muskelschmerzes erfordern ein Umdenken, denn Muskelschmerz hat Eigenschaften, die dem Hautschmerz fehlen. Allgemein bekannt sind die Unterschiede in der subjektiven Schmerzcharakteristik: Hautschmerz ist gut lokalisierbar und wird oft als stechend oder brennend beschrieben, während Muskelschmerz schlecht lokalisierbar ist und als dumpf oder krampfartig empfunden wird. Weiterhin weist der Muskelschmerz Phänomene auf, die beim Hautschmerz nicht vorhanden sind, wie z.B. die Übertragung der Schmerzen, die beim Patienten subjektiv zu einer Fehllokalisation der Schmerzquelle führt. Ein Beispiel hierfür sind subjektiv empfundene Kopfschmerzen, deren Ursache in schmerzhaften Veränderungen der Nacken- oder Kaumuskulatur liegt. Eine Nichtbeachtung dieser Tatsache birgt natürlich die Gefahr einer Fehlbehandlung in sich.

Es ist eine allgemein anerkannte Tatsache, dass chronische Muskelschmerzen besonders effektiv darin sind, langanhaltende Umschalt- und Umbauvorgänge im Zentralnervensystem auszulösen (sog. neuroplastische Veränderungen als Ausdruck von Chronifizierungsvorgängen). Ist es erst einmal zu solchen zentralnervösen Veränderungen gekommen, kann nicht mehr mit einem schnellen Therapieerfolg gerechnet werden, da diese Vorgänge Zeit benötigen, um sich zurückzubilden. Dies macht die Therapie von chronischen Muskelschmerzen langwierig und oft frustrierend. Eine schnelle und effektive Unterbindung der Impulse von den Nozizeptoren des Muskels zum Zentralnervensystem ist das beste Mittel, um eine solche Chronifizierung zu verhindern. Langfristig wird es nötig sein, die verschiedenen Arten von Muskelschmerz mit eigens dafür entwickelten Medikamenten zu behandeln. Therapieansätze dieser Art sind bereits erkennbar.

Die internationale Autorenschaft *dieses Buches* aus der vorklinischen und klinischen Forschung stellt sicher, dass die neuesten Konzepte in jedem Teilgebiet angesprochen werden. Ein weiteres wichtiges Anliegen der Herausgeber war es, der Leserin/dem Leser Hilfen für den praktischen Umgang mit den Patienten an die Hand zu geben. Die Therapie – medikamentös und nicht-medikamentös – hat daher einen großen Stellenwert in jedem Kapitel.

Wir möchten abschließend dem Steinkopff Verlag dafür danken, dass er es ermöglicht hat, dieses Buch in äußerst kurzer Zeit fertigzustellen und damit die Aktualität des Inhalts zu wahren.

Heidelberg und München, im März 2003   S. MENSE
                                         D. PONGRATZ

Inhaltsverzeichnis

1 Neurobiologische Grundlagen der Chronifizierung
von Muskelschmerz 1
S. MENSE

2 Entzündliche Muskelkrankheiten 23
D. PONGRATZ

3 Myofasziales Syndrom und Triggerpunkte 41
S. MENSE und D. G. SIMONS

4 Fibromyalgiesyndrom und Tender points 61

   Klinik und Biochemie 61
   S. MENSE und I. J. RUSSELL

   Die Rolle der Hormone – Endokrine und neuroendokrine
   Regulation bei Fibromyalgie 81
   G. NEECK

   Störung der zentralen Schmerz- und Stressverarbeitung
   bei Fibromyalgie 96
   U. T. EGLE und M.-L. ECKER-EGLE

5 Die Muskulatur als Ursache von Rückenschmerz 111
M. SCHILTENWOLF

6 Schleudertrauma 125
TH. ETTLIN

7 Myoarthropathischer Schmerz des Kausystems 145
S. PALLA

8 Differenzialdiagnose chronischer Muskelschmerzen 167
D. PONGRATZ

Sachverzeichnis 173

Autorenverzeichnis

Dr. med.
MARIE-LUISE ECKER-EGLE
Fachärztin für Neurologie und
Psychotherapie
Neubrunnenplatz 2, 55118 Mainz

Univ.-Prof. Dr. med. U. T. EGLE
Universitätsklinikum Mainz
Klinik und Poliklinik für
Psychosomatische Medizin
und Psychotherapie
Untere Zahlbacher Straße 8,
55131 Mainz

Prof. Dr. med. TH. ETTLIN
Med. Direktor der
Rehakliniken Rheinfelden
Salinenstraße 98
4310 Rheinfelden
Schweiz

Prof. Dr. med. S. MENSE
Institut für Zellbiologie III
Universität Heidelberg
Im Neuenheimer Feld 307
69120 Heidelberg

Prof. Dr. med. habil. G. NEECK
Klinikum Südstadt Rostock
Klinik für Innere Medizin
Südring 81, 18059 Rostock

Prof. Dr. S. PALLA
Universität Zürich
Zentrum für Zahn-, Mund- und
Kieferheilkunde
Plattenstraße 11, 8028 Zürich
Schweiz

Prof. Dr. med. D. PONGRATZ
Friedrich-Baur-Institut
Klinikum der Universität
München-Innenstadt
Ziemssenstraße 1 a
80336 München

PD Dr. med. M. SCHILTENWOLF
Orthopädische Universitätsklinik
Heidelberg
Schlierbacher Landstraße 200 a
69118 Heidelberg-Schlierbach

D. G. SIMONS, MD
Clinical Professor
Dept. Rehabilitation Medicine
Emory University, Atlanta
3176 Monticello St.
Covington, GA 30014-3535
USA

I. J. RUSSEL, MD, PhD
Dept. of Medicine
The University of Texas
Health Science Center at
San Antonio
7703 Floyd Curl Drive
San Antonio, TX 78284-7868
USA

1 Neurobiologische Grundlagen der Chronifizierung von Muskelschmerz

S. MENSE

■ Unterschied zwischen Muskelschmerz und Hautschmerz

Der Muskelschmerz unterscheidet sich auf vielen Ebenen vom Hautschmerz. Subjektiv hat der Muskelschmerz einen eher dumpfen Charakter, ist schlechter lokalisierbar und oft mit vegetativen Symptomen (z. B. Schweißausbruch, Blutdruckänderungen) verbunden. Er wird oft in andere tiefe somatische Gewebe (Muskeln, Gelenke, Faszien, Sehnen) übertragen, was zu einer Fehllokalisation der Schmerzquelle durch den Patienten führt.

Auf objektiv neurophysiologischer Ebene gibt es Hinweise, dass der Impulseinstrom von muskulären Nozizeptoren im Rückenmark zu stärkeren Umschaltvorgängen führt als der Impulseinstrom von Nozizeptoren der Haut. Die unterschiedliche spinale Verschaltung von muskulären und kutanen Nozizeptoren zeigt sich auch darin, dass ein kutaner Schmerzreiz zu Flexorreflexen führt (z. B. Wegziehen der Hand von einer heißen Herdplatte), während solche Reflexe bei schmerzhafter Reizung eines Muskels (z. B. bei einem Muskelfaserriss) nicht ablaufen.

Auf pharmakologischer Ebene ist nachgewiesen worden, dass einige Opioide die muskuläre Schmerzschwelle stärker erhöhen als die Schmerzschwelle der Haut. Langfristig ist damit zu rechnen, dass wegen dieser vielfältigen Unterschiede zwischen Haut- und Muskelschmerz spezielle Schmerzmittel für den Muskelschmerz entwickelt werden müssen.

■ Akuter versus chronischer Muskelschmerz

Der chronische Schmerz wird allgemein als ein Schmerz definiert, der über den normalen Heilungszeitraum hinaus persistiert. Für die Praxis wird vorgeschlagen, dass ein Schmerz, der länger als 6 Monate anhält, als chronischer Schmerz anzusehen ist (Merskey u. Bogduk 1994).

Der akute Muskelschmerz erfüllt seine Schutzfunktion durch eine schmerzbedingte Bewegungseinschränkung, die der Schonung des verletzten Muskels dient, und durch die Aktivierung von hemmenden motorischen Reflexen, die zur weitgehenden Immobilisierung des Muskels führen und damit die Heilung des verletzten Gewebes fördern. Der chronische Muskelschmerz hat seinen physiologischen Sinn verloren und kann zur eigenständigen Schmerzkrankheit werden.

Klinisch stellt der akute Muskelschmerz kein großes therapeutisches Problem dar. Viele Formen von akutem Muskelschmerz (z. B. Muskelfaserriss, Zerrung, Quetschung, Muskelkater, akute Myositis) haben eine starke Tendenz zur Selbstheilung, die man durch Schonung, physikalische Maßnahmen und Analgetika unterstützen kann. Das Problem sind die chronischen muskuloskelettalen Schmerzen (z. B. Fibromyalgie), die oft therapieresistent sind (Mense u. Simons 2001).

Periphere Mechanismen

Allgemeine Eigenschaften von Nozizeptoren

Ein Nozizeptor ist eine rezeptive Nervenendigung, die darauf spezialisiert ist, die Einwirkung objektiv gewebsschädlicher, subjektiv schmerzhafter Reize zu registrieren. Nozizeptoren weisen bei der Untersuchung im Tierexperiment oder bei der mikroneurographischen Registrierung beim Menschen (Marchettini et al. 1996) eine relativ hohe Reizschwelle auf. Oft erfolgt eine geringe Rezeptorerregung jedoch bereits im Übergangsbereich von nicht schmerzhaften zu schmerzhaften Reizintensitäten. Dieses Verhalten unterstreicht die Funktion des Nozizeptors als Teil eines Warnsystems: Er soll nicht einen bereits eingetretenen Gewebsschaden melden, sondern das Erreichen der Belastungsgrenze signalisieren und auf diese Weise Schaden verhindern (Mense u. Meyer 1985, Mense 1999). Muskelnozizeptoren reagieren typischerweise nicht auf natürliche Stimuli, wie sie während der normalen Tätigkeit eines Muskels auftreten (schwache Deformierung des Muskelgewebes, Kontraktion oder Dehnung).

Morphologie und Molekularbiologie

Nozizeptoren der Skelettmuskulatur sind freie Nervenendigungen, die über marklose Gruppe-IV-Fasern oder dünne markhaltige Gruppe-III-Fasern mit dem Zentralnervensystem verbunden sind. Die Gruppe-IV-Fasern des Muskels entsprechen den C-Fasern der Haut, die Gruppe-III-Fasern den Aδ-Fasern. Der Begriff „freie Nervenendigungen" bedeutet, dass im Lichtmikroskop keine korpuskulären Spezialisierungen erkennbar sind. Die Fasern scheinen als dünne Verzweigungen im Gewebe zu enden.

Nozizeptoren des Muskels und anderer Weichteile (Faszien, Gelenkkapseln, Bänder) werden durch starke mechanische Reize (Traumen, Überlastung) und durch endogene schmerzauslösende Substanzen wie Bradykinin, 5-Hydroxytryptamin (5-HT, Serotonin) aktiviert. Nozizeptive Nervenendi-

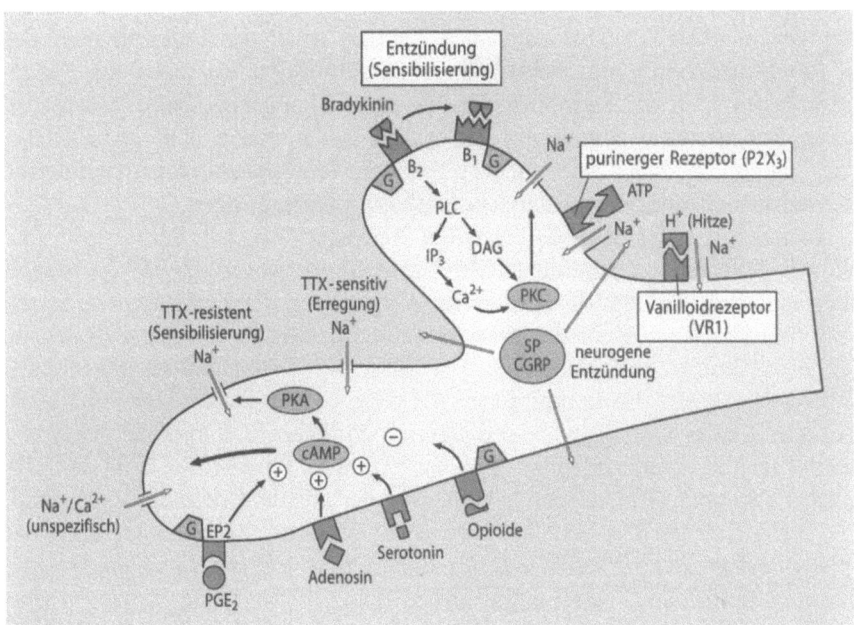

Abb. 1.1. Schematische Darstellung einer nozizeptiven Nervenendigung mit den bisher bekannten Membranrezeptoren. Von klinischer Bedeutung sind besonders folgende Sachverhalte: 1. Bradykinin erregt Nozizeptoren normalerweise über eine Bindung an B_2-Rezeptormoleküle; die sensibilisierte Endigung wird dagegen durch Bradykinin über B_1-Rezeptoren aktiviert. Die Bindung von Bradykinin an die spezifischen Rezeptormoleküle führt im Endeffekt zur Bildung der Proteinkinase C (PKC), die die Empfindlichkeit von Na^+-Kanälen auf reizbedingte Depolarisierung steigert. 2. Die Sensibilisierung des Nozizeptors erfolgt durch Bindung von sensibilisierenden Substanzen (z. B. PGE_2 und Serotonin) an spezifische Membranrezeptoren, deren Aktivierung über die cAMP-Kaskade (cAMP = zyklisches Adenosinmonophosphat) zur Bildung der Proteinkinase A (PKA) führt, die wiederum Na^+-Kanäle phosphoryliert und damit für Ionen durchgängiger macht. Opioide hemmen die cAMP-Kaskade und wirken so der Sensibilisierung entgegen. 3. Bestimmte Na^+-Kanal-Typen werden durch Bindung von ATP (Adenosintriphosphat) an purinerge Membranrezeptoren ($P2X_3$) oder durch Bindung von Protonen (H^+) an Vanilloidrezeptoren (VR_1) geöffnet. G = G-Protein, das nach Bindung des Liganden an den Membranrezeptor intrazelluläre Stoffwechselkaskaden induziert. PLC = Phospholipase C, DAG = Diacylglycerin, IP_3 = Inositoltriphosphat.

gungen besitzen in ihrer Zellmembran eine Vielzahl von unterschiedlichen Rezeptormolekülen (Bindungsstellen) für diese endogenen Reizsubstanzen (Abb. 1.1). Zu diesen Bindungsstellen gehören auch purinerge $P2X_3$-Rezeptormoleküle für Adenosintriphosphat (ATP) sowie Vanilloidrezeptormoleküle VR_1 für Hitze und saure Valenzen (Protonen, H^+; Cesare u. McNaughton 1997). ATP kommt im Muskel in hoher Konzentration vor; daher könnte diese Substanz für Schmerzen bei Muskelverletzungen eine wichtige Rolle spielen. Die Aktivierung der nozizeptiven Nervenendigungen durch saure Valenzen ist wahrscheinlich bei Gewebsentzündungen von Bedeutung, da sie mit einem erniedrigten pH-Wert verbunden sind.

Unter pathologischen Bedingungen ändert sich das Rezeptormolekül für Bradykinin (Abb. 1.1): Im normalen Zustand wirkt der Reizstoff über das B_2-Rezeptormolekül. Im Verlauf einer Entzündung wird das neue Rezeptormolekül B_1 in die Membran der Nervenendigung eingebaut. Im entzündeten Gewebe wirkt Bradykinin daher über das B_1-Rezeptormolekül. Dieser Vorgang ist ein Beispiel für neuroplastische Veränderungen im peripheren Nervensystem unter chronisch schmerzhaften Bedingungen.

Nozizeptoren des Muskels enthalten Neuropeptide, z.B. Substanz P, Calcitonin gene-related peptide (CGRP) und Somatostatin (SOM) in gespeicherter Form. Die Peptide werden bei Aktivierung der Endigung freigesetzt und beeinflussen die lokale Mikrozirkulation. CGRP hat eine vasodilatierende Wirkung, und Substanz P erhöht die Permeabilität der Gefäße (Abb. 1.2). Durch die kombinierte Wirkung beider Substanzen entwickelt sich ein lokales Ödem, in dessen Bereich Bradykinin freigesetzt wird, das wiederum die Empfindlichkeit der Nozizeptoren steigert. So kann sich ein lokaler Circulus vitiosus entwickeln, der das lokale Ödem und die Empfindlichkeitssteigerung der Nozizeptoren aufrechterhält. Diese Vorgänge spielen wahrscheinlich auch bei der Entstehung von myofaszialen Triggerpunkten eine Rolle (Travell u. Simons 1992).

Ein für alle Schmerzformen relevanter Vorgang an nozizeptiven Endigungen ist der in Abb. 1.2 dargestellte Axonreflex. Aktionspotenziale laufen von der rezeptiven Endigung nicht nur in Richtung auf das Zentralnervensystem, sondern auch entgegen der normalen Ausbreitungsrichtung (anti-

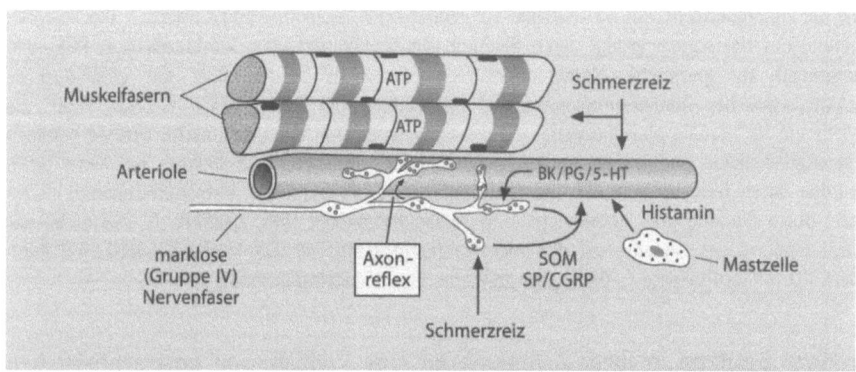

Abb. 1.2. Vorgänge in der Umgebung eines Nozizeptors während der Einwirkung eines (mechanischen) Schmerzreizes. In der Nähe einer Arteriole ist eine freie Nervenendigung dargestellt, die von einer marklosen Faser gebildet wird. Die Nervenendigung enthält die Neuropeptide Somatostatin (SOM), Substanz P (SP) und Calcitonin gene-related peptide (CGRP), die bei Erregung der Endigung ausgeschüttet werden. Gleichzeitig setzt der Schmerzreiz aus der Muskelfaser Adenosintriphosphat (ATP) sowie aus dem umgebenden Gewebe Bradykinin (BK), Prostaglandine (PG) und Serotonin (5-HT) frei. Vom Nozizeptor gebildete Aktionspotenziale können auch in primär nicht erregte Äste derselben Endigung eindringen (Axonreflex) und hier ebenfalls Neuropeptide ausschütten.

drom) in alle nicht erregten Äste der Endigung und setzen hier die gespeicherten Neuropeptide frei. Von klinischer Bedeutung ist der Axonreflex bei neuropathischen Schmerzen, denn wenn im Verlauf eines Nervs oder einer Hinterwurzel Aktionspotenziale entstehen, laufen sie vom Entstehungsort in beide Richtungen (nach zentral und in die rezeptive Nervenendigung), verstärken durch Freisetzung von Neuropeptiden die Schmerzen und lösen sterile Entzündungen aus (sog. neurogene Entzündung).

Die Aktionspotenziale von Muskelnozizeptoren werden zum großen Teil über Nervenfasern zum Zentralnervensystem geleitet, die einen besonderen Typ von Na^+-Kanal in der Membran haben, der nicht durch das Neurotoxin Tetrodotoxin (TTX) blockiert werden kann (TTX-resistente Na^+-Kanäle – Abb. 1.1; Akopian et al. 1996). Eine Substanz, die spezifisch diese TTX-resistenten Kanäle blockiert, wäre ein wertvolles Schmerzmittel, das im Gegensatz zu Lokalanästhetika nur die Schmerzen beseitigen und andere Sinnesempfindungen nicht beeinflussen würde.

Wechselwirkungen zwischen erregenden Substanzen an rezeptiven Endigungen

Prostaglandin E_2 (PGE_2) und 5-HT steigern die Wirkung von Bradykinin auf freie Nervenendigungen, d.h. PGE_2 und 5-HT sensibilisieren die Endigung gegenüber Bradykinin, was bei gemeinsamer Applikation beim Menschen zu stärkeren Schmerzen führt (Jensen et al. 1990). Diese gegenseitigen Verstärkungen der Wirkung sind von klinischer Relevanz, da die Substanzen in geschädigten Geweben praktisch immer gemeinsam freigesetzt werden.

Lokale Muskelschmerzen

Lokale Muskelschmerzen sind Schmerzen, die durch die Erregung von Nozizeptoren im Muskel ausgelöst und am Ort der Läsion empfunden werden. Beide Bedingungen sind nicht selbstverständlich. So können Phantomschmerzen in einem Muskel empfunden werden, der nicht mehr vorhanden ist und in dem daher keine Nozizeptorerregung vorliegt.

Häufige Ursachen lokaler Muskelschmerzen sind mechanische Traumen (Prellung, Zerrung, Krampf). Bei länger anhaltenden schmerzhaften Veränderungen des Muskels (z.B. bei Triggerpunkten) tritt zwar auch eine Erregung von Muskelnozizeptoren auf, die Schmerzen werden jedoch oft (zusätzlich) in andere tiefe Gewebe übertragen, d.h., sie werden an Stellen empfunden, in denen keine Nozizeptorerregung vorliegt.

Sensibilisierung von Nozizeptoren als periphere neurophysiologische Grundlage für Druckdolenz (Allodynie) und Hyperalgesie

Endogene chemische Substanzen wie PGE_2 und Bradykinin können auch die mechanische Empfindlichkeit der Nervenendigungen steigern, sodass Nozizeptoren nun durch nicht schmerzhafte Reize erregt werden. Leichter Druck wird unter diesen Umständen als Schmerz empfunden. Diese mechanische Sensibilisierung der Muskelnozizeptoren ist der hauptsächliche periphere Mechanismus, der die lokale Druckschmerzhaftigkeit und die Bewegungsschmerzen eines verletzten Muskels erklärt. Es besteht eine Allodynie, d. h., Schmerzen werden durch eigentlich nicht schmerzhafte Reize ausgelöst.

Die Sensibilisierung führt auch zu einer gesteigerten Erregung durch Schmerzreize. Sie stellt daher auch einen peripheren Mechanismus für die Hyperalgesie (verstärkte Schmerzempfindung bei Einwirkung eines Schmerzreizes) dar. Am Phänomen der Allodynie und der Hyperalgesie sind aber auch Mechanismen im ZNS beteiligt (s. u.).

Die sensibilisierende Wirkung der verschiedenen Substanzen (Bradykinin, PGE_2, 5-HT) wird – wie die Erregung – über spezifische Membranrezeptormoleküle vermittelt, die über intrazelluläre Mechanismen die Durchlässigkeit von Na^+-Kanälen steigern und damit die für die Erregung nötige Depolarisation der Endigung fördern (Abb. 1.1). Die Sensibilisierung kann durch die Aktivierung von Opioidrezeptormolekülen in der Membran der peripheren Nervenendigungen gedämpft werden (Stein et al. 1988).

Im Tierexperiment können die Entladungen von freien Nervenendigungen im entzündeten Muskel durch Acetylsalicylsäure (ASS) gehemmt werden. Diese Experimente demonstrieren den peripheren Wirkort von ASS; es ist jedoch bekannt, dass ASS und verwandte Substanzen auch einen zentralnervösen Angriffspunkt besitzen (Jurna 1997).

Chronifizierende Umbauprozesse in der Peripherie

Chronische Muskelentzündungen führen im Tierexperiment zu einer Erhöhung der Innervationsdichte neuropeptidhaltiger dünner Nervenfasern. Der Effekt ist besonders bei Substanz-P-haltigen Nervenendigungen ausgeprägt (Reinert et al. 1998). Da viele dieser Endigungen Nozizeptoren darstellen (Lawson et al. 1997), wird ein Schmerzreiz in einem Muskel mit erhöhter Innervationsdichte mehr nozizeptive Endigungen erregen und daher stärkere Schmerzen auslösen. Die Zunahme der Innervationsdichte des Muskels mit nozizeptiven Nervenendigungen wäre ein weiterer peripherer Mechanismus für die Entstehung einer chronischen Muskelhyperalgesie. Auch bei Patienten mit Myositiden ist eine Zunahme von neuropeptidhaltigen Nervenendigungen nachgewiesen worden (Kap. 2).

Mechanismen auf Rückenmarksebene

Sensibilisierung von Neuronen des Rückenmarks durch eine Läsion des Muskelgewebes

Ein länger anhaltender Impulseinstrom von Muskelnozizeptoren zum Rückenmark führt zu ausgeprägten Änderungen in der Verschaltung im spinalen Hinterhorn; es findet eine sog. funktionelle Reorganisation des Rückenmarks statt. Im Tierexperiment kann man eine solche Umschaltung u. a. daran erkennen, dass sich die Neuronenpopulation vergrößert, die

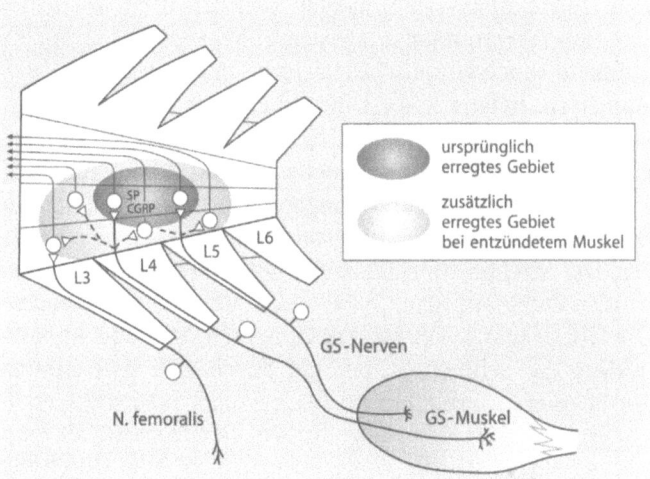

Abb. 1.3. Ausbreitung des spinalen Einflussgebiets des Nervs des M. gastrocnemius-soleus (GS) nach Auslösung einer akuten Myositis bei der Ratte. Unter Einflussgebiet wird die Gesamtheit der sensiblen Neurone im Rückenmark verstanden, die durch elektrische Reizung des GS-Nervs erregt wird. Dunkel schattiert: Einflussgebiet des GS-Nervs bei Tieren mit intaktem Muskel (mediales Hinterhorn in den Segmenten L4 und L5). Hell schattiert: Ausbreitung des Einflussgebiets bei Tieren mit entzündetem GS-Muskel. Die Ausbreitung war besonders stark im Segment L3, dessen Neurone normalerweise nicht durch Impulsaktivität im GS-Nerv erregt werden. Die Ausbreitung des Einflussgebiets kann dadurch erklärt werden, dass Synapsen geringer synaptischer Effektivität, die normalerweise nicht durchgeschaltet sind (gestrichelte Linien im hell unterlegten Bereich) durch die Freisetzung von SP und CGRP effektiver (durchgeschaltet) werden. SP und CGRP werden von den durch die Myositis erregten Muskelafferenzen freigesetzt. Diese Vorgänge können die Schmerzübertragung vom GS-Muskel in andere Gebiete erklären. Normalerweise vermitteln Neurone im Segment L3 Schmerzen aus dem Innervationsbereich des N. femoralis (ventraler Oberschenkel). Bei einer Entzündung des GS-Muskels können diese Neurone nun auch durch Afferenzen aus diesem Muskel aktiviert werden. Subjektiv empfindet man bei Erregung der Neurone im Segment L3 Schmerzen im Oberschenkel, auch wenn dort keinerlei Schmerzreiz vorhanden ist. Nach der durch Myositis bedingten Durchschaltung zum Segment L3 wird die Entzündung des GS-Muskels nicht nur im Muskel Schmerzen auslösen (über die ständig durchgeschalteten Synapsen im dunkel unterlegten Bereich), sondern auch im ventralen Oberschenkel. Die Schmerzen werden damit vom GS-Muskel in den Oberschenkel übertragen.

durch Afferenzen aus dem verletzten Muskel aktiviert werden kann. Praktisch bedeutet dies, dass sich die durch die Muskelafferenzen im Rückenmark ausgelöste Erregung ausbreitet, sobald der von den Afferenzen versorgte Muskel schmerzhaft verändert ist (Hoheisel et al. 1994; Abb. 1.3). Die Ausbreitung erfolgte in solche Hinterhornbereiche, in denen die sensiblen Neurone normalerweise nicht durch Aktivität im GS-Nerv erregt werden (z.B. in das Segment L3 in Abb. 1.3). Offensichtlich wurden synaptische Verbindungen zwischen diesen Neuronen und dem Muskel bei Tieren mit einer Myositis geöffnet oder effektiver für die Durchschaltung afferenter Information. Dadurch nimmt die nozizeptive Information im Rückenmark einen anderen (pathologischen) Weg.

Tatsächlich ist schon lange bekannt, dass im Rückenmark eine große Zahl von ineffektiven Synapsen vorhanden ist. Ineffektiv bedeutet, dass es sich um Verbindungen zwischen Nervenzellen handelt, die das nachgeschaltete (postsynaptische) Neuron nur unterschwellig oder gar nicht beeinflussen. Relativ neu ist die Erkenntnis, dass diese Synapsen durch einen starken Impulseinstrom von Nozizeptoren aus der Körperperipherie effektiver gemacht werden können (Baranauskas u. Nistri 1998).

Falls ähnliche Veränderungen auch bei Schmerzpatienten vorkommen, könnten sie die Ausbreitung und Übertragung von Muskelschmerzen erklären. Der Mechanismus ist in der Legende zu Abb. 1.3 erklärt. Die Schmerzen werden damit aus dem GS-Muskel in den ventralen Oberschenkel übertragen. Die Übertragung von Muskelschmerzen ist nichts anderes als eine Fehllokalisation der Schmerzen, bedingt durch eine läsionsinduzierte Umschaltung der Schmerzinformation im Rückenmark oder anderen Teilen des ZNS.

Die neuronale Grundlage für die Umschaltung ist eine sog. zentrale Sensibilisierung, d.h., die Hinterhornneurone sind durch den nozizeptiven Impulseinstrom aus dem Muskel empfindlicher geworden und reagieren nun auf Impulsaktivität in solchen Nerven, von denen sie normalerweise nicht oder nur unterschwellig beeinflusst werden. Die zentrale Sensibilisierung ist ein wesentlicher Faktor für die Entstehung der Hyperalgesie bei Patienten (Treede u. Magerl 1995).

Mögliche zelluläre Mechanismen für die zentrale Sensibilisierung

Die neuronale Übererregbarkeit im Verlauf einer Myositis wird wahrscheinlich durch solche Substanzen bewirkt, die aus den Endigungen der Muskelafferenzen im Rückenmark freigesetzt werden. Zu diesen Substanzen gehören Aminosäuren (besonders Glutamat) und Neuropeptide (besonders Substanz P).

In Tierversuchen konnte die myositisinduzierte Ausbreitung der Erregung im Rückenmark durch den Einsatz von Antagonisten unterbunden werden, die die Wirkung von Substanz P auf sein Rezeptormolekül Neurokinin 1 (NK 1) und von Glutamat auf NMDA-(N-Methyl-d-Aspartat-)Rezeptoren blockierten. Dies bedeutet, dass die Freisetzung von Substanz P und die Glutamatwirkung auf NMDA-Rezeptoren an der Erregungsausbreitung kausal beteiligt waren.

Die verbesserte Durchschaltung von Synapsen und die damit verbundenen Umschaltprozesse sind neuroplastische Veränderungen und stellen den ersten Schritt in Richtung auf eine Chronifizierung dar. Der Impulseinstrom von Muskelnozizeptoren hat sich bei der Auslösung von neuroplastischen Veränderungen im Rückenmark als deutlich effektiver herausgestellt als ein Impulseinstrom von Hautnozizeptoren (Wall u. Woolf 1984).

Ein wichtiger Vorgang auf zellulärer Ebene, der die verbesserte Durchschaltung von synaptischen Verbindungen erklären kann, ist die sog. Langzeitpotenzierung. Man versteht darunter eine lang anhaltende Steigerung der Effektivität einer Synapse durch einen nozizeptiven Impulseinstrom, entweder über dieselbe Synapse (homosynaptisch) oder eine benachbarte (heterosynaptisch).

Bei der homosynaptischen Langzeitpotenzierung (Abb. 1.4) wird durch den nozizeptiven Impulseinstrom dieselbe Synapse in ihrer Effektivität verstärkt, die durch den Impulseinstrom erregt worden ist. Die hochfrequenten Impulse setzen im Rückenmark nicht nur den normalen Transmitter Glutamat frei, sondern auch das Neuropeptid Substanz P (beide kommen in derselben Nervenendigung vor). Die gemeinsame Freisetzung führt zum Einstrom von Ca^{2+} über Ionenkanäle, die von NMDA-Rezeptoren gesteuert werden. Das Ca^{2+} aktiviert in der nachgeschalteten Zelle eine Reihe von Enzymen, die einen anderen Ionenkanal derselben Zelle – den AMPA/KA-Kanal (AMPA = a-amino-3-hydroxy-5-methylisoxazole-propionic acid; KA = kainat) phosphorylieren und damit durchgängiger machen. Wahrscheinlich können durch eine geänderte Ablesung der Gene im Kern des nachgeschalteten Neurons auch neue AMPA/KA-Kanäle synthetisiert werden. Auf diese Weise können nun nachfolgende Impulse große Ionenströme in den AMPA/KA-Kanälen auslösen und damit das postsynaptische Neuron stärker erregen.

Insgesamt ähnelt die Langzeitpotenzierung in Hinterhornneuronen des Rückenmarks stark den Mechanismen, wie sie im Hippokampus bei Lernprozessen ablaufen (Bliss u. Collingridge 1993, Sandkühler 2000). Tatsächlich kann man diese Vorgänge, die gleichzeitig die zelluläre Basis für das sog. Schmerzgedächtnis darstellen, als einen unerwünschten neuronalen Lernprozess ansehen. Das klinische Problem besteht darin, dass die Therapie nach Ablaufen dieser Veränderungen langwieriger wird, da sich die neuroplastischen Veränderungen nur langsam zurückbilden.

Allgemein spielt für die chronische Steigerung der Erregbarkeit auch die verstärkte Expression bestimmter Immediate-early genes (IEG) im Zellkern eine entscheidende Rolle. Die IEG sind innerhalb weniger Stunden nach dem Impulseinstrom nachweisbar exprimiert; sie führen zur Bildung von Transkriptionsfaktoren (z.B. c-Fos), die an eine andere Stelle des Genoms wandern und dort die Synthese bestimmter Neuropeptide und Proteine steigern. So kann z.B. die Neusynthese von Ionenkanälen in Nervenzellen gesteigert werden, was dann über einen größeren Na^+-Einstrom zu einer stärkeren Erregung der Neurone führt.

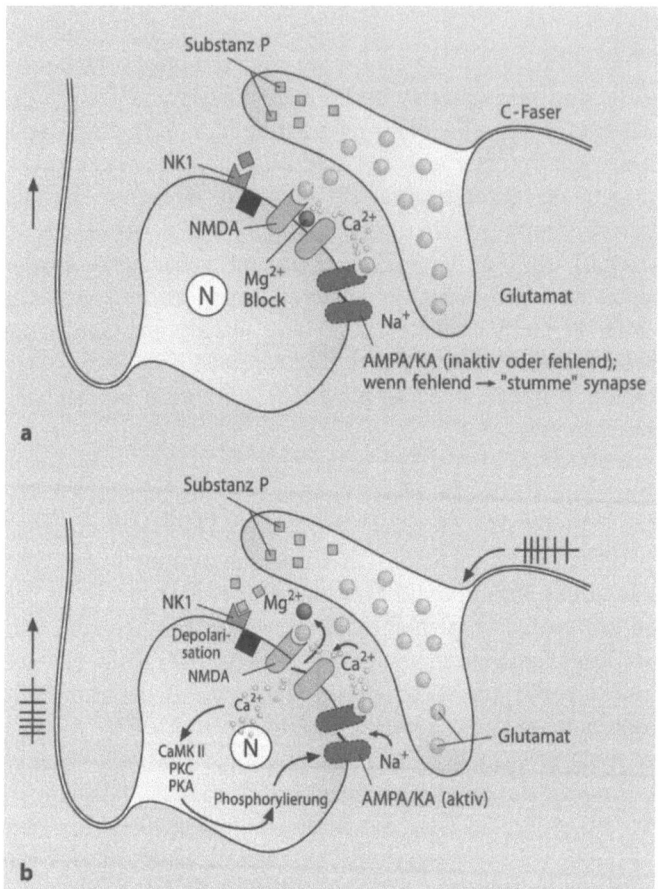

Abb. 1.4. Vorgänge bei der homosynaptischen Langzeitpotenzierung als einem der Mechanismen für die zentralnervöse Sensibilisierung. **a** Situation vor der Einwirkung eines starken Schmerzreizes in der Körperperipherie. Der Impulseinstrom von den Nozizeptoren (meist marklose C- oder Gruppe-IV-Fasern) setzt nur Glutamat frei und führt zu einer kurzen Entladung des postsynaptischen Neurons über Aktivierung des AMPA/KA-Kanals. Die Entladung des Neurons ist nur kurz, weil der durch einen AMPA/KA-Rezeptor gesteuerte Na^+-Kanal sich in einem inaktiven (ineffektiven) Zustand befindet. AMPA/KA-Rezeptoren sind die sog. Nicht-NMDA-Rezeptoren für Glutamat. Es gibt auch Synapsen, wo diese Glutamat-Rezeptoren ganz fehlen; dann liegt eine „stumme" Synapse vor, die keine Information weiterleitet. Der durch NMDA-Rezeptormoleküle gesteuerte Ca^{2+}-Ionen-Kanal ist durch ein Mg^{2+}-Molekül blockiert und lässt trotz Bindung von Glutamat an den Rezeptor keine Ca^{2+}-Ionen passieren. N=Nukleus. **b** Ein starker Impulseinstrom setzt Glutamat zusammen mit Substanz P frei. Dies führt zu einer Öffnung des NMDA-Kanals. Die einströmenden Ca^{2+}-Ionen aktivieren verschiedene Enzyme (calcium-calmodulin-dependent protein kinase II [CaMKII], Proteinkinase C [PKC] und Proteinkinase A [PKA]), die den AMPA/KA-Kanal phosporylieren und damit durchgängiger für Na^+-Ionen machen. Bei Neuronen ohne AMPA/KA-Kanäle können diese Kanalproteine als Folge der starken Aktivierung auch neu synthetisiert werden. Dieser Zustand bleibt lange erhalten; er ist dadurch gekennzeichnet, dass nun auch die alleinige Freisetzung von Glutamat zu einer starken Erregung des postsynaptischen Neurons führt.

Stickstoffmonoxid als Schmerzmodulator

Allodynie und Hyperalgesie spiegeln pathologische Veränderungen in der Reaktion auf externe Reize wider. Das neuronale Korrelat dieser Veränderungen ist eine Übererregbarkeit sensibler Zellen des ZNS. Dagegen sind Spontanschmerzen und spontane Dysästhesien wahrscheinlich durch eine veränderte Ruheaktivität der Neurone verursacht. Unter Ruheaktivität werden Entladungen verstanden, die ohne die Einwirkung externer Reize vorhanden sind. Die Ruheaktivität der spinalen Neurone steht unter dem Einfluss einer anderen Substanz, die derzeit als ein wichtiger Neuromodulator bei pathologischen Veränderungen diskutiert wird, nämlich des Stickstoffmonoxids (Stickoxid-NO; Garthwaite 1991).

Stickoxid wird u.a. in einer Subpopulation von Neuronen des spinalen Hinterhorns synthetisiert und diffundiert im Gegensatz zu den bisher bekannten Transmittern durch alle biologischen Membranen. Stickoxid kann daher nach seiner Synthese in den Hinterhornzellen auf die präsynaptischen Endigungen im Sinne eines positiven Rückkopplungsmechanismus zurückwirken (Bliss u. Collingridge 1993).

Eine pharmakologische Blockierung der Stickstoffmonoxidsynthase (NOS) in Tieren mit und ohne Myositis führte zu einem extrem starken Anstieg der Ruheaktivität. Offenbar besteht im Hinterhorn normalerweise eine tonische Freisetzung von Stickoxid, das dort einen inhibitorischen Ef-

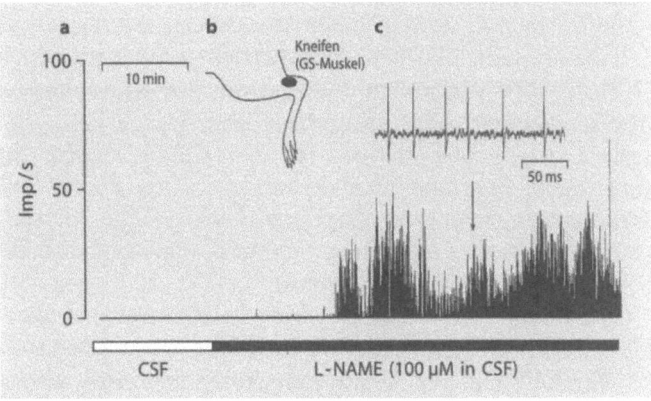

Abb. 1.5. Aktivierung eines nozizeptiven Neurons im Hinterhorn des Rückenmarks durch die Blockierung der Synthese von Stickstoffmonoxid (NO). **a** Impulsaktivität des Neurons (Ordinate) gegen die Zeit auf der Abszisse. Offener Balken unter der Abszisse: Superfusion des freigelegten Rückenmarks mit dem Lösungsmittel für L-NAME (künstlicher Liquor cerebrospinalis – CSF) als Kontrolle. Gefüllter Balken: Superfusion mit L-NAME in CSF zur Blockierung der NO-Synthese. Ca. 10 min nach Beginn der L-NAME-Superfusion wurde das ursprünglich inaktive Neuron hochgradig aktiv. **b** Lage des rezeptiven Feldes des Neurons im distalen GS-Muskel (schwarz). Das Neuron konnte nur durch schmerzhaftes Kneifen des Muskels erregt werden. **c** Originalregistrierung der Impulsaktivität zum Zeitpunkt des Pfeiles.

fekt auf die Ruheaktivität ausübt. Eine Blockierung der NOS führt daher zu einer Enthemmung der Ruheaktivität (Hoheisel et al. 2000; Abb. 1.5).

Insgesamt ist die läsionsinduzierte Übererregbarkeit der Hinterhornneurone offensichtlich durch die Aktivierung von NK-1- und NMDA-Rezeptoren bedingt, während die gesteigerte Ruheaktivität auf eine verminderte NO-Synthese zurückgeht. Eine Blockade der NK-1- und NMDA-Rezeptoren sollte daher die Hyperalgesie vermindern, während die Wiederherstellung der NO-Synthese spontane Schmerzen lindern könnte.

Schmerzen durch Muskelverspannungen

Definition und Mechanismen

Muskelverspannungen sind Abweichungen vom normalen Muskeltonus. Durch viele Studien ist gesichert, dass ein völlig entspannter Muskel keine EMG-Aktivität aufweist. Trotzdem hat er einen Tonus (gemessen als Widerstand gegen Gelenkbewegungen). Dies bedeutet, dass grundsätzlich zwei Formen von Muskeltonus unterschieden werden müssen, nämlich der viskoelastische Tonus, wie er im entspannten Muskel herrscht, und ein durch Aktivierung der neuromuskulären Endplatten bedingter kontraktiler Tonus, der sich dem viskoelastischen Tonus überlagert (Simons u. Mense 1998). Die Ansicht, dass der Ruhetonus eines völlig entspannten Muskels auf eine basale Aktivierung einer kleinen Zahl motorischer Einheiten zurückgeht, muss als überholt gelten.

Im Folgenden werden unter Muskelverspannungen oder Spasmen länger anhaltende, unwillkürliche Kontraktionen eines ganzen Muskels oder einer Muskelgruppe verstanden. Sie sind mit EMG-Aktivität verbunden und können schmerzhaft oder schmerzlos sein. Durch bewusste Entspannung lassen sie sich nicht beseitigen (an dieser Stelle werden durch ZNS-Läsionen verursachte Spasmen nicht behandelt). Den durch Muskelverspannungen verursachten Schmerzen liegt als Hauptursache wahrscheinlich eine Muskelischämie mit Freisetzung Schmerz auslösender endogener Substanzen (besonders Bradykinin) zugrunde.

Begrifflich vom Muskelspasmus zu trennen sind kurz dauernde unwillkürliche Muskelkontraktionen im Sinne eines Muskelkrampfs, der immer schmerzhaft ist. Die Krampfschmerzen kommen wahrscheinlich dadurch zustande, dass sich nur ein Teil des Muskels kontrahiert und Nozizeptoren durch die im Muskel entstehenden Scherkräfte erregt werden. Als mögliche Krampfursachen werden Instabilität der α-Motoneuron-Membran, exzessive Aktivierung von α- und γ-Motoneuronen durch deszendierende Bahnen und verminderte Hemmung der Motoneurone diskutiert. Für die letzte Annahme spricht, dass ein Krampf am leichtesten auslösbar ist, wenn Ursprung und Ansatz des Muskels stark angenähert sind, wenn der Muskel kontrahiert wird. Unter diesen Bedingungen baut sich nur wenig Spannung im Muskel auf, und die Golgi-Sehnen-Organe werden nur schwach erregt, die normalerweise die homonymen α-Motoneurone hemmen. Umgekehrt kann therapeutisch durch eine Muskeldehnung die Erregung der Golgi-Sehnen-Organe gesteigert werden.

Myofasziale Triggerpunkte

Unter myofaszialen Triggerpunkten werden punktförmige Verhärtungen des Muskelgewebes verstanden, die bei Bewegungen und Palpation schmerzhaft sind (Travell u. Simons 1992, Simons et al. 1999). Man kann sie als lokale Verspannungen in einzelnen Muskelzellen ansehen. Subjektiv verursacht der Triggerpunkt neben lokalen Schmerzen am Ort des Triggerpunkts oft übertragene Schmerzen in anderen Muskeln oder tiefen Geweben. Lokaler Druck auf den Triggerpunkt kann im typischen Fall die lokalen und übertragenen Schmerzen des Patienten reproduzieren und eine lokale Zuckungsreaktion einzelner Muskelfasern in der Umgebung des Triggerpunkts auslösen (triggern). Genauere Angaben zu myofaszialen Triggerpunkten finden sich in Kapitel 3.

Das Schmerz-Spasmus-Schmerz-Fehlkonzept

Eine weit verbreitete Hypothese besagt, dass Muskelschmerzen Spasmen im schmerzenden Muskel auslösen, die ihrerseits die Schmerzen weiter verstärken, da sie über eine Gefäßkompression zur Ischämie führen. Der Muskel muss sich dann unter ischämischen Bedingungen kontrahieren, was Schmerz erzeugt. Neurophysiologisch ausgedrückt soll dieser Teufelskreis in einer reflektorischen Aktivierung der α-Motoneurone durch die Nozizeptoren des homonymen Muskels bestehen, wie in Abb. 1.6a dargestellt.

Es muss betont werden, dass das Schmerz-Spasmus-Schmerz-Konzept durch die Mehrzahl der verfügbaren Daten nicht gestützt wird. Triftige Gegenargumente sind, dass EMG-Messungen beim Menschen während experimentell induziertem Muskelschmerz keine Aktivierung, sondern eine Hemmung der Motoneurone des schmerzenden Muskels zeigten (Le Pera et al. 2001). Auch in Tierexperimenten wurde bei tonisch schmerzhafter Reizung eines Muskels meist eine Hemmung der homonymen α-Motoneurone festgestellt.

Es ist daher festzuhalten, dass die homonymen Motoneurone bei schmerzhafter Reizung des Muskels meist eine Hemmung zeigen. Dieser Befund steht im direkten Gegensatz zum Schmerz-Spasmus-Schmerz-Konzept. Der zu simple Reflexbogen aus Abb. 1.6a muss daher dahingehend geändert werden, dass die nozizeptiven Fasern aus einem Muskel die α-Motoneurone dieses Muskels primär hemmen (Abb. 1.6b). Allerdings geht der Hemmung oft eine kurze Phase der Erregung voraus. Nozizeptive Aktivität aus einem benachbarten Gelenk oder aus anderen Muskeln können aber durchaus eine Aktivierung der Motoneurone im Sinne eines Spasmus erzeugen.

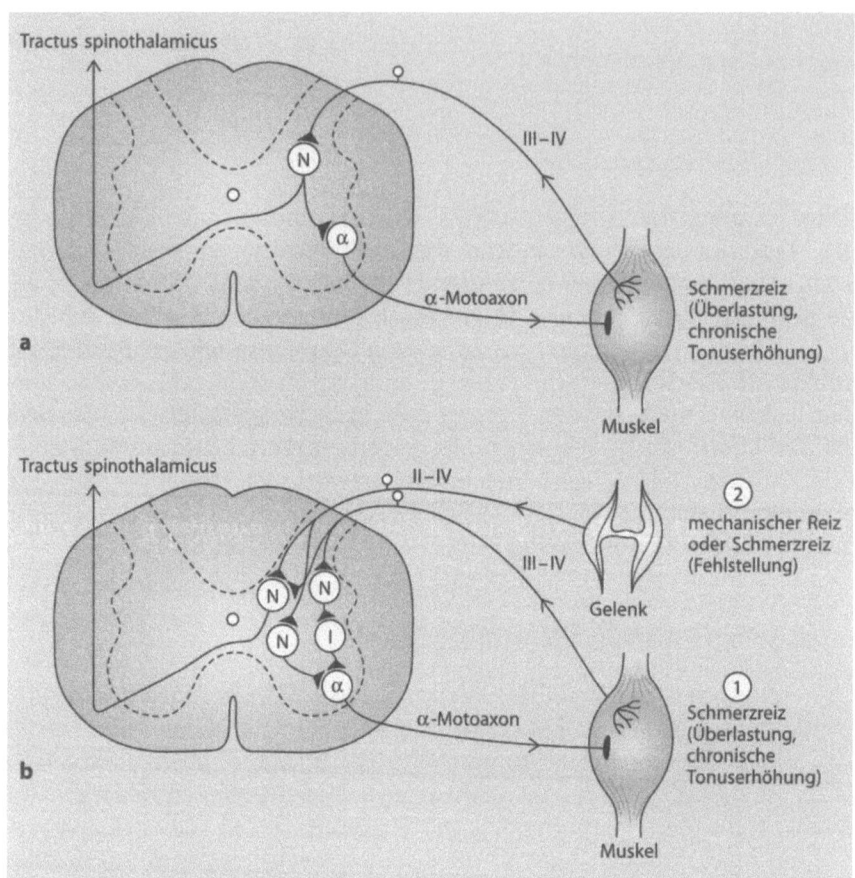

Abb. 1.6. Verschaltung von Muskel- und Gelenkafferenzen mit spinalen Motoneuronen. **a** Dieser Weg wird oft als Grundlage für das (höchstwahrscheinlich falsche) Schmerz-Spasmus-Schmerz-Konzept angeführt. Ein muskulärer Schmerzreiz aktiviert Muskelnozizeptoren, die wiederum über erregende Interneurone (N) die homonymen α-Motoneurone aktivieren, die den Muskel zur Kontraktion bringen. Bei längerer Dauer und höherer Kraftentwicklung werden die Kontraktionen ischämisch, was die Entladungen der Nozizeptoren steigert und einen Circulus vitiosus schließt. **b** Dieser Weg ist besser gesichert. Die nozizeptiven Gruppe-III- und -IV-Fasern des Muskels hemmen über ein Interneuron I den homonymen Muskel (Weg 1). Von benachbarten Gelenken (oder anderen Muskeln) gehen aber erregende Einflüsse auf die α-Motoneurone aus (über ein erregendes Interneuron N; Weg 2). II–IV = afferente Fasern von nozizeptiven und nicht nozizeptiven Rezeptoren in der Gelenkkapsel; III–IV = afferente Fasern von nozizeptiven Nervenendigungen im Muskel.

Modernere Konzepte spinaler Reflexe betonen, dass Muskelafferenzen sowohl erregende als auch hemmende Verbindungen zu eigenen und anderen Motoneuronen besitzen. Die Richtung ihrer Wirkung auf die Motoneurone wird über absteigende Bahnen aus höheren motorischen Zentren kontrolliert und hängt von der Gesamtsituation des Impulseinstroms ab (Schomburg 1990). Auch für die Kaumuskulatur scheint das simple Schmerz-Spasmus-Schmerz-Konzept nicht zuzutreffen (Lund et al. 1991).

Theoretisch könnte ein Spasmus auch durch eine erhöhte Aktivität von γ-Motoneuronen ausgelöst werden, aber eine Beteiligung von γ-Motoneuron-Reflexen an Muskelverspannungen wird von vielen Autoren entschieden abgelehnt (Burke 1983). In der Arbeitsgruppe des Autors wurde im Tierexperiment die Wirkung einer Myositis auf die Aktivität der homonymen γ-Motoneurone untersucht. Die Aktivität der γ-Motoneurone war nach einer vorübergehenden Aktivierungsphase für die gesamte Dauer der Entzündung signifikant vermindert. Auch diese Daten sprechen dafür, dass der schmerzhaft veränderte Muskel eher ruhiggestellt als verspannt wird.

Die schmerzhafte Fehlfunktion eines Muskels kann zu einer Überlastung eines anderen Muskels führen, der die Schwäche des ersten Muskels kompensieren muss. Die Überlastung des zweiten Muskels ist schmerzhaft; darum wird dieser Muskel gehemmt, was einen dritten Muskel ins Spiel bringt. So kann sich die Fehlfunktion eines Muskels über mehrere Muskeln ausbreiten. Diese Kaskade von Ereignissen wurde als Kettenmyose bezeichnet.

Eine Möglichkeit für die Auslösung von Muskelverspannungen besteht offensichtlich in der schmerzhaften Reizung eines anderen Muskels. Ein Beispiel ist in Abb. 1.7 dargestellt. Schmerzhafter Druck auf einen Triggerpunkt im M. infraspinatus löste einen Spasmus im M. deltoideus aus (Headley 1990). Deshalb kann die obige Folgerung, dass ein schmerzender Muskel reflektorisch ruhiggestellt wird, durch die Aussage ergänzt werden, dass ein Schmerzreiz in anderen Muskeln Verspannungen auslösen kann.

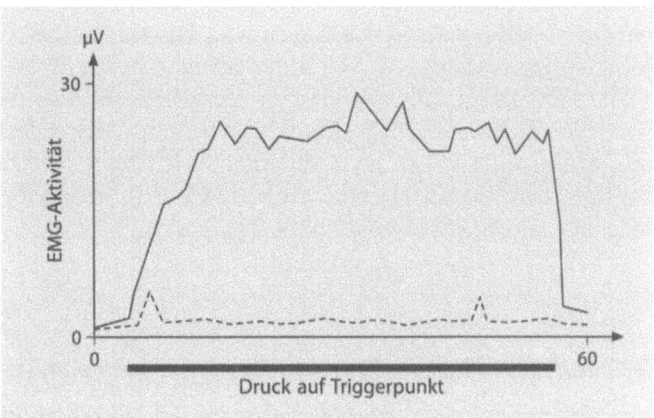

Abb. 1.7. Auslösung eines Muskelspasmus im ventralen M. deltoideus durch schmerzhaften Druck auf einen Triggerpunkt im M. infraspinatus. Das Ausmaß der EMG-Aktivität ist auf der Ordinate, die Zeit auf der Abszisse angeben. Der Balken unterhalb der Abszisse markiert die Dauer der Stimulation des Triggerpunkts im M. infraspinatus durch Fingerdruck. Der M. deltoideus (durchgezogene Linie) zeigt einen Spasmus, während der kraniale Teil des M. trapezius (gestrichelte Linie) nicht reagiert (mit freundlicher Genehmigung von Barbara Headley, Boulder, CO, USA).

Muskelhemmung über Reflexe aus Gelenken

Dass Gelenkrezeptoren unter bestimmten Bedingungen Spasmen in der benachbarten Muskulatur auslösen können, wird als gesichert angesehen. Allerdings kann eine Hemmung ebenfalls vorkommen (s. u.), sodass im Einzelfall eine Vorhersage in Bezug auf die Richtung der Auswirkung einer Gelenkläsion auf die benachbarte Muskulatur nicht möglich ist.

Beispiel einer reflektorischen Muskelhemmung, die durch Gelenkafferenzen ausgelöst wird, ist die Schwäche des M. quadriceps femoris als Folge einer Operation des Kniegelenks. Das Aktivieren von Gelenkmechanorezeptoren reicht aus, um den Reflex auszulösen, d. h., eine Aktivierung von Nozizeptoren ist nicht erforderlich. Normalerweise begrenzen diese mechanorezeptiven Afferenzen die Streckbewegungen eines Gelenks, indem sie die Extensormuskeln hemmen, wenn das Gelenk seine physiologische Endstellung erreicht. Der Reflex ist nicht nozizeptiv, er ist lokomotorisch und hat den Zweck, während des Gehens die extensorische Bewegung zu beenden und die Kontraktion der Flexoren einzuleiten.

Supraspinale Mechanismen von Muskelverspannungen

Bei manchen Patienten bestehen Fehlhaltungen (z. B. der Wirbelsäule), die zu einer muskulären Dysbalance zwischen Agonisten und Antagonisten führen können. Die aus der Dysbalance resultierende Überlastung wird oft erst nach mehreren Jahren bei Auftreten zusätzlicher aktivierender Faktoren (Erkrankungen, physische oder psychische Belastungen) als schmerzhafte Verspannung manifest.

Als Schlussfolgerung zu den Muskelverspannungen ergibt sich, dass chronische Spasmen vermutlich nicht – wie im Schmerz-Spasmus-Schmerz-Konzept angenommen – von einer Schmerzquelle im verspannten Muskels selbst herrühren. Die wirklichen Ursachen für die Verspannung liegen wahrscheinlich außerhalb des Muskels. Eine Behandlung der Muskelverspannung sollte daher nicht auf den verspannten Muskel beschränkt sein, sondern der Therapeut sollte gezielt nach Schmerzquellen in anderen Muskeln oder benachbarten Gelenken suchen.

Chronische Muskelschmerzen durch Störung der Schmerzhemmung

Störungen der segmentalen Hemmung auf Rückenmarksebene

Die Hemmung der Aktivität von nozizeptiven afferenten Fasern durch nicht nozizeptive (insbesondere mechanorezeptive) Afferenzen ist ein gut gesicherter Mechanismus. Dieser Vorgang kann als eine Hälfte der sog. Gate-control-Theorie angesehen werden. Die andere Hälfte der Theorie – nämlich, dass Aktivität in nozizeptiven Fasern eine verbesserte Durchschaltung der Information im Rückenmark bewirkt (das „Tor" öffnet) – wird dagegen kontrovers diskutiert.

Die Hemmung der nozizeptiven Information durch mechanorezeptive Fasern wird im täglichen Leben durch Reiben der Umgebung einer schmerzhaften Verletzung ausgenutzt und auch therapeutisch eingesetzt, z. B. durch die transkutane elektrische Nervenstimulation (elektrische Reizung der dicken, vorwiegend mechanorezeptiven Afferenzen).

Eine Funktionsstörung der segmentalen Hemmung kann bei einer Verletzung der Hinterwurzeln auftreten, über die normalerweise die schmerzhemmende Aktivität in das Rückenmark einläuft. Der extreme Fall einer solchen Störung ist ein Hinterwurzel- oder Plexusausriss. Die Folge ist eine Unterbrechung des hemmenden Impulseinstroms zu den nozizeptiven Hinterhornneuronen (Deafferentation), die dadurch enthemmt werden und durch ihre Hyperaktivität ständige Schmerzen verursachen.

Ein neueres Konzept der Schmerzchronifizierung auf segmentaler Ebene besagt, dass durch einen starken nozizeptiven Impulseinstrom hemmende Interneurone im Rückenmark zugrunde gehen, die normalerweise ständig aktiv sind und nozizeptive Neurone hemmen (Millan 1999). Der Zelltod kommt dadurch zustande, dass die nozizeptiven Afferenzen wegen der starken Erregung Glutamat und Substanz P im Überschuss freisetzen. Dies führt zu einer starken Erregung der Interneurone und zur maximalen Öffnung der Ca^{2+}-Kanäle, was die Zelle schädigt (sog. Erregungstoxizität). Durch den Untergang der schmerzhemmenden Interneurone sind die schmerzvermittelnden Neurone des Rückenmarks ständig enthemmt und überaktiv. Auf diese Weise können auch ohne Einwirkung von äußeren Reizen Schmerzen auftreten.

Störungen des deszendierenden antinozizeptiven Systems

Spinale sensible Neurone, die Informationen von Nozizeptoren der tiefen Gewebe verarbeiten, sind einem starken inhibitorischen Einfluss unterworfen, der seinen Ursprung in supraspinalen Zentren hat (sog. deszendierendes antinozizeptives System; Basbaum u. Fields 1984; Abb. 1.8). Das System ist normalerweise ständig aktiv und dämpft so tonisch die Ruheaktivität und die Erregbarkeit von nozizeptiven Hinterhornneuronen. Im Tierversuch ist die Hemmung von Neuronen mit Antrieb von Hautnozizeptoren deutlich geringer als die der Neurone mit Antrieb von Nozizeptoren der tiefen Gewebe. Das deszendierende System ist stark verzweigt und erreicht praktisch alle nozizeptiven Neurone im Rückenmark. Es ist daher denkbar, dass eine Fehlfunktion dieses Systems zu chronischen und generalisierten Schmerzempfindungen in tiefen Geweben führen kann, ohne dass in der Muskulatur oder den Gelenken eine Läsion vorhanden ist. Solche generalisierten Muskelschmerzen sind das Hauptsymptom bei Fibromyalgiepatienten. Eine Fehlfunktion des antinozizeptiven Systems ist daher eine der

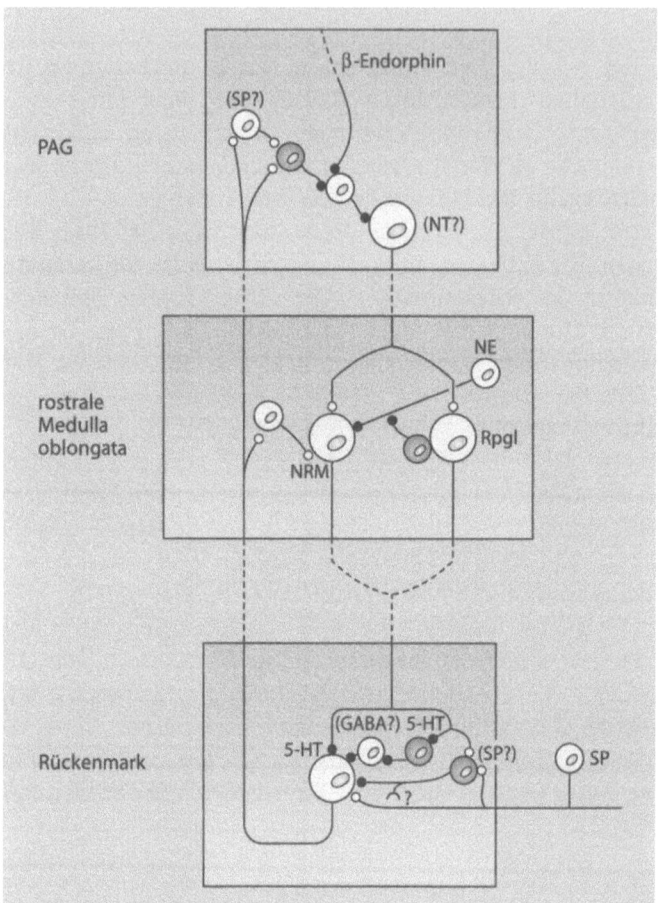

Abb. 1.8. Neurotransmitter im deszendierenden schmerzhemmenden System. Das System entspringt in der periaquäduktalen grauen Substanz (PAG) im Mesenzephalon, wird in der rostralen Medulla oblongata umgeschaltet (hier liegt der wichtige Nucleus raphe magnus – NRM) und endet an den Ursprungszellen der aufsteigenden Schmerztrakte im Hinterhorn des Rückenmarks. Die Hemmung wird auf Rückenmarksebene hauptsächlich durch Freisetzung von Serotonin (5-HT) bewirkt. Dunkel schattiert sind Neurone, die Enkephalin als Transmitter benutzen, eine endogene Substanz mit Morphinwirkung. Diese Neurone besitzen hemmende Synapsen (gefüllte kleine Kreise) mit anderen hemmenden Zellen, die im PAG und in der Medulla oblongata die deszendierende Schmerzhemmung ständig unterdrücken, sodass das System nur eine mittlere Ruheaktivität hat. Eine Aktivierung der Enkephalinzellen führt zur Enthemmung der deszendierenden Hemmung und damit zur Analgesie (klinisch appliziertes Morphin imitiert die Wirkung der Enkephalinzellen). Das deszendierende System kann auch von Fasern aus dem Hypothalamus enhemmt werden, die β-Endorphin als Transmitter benutzen. Damit besteht eine indirekte Verbindung zum limbischen System, in dem psychische Vorgänge verarbeitet werden (Rpgl: Nucl. reticularis paragigantocellularis lateralis; NT = Neurotensin; NE = Noradrenalin; GABA = γ-amino-Buttersäure).

möglichen Ursachen der Schmerzen bei Fibromyalgie (Henriksson u. Mense 1994).

Neben dem deszendierenden antinozizeptiven System gibt es auch deszendierende schmerzfördernde Systeme im Rückenmark, die ihren Ursprung ebenfalls in supraspinalen Zentren (der Medulla oblongata) haben (Fields et al. 1995). Eine chronische Aktivierung dieses Bahnsystems könnte ebenso wie eine pathologische Unterfunktion der Antinozizeption zu generalisierten Tiefenschmerzen führen. Wenn sich diese noch etwas spekulative Interpretation der vorliegenden Befunde in der Zukunft bestätigen sollte, wäre die Fibromyalgie als eine Schmerzkrankheit anzusehen, deren Ursache in einer Störung der zentralnervösen Schmerzverarbeitung liegt.

Schmerzinduzierte morphologische Veränderungen im ZNS

Die primär funktionellen Veränderungen werden relativ schnell (im Tierversuch Stunden bis Tage) in Form von strukturellen Veränderungen fixiert, z. B. durch eine Zunahme der Größe und Zahl der synaptischen Kontakte. Eine Synapse mit vergrößerte Kontaktfläche übermittelt Informationen effizienter, d.h., das postsynaptische Neuron wird stärker erregt. Falls solche synaptischen Veränderungen auch bei Patienten im nozizeptiven System auftreten, könnten sie bei Einwirkung eines Schmerzreizes verstärkte Schmerzempfindungen im Sinne einer Hyperalgesie auslösen. Ein schneller Therapieerfolg ist unter diesen Bedingungen nicht mehr zu erwarten, da sich die morphologisch fixierten Fehlschaltungen im ZNS nur langsam zurückbilden.

■ Zusammenfassung

Die Nozizeptoren des Skelettmuskels sind histologisch freie Nervenendigungen, die im intakten Muskel nur durch objektiv gewebsschädliche, subjektiv schmerzhafte Reize erregt werden. Die Membran der Muskelnozizeptoren besitzt Bindungsstellen (Rezeptormoleküle) für endogene schmerzauslösende Substanzen, die bei Gewebsläsionen freigesetzt werden und die Nozizeptoren erregen und sensibilisieren. Der periphere Mechanismus für die Druck- und Bewegungsempfindlichkeit des verletzten Muskels besteht in einer Sensibilisierung (Erregbarkeitssteigerung) der Nozizeptoren. Wenn Nozizeptoren eine Ruheaktivität entwickeln, tritt zusätzlich zur Überempfindlichkeit Spontanschmerz auf. Unter chronisch pathologischen Bedingungen werden die Rezeptormoleküle in der Nozizeptormembran in ihrer Struktur und Häufigkeit modifiziert. Gleichzeitig nimmt die Innervationsdichte der Muskulatur mit nozizeptiven Nervenendigungen zu. Muskelschmerzen (besonders die von myofaszialen Triggerpunkten) werden oft in andere tiefe Gewebe übertragen und damit subjektiv fehllokalisiert. Die

Übertragung der Schmerzen basiert auf neuroplastischen Umschaltungen im Zentralnervensystem.

Wenn Substanz P und Glutamat gemeinsam aus den spinalen Endverzweigungen von Muskelafferenzen freigesetzt werden, kann dies zu einer Übererregbarkeit von nozizeptiven Hinterhornneuronen führen (zentrale Sensibilisierung). Die spinale Übererregbarkeit ist der Hauptmechanismus für die Hyperalgesie und Schmerzausbreitung bei Patienten, während chronische Spontanschmerzen wahrscheinlich durch einen spinalen Mangel an Stickstoffmonoxid (mit)bedingt sind. Beginnende morphologische Umbauprozesse in Rückenmarksneuronen als Endzustand der Chronifizierung lassen sich im Tierexperiment schon nach wenigen Stunden nachweisen.

Spinale Neurone, die Muskelschmerz vermitteln, unterliegen einer tonischen deszendierenden Hemmung, die ihren Ursprung in supraspinalen Zentren hat. Eine zu geringe Aktivität in diesem Hemmsystem ist wahrscheinlich von chronischen Schmerzen begleitet, ohne dass ein Schmerzreiz in der Peripherie vorhanden ist. Eine solche Fehlfunktion der deszendierenden Antinozizeption könnte bei der Pathogenese der Fibromyalgie beteiligt sein.

Literatur

Akopian AN, Sivilotti L, Wood JN (1996) A tetrodotoxin-resistant voltage-gated sodium channel expressed by sensory neurons. Nature 379:257–262

Baranauskas G, Nistri A (1998) Sensitization of pain pathways in the spinal cord: cellular mechanisms. Prog Neurobiol 54:349–365

Basbaum AI, Fields HL (1984) Endogenous pain control system: brainstem spinal pathways and endorphin circuitry. Ann Rev Neurosci 7:309–338

Bliss TV, Collingridge GL (1993) A synaptic model of memory: long-term potentiation in the hippocampus. Nature 361:31–39

Burke D (1983) Critical examination of the case for or against fusimotor involvement in disorders of muscle tone. In: Desmedt JE (ed) Advances in Neurology 39. Motor Control Mechanisms in Health and Disease. Raven Press, New York, pp 133–150

Cesare P, McNaughton P (1997) Peripheral pain mechanisms. Curr Opin Neurobiol 7:493–499

Fields HL, Malick A, Burstein R (1995) Dorsal horn projection targets of ON and OFF cells in the rostral ventromedial medulla. J Neurophysiol 74:1742–1759

Garthwaite J (1991) Glutamate, nitric oxide and cell-cell signalling in the nervous system. TINS 14:60–67

Headley BJ (1990) EMG and myofascial pain. Clin Managem 10:43–46

Henriksson KG, Mense S (1994) Pain and nociception in fibromyalgia: clinical and neurobiological consideration on aetiology and pathogenesis. Pain Rev 1:245–260

Hoheisel U, Koch K, Mense, S (1994) Functional reorganization in the rat dorsal horn during an experimental myositis. Pain 59:111–118

Hoheisel U, Unger T, Mense S (2000) A block of the nitric oxide synthesis leads to increased background activity predominantly in nociceptive dorsal horn neurones in the rat. Pain 88:249–257

Jensen K, Tuxen C, Pedersen-Bjergaard U, Jansen I, Edvinsson L, Olesen, J (1990) Pain and tenderness in human temporal muscle induced by bradykinin and 5-hydroxytryptamine. Peptides 11:1127–1132

Jurna I (1997) Opioids and nonopioid analgesic agents: some aspects of central (spinal) and peripheral actions. Pain Rev 4:205–229

Lawson SN, Crepps BA, Perl ER (1997) Relationship of substance P to afferent characteristics of dorsal root ganglion neurones in guinea-pig. J Physiol 505:177–191

LePera D, Graven-Nielsen T, Valeriani M, Oliviero A, Di Lazzaro V, Tonali PA, Arendt-Nielsen L (2001) Inhibition of motor system excitability at cortical and spinal level by tonic muscle pain. Clin Neurophysiol 112:1633–1641

Lund JP, Donga R, Widmer CG, Stohler CS (1991) The pain-adaptation model: a discussion of the relationship between chronic musculoskeletal pain and motor activity. Can J Physiol Pharmacol 69:683–694

Marchettini P, Simone DA, Caputi G, Ochoa JL (1996) Pain from excitation of identified muscle nociceptors in humans. Brain Res 740:109–116

Mense S, Meyer H (1985) Different types of slowly conducting afferent units in cat skeletal muscle and tendon. J Physiol 363:403–417

Mense S (1999) Neurobiologische Grundlagen von Muskelschmerz. Der Schmerz 13:3–17

Mense S, Simons DG (2001) Muscle Pain. Understanding its Nature, Diagnosis and Treatment. Lippincott, Williams & Wilkins, Baltimore

Merskey H, Bogduk N (1994) Classification of chronic pain. Descriptions of Chronic Pain Syndromes and Definition of Pain Terms. IASP Press, Seattle

Millan MJ (1999) The induction of pain: an integrative review. Prog Neurobiol 57:1–164

Reinert A, Kaske A, Mense S (1998) Inflammation-induced increase in the density of neuropeptide-immunoreactive nerve endings in rat skeletal muscle. Exp Brain Res 121:174–180

Sandkühler J (2000) Learning and memory in pain pathways. Pain 88:113–118

Schomburg ED (1990) Spinal sensorimotor systems and their supraspinal control. Neurosci Res 7:265–340

Simons DG (1996) Clinical and etiological update of myofascial pain from trigger points. J Musculoskel Pain 4:93–121

Simons DG, Mense S (1998) Understanding and measurement of muscle tone as related to clinical muscle pain. Pain 75:1–17

Simons DG, Travell JG, Simons LS (1999) Travell and Simons' Myofascial Pain and Dysfunction: The Trigger Point Manual, Vol 1 2nd Ed. Upper Half of Body, Williams & Wilkins, Baltimore

Stein C, Millan MJ, Yassouridis A, Herz A (1988) Antinociceptive effect of μ- and κ-agonists in inflammation are enhanced by a peripheral opioid receptor-specific mechanism. Eur J Pharmacol 155:255–264

Travell JG, Simons DG (1992) Myofascial pain and dysfunction. The Trigger Point Manual, Vol 2. The Lower Extremities. Williams & Wilkins, Baltimore

Treede R-D, Magerl W (1995) Modern concepts of pain and hyperalgesia: Beyond the polymodal C-nociceptor. NIPS 10:216–228

Wall PD, Woolf CJ (1984) Muscle but not cutaneous C-afferent input produces prolonged increases in the excitability of the flexion reflex in the rat. J Physiol 356:443–458

2 Entzündliche Muskelkrankheiten

D. Pongratz

■ Grundlagen

Entzündungen der Muskulatur sind, verglichen mit anderen Organen, selten. Myositiden zählen zu den wenigen therapierbaren Muskelerkrankungen. Ätiologisch sind die Myositiden aufzugliedern in
- nicht erregerbedingte Myositiden im Rahmen von Autoimmunopathien (Autoaggressionskrankheiten),
- nicht erregerbedingte Krankheitsbilder, deren Ätiologie noch nicht geklärt ist und
- erregerbedingte Muskelentzündungen (s. S. 35).

Schwerpunkt dieser Betrachtung sind die immunogenen entzündlichen Muskelkrankheiten.

Pathologie

Den morphologischen Befunden folgt die Unterteilung in
- rein interstitielle Myositiden ohne begleitende Parenchymzerstörung,
- interstitielle Myositiden mit herdförmigem Parenchymuntergang (Herdmyositiden) und
- gemischte interstitiell-parenchymatöse Myositiden (Polymyositiden).

Im Einzelfall können fließende Übergänge vorliegen.

Bei **der Polymyositis** ist eine T-Zell-vermittelte Autoimmunreaktion gegen quergestreifte Muskelfasern gesichert. Das Eindringen von T8-Lymphozyten in nicht-nekrotische Muskelfasern ist der charakteristische immunhistologische Befund.

Die **Dermatomyositis** ist durch humorale Reaktionen sowie vaskulitische Prozesse gekennzeichnet.

Bei der **Einschlusskörpermyositis (inclusion body myositis)** finden sich als pathognomonischer Befund im Zellkern filamentäre Einschlüsse neben ebenfalls endomysialen Infiltraten mit vorwiegend CD8-positiven Lymphozyten.

Immunogene entzündliche Muskelkrankheiten bieten einen interdisziplinären Aspekt. Sie gehören nosologisch in das Fachgebiet der Rheumatologie, das diagnostische und differenzialdiagnostische Vorgehen wird durch neurologische Methoden bestimmt.

Definition

Die entzündlichen Muskelkrankheiten gehören zu den Autoimmunerkrankungen. Durch die Assoziation mit bestimmten Autoantikörpern werden sie in Untergruppen unterteilt. Die immunogenen Myositiden sind charakterisiert durch den Befall der quergestreiften Muskulatur, manchmal auch der Haut und fakultativ innerer Organe.

Historisches

Das Krankheitsbild der Dermatomyositis wurde von dem Leipziger Pathologen E. L. Wagner 1863 und 1887 erstmals publiziert. Die Abgrenzung der isolierten Polymyositis von der Dermatomyositis geschah durch den amerikanischen Neurologen L. M. Eaton.

Die Einschlusskörpermyositis wurde erstmals 1965 von Adams und Mitarbeitern in Einzelfällen beschrieben. Erst 1971 wurde sie von Yunis und Samaha aufgrund der morphologischer Besonderheiten begrifflich von den übrigen Polymyositiden abgetrennt.

Epidemiologie

Die immunogenen entzündlichen Muskelkrankheiten sind selten: schätzungsweise 2–10 Neuerkrankungen/1 Million Einwohner/Jahr. Frauen erkranken in der Regel ca. 2,5-mal so häufig wie Männer.

Die Dermatomyositis ist am häufigsten, gefolgt von der Einschlusskörpermyositis und dann der Portymyositis. Dabei findet sich ein Altersgipfel in der Kindheit (hauptsächlich DM) und ein weiterer im mittleren bis höheren Erwachsenenalter (hier vor allem auch IBM).

Im Kindesalter sowie bei Assoziation mit einem Malignom liegt das Geschlechterverhältnis bei nahezu 1:1, im Rahmen einer anderen entzündlichen rheumatischen Systemerkrankung („Overlap-Syndrom") ist der Frauenanteil jedoch höher (w:m = 10:1).

Die IBM tritt überwiegend bei Männern im mittleren Lebensalter auf. Sie macht nach heutiger Kenntnis bis zu 30% der immunogenen entzündlichen Erkrankungen des Erwachsenenalters aus.

Für alle Myositiden sind geographische Häufungen nicht bekannt.

Ätiologie und Pathogenese

Die Ätiologie der immunogenen entzündlichen Muskelkrankheiten ist noch unklar. Assoziationen mit bestimmten HLA-Konstellationen sind schwach. Gelegentlich, vor allem bei den Fällen im Kindesalter, werden häufiger vorausgehende virale Infektionen berichtet.

Wesentliche Aussagen zu Pathogenese, Pathologie und zur differenzialdiagnostischen Abgrenzung liefern morphologische Untersuchungen.

Bei der **DM** finden sich entzündliche Infiltrate vorwiegend im perivaskulären und perifaszikulären Bereich. Sie bedingen das typische Bild einer Polymyositis vom perifaszikulären Typ (Abb. 2.1).

Im Muskelparenchym entsteht eine sog. perifaszikuläre Atrophie. Zusätzlich finden sich entzündliche Veränderungen der kleinen Muskelgefäße mit Endothelzellproliferation und elektronenmikroskopisch nachweisbaren sog.

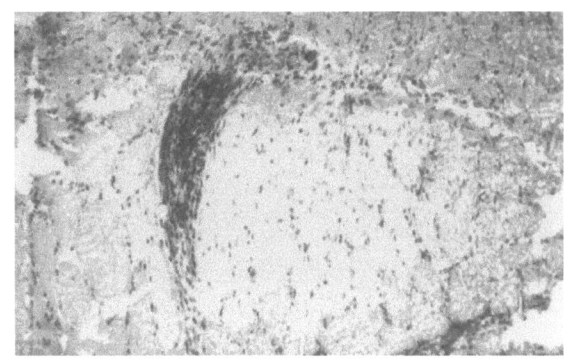

Abb. 2.1. Polymyositis vom perifaszikulären Typ. Perimysial und perivaskulär betonte Infiltrate mit Parenchymreaktion im Bereich der Faszikelperipherie. Darstellung von B-Lymphozyten. AP-A-AP-Methode, Vergr. 100fach.

Tabelle 2.1. Muskelbiopsiebefunde bei PM, DM, IBM (Pongratz u. Späth 2001)

	PM	DM	IBM
Nekrose von Kapillaren	∅	+	∅
Muskelinfarkte	∅	+	∅
Tubulovesikuläre Endothelzelleinschlüsse	∅	+	∅
C5b9-Komplementablagerung in kleinen Muskelgefäßen	∅	+	∅
Perimysiale Infiltrate	+	++	+
Endomysiale Infiltrate	++	+	++
B-Lymphozyten	∅	++	∅
CD4-Lymphozyten	+	++	+
CD8-Lymphozyten	++	+	++
Invasion von CD8-Lymphozyten in noch nicht nekrotische Muskelfasern	++	∅	+
„Rimmed vacuoles" mit eosinophilen Einschlüssen	∅	∅	+
Filamentäre Einschlüsse in Kern und Zytoplasma	∅	∅	+

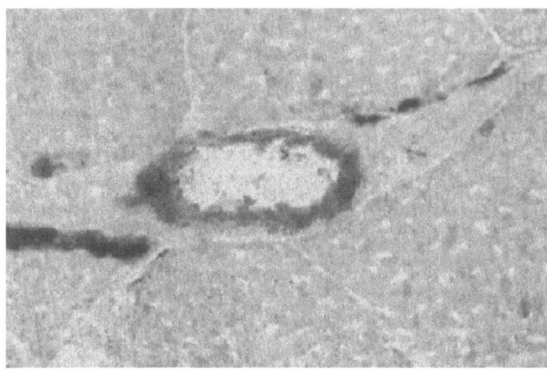

Abb. 2.2. Darstellung von C5b9-Komplement-Ablagerungen in der Gefäßwand einer kleinen Arteriole. Vergr. 400fach.

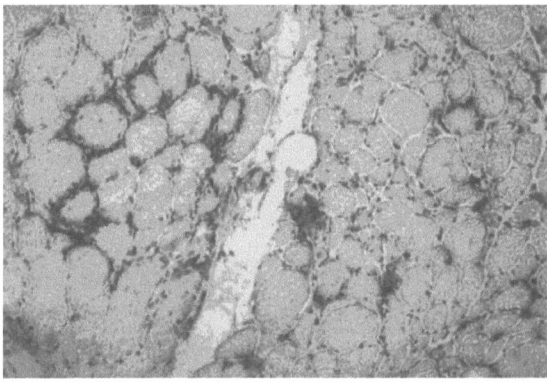

Abb. 2.3. Diffuse Polymyositis. Darstellung CD8-positiver Lymphozyten im Endomysium. AP-A-AP-Methode. Vergr. 100fach.

tubulovesikulären Einschlüssen. Besonders bei der kindlichen DM werden als Zeichen einer floriden Vaskulitis gelegentlich Mikroinfarkte beobachtet. Immunhistologisch bestehen die zellulären Infiltrate überwiegend aus B-Lymphozyten sowie CD4-postiven Zellen. CD8-positive Zellen stehen zahlenmäßig ganz im Hintergrund. Charakteristisch sind C5b9-Komplementablagerungen im Bereich der kleinen Arteriolen und Kapillaren (Tab. 2.1, Abb. 2.2).

Bei der **PM** finden sich zelluläre Infiltrate vorwiegend endomysial und bedingen das histologische Bild einer diffusen PM (Tab. 2.1). Eine perifaszikuläre Atrophie bzw. eine Mikroangiopathie werden nicht beobachtet. Immunhistologisch dominieren zytotoxische CD8-positive Lymphozyten endomysial (Abb. 2.3).

Dabei wird immer wieder eine Invasion dieser Zellen in nicht nekrotische Muskelfasern beobachtet. Die Muskelfasern exprimieren das Major-Histokompatibilitätskomplex-Klasse-I-Antigen (MHC-1-Antigen), das im normalen Muskel nicht vorhanden ist.

Die **IBM** ist ebenfalls charakterisiert durch endomysiale Infiltrate mit vorwiegend CD8-positiven Lymphozyten. Zusätzlich finden sich „rimmed

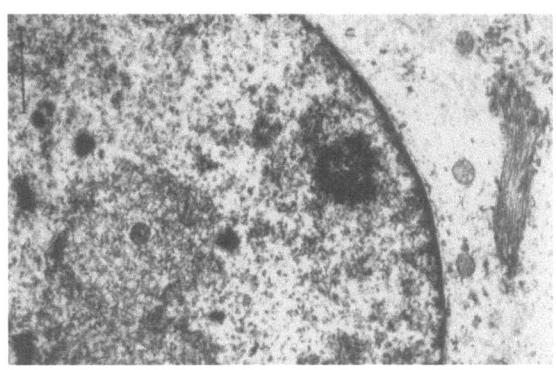

Abb. 2.4. Einschlusskörpermyositis. Elektronenmikroskopischer Nachweis filamentärer Einschlüsse innerhalb von Zellkern und Zytoplasma (Zusammenarbeit mit Prof. Müller-Höcker, Pathologisches Institut der Universität München).

vacuoles" mit eosinophilen zytoplasmatischen Einschlüssen. Elektronenmikroskopisch handelt es sich dabei um autophagische Vakuolen. In ihnen sowie im Zellkern ist der Nachweis filamentärer Einschlüsse pathognomonisch (Abb. 2.4).

Klassifikation

Die Zuordnung einer Myositis zu einer der 3 Hauptgruppen (PM, DM oder IBM) erfolgt nach den diagnostischen Kriterien in Tab. 2.2.

Untersuchung

Anamnese und klinische Diagnostik

- **Gemeinsame klinische Kardinalsymptome** (Tabelle 2.3)
- Muskelschwäche und Muskelatrophie sind allen drei Krankheitsbildern gemeinsam, die sich bei der DM typischerweise akut, bei der PM subakut und bei der IBM immer chronisch entwickeln. In der Regel sind die proximalen Muskeln von Armen und Beinen betroffen. Nur bei der IBM ist von Anfang an eine deutliche Mitbeteiligung distaler Muskeln charakteristisch. Die Pharynx- und Kopfhebermuskulatur ist häufig mitbetroffen, was zu Dysphagien und Haltungsschwierigkeiten des Kopfes führen kann.
- Muskelatrophien entwickeln sich erst im Verlauf der Erkrankung. Sie sind bei der IBM und der chronischen Polymyositis am ausgeprägtesten und häufig auch asymmetrisch. Bei der IBM betreffen sie vor allem einzelne Muskeln (z.B. M. quadriceps femoris, M. tibialis anterior, Fingerbeuger).
- Muskelschmerzen, insbesondere in Form eines überstarken und inadäquaten Muskelkaters mit bevorzugter Lokalisation in der Tiefe der Extre-

Tabelle 2.2. Diagnostische Kriterien für immunogene entzündliche Muskelkrankheiten (Pongratz u. Dalakas 1996)

	Polymyositis		Dermatomyositis		Einschluss-körpermyositis
Kriterium	definitiv	möglich[1]	definitiv	leichte oder beginnende Form	definitiv
Muskelkraft	Paresen der proximalen Extremitäten-muskulatur[2]	Paresen der proximalen Extremitäten-muskulatur[2]	Paresen der proximalen Extremitäten-muskulatur[2]	fast normale Kraft[3]	Paresen der proximalen und distalen Extremitäten-muskulatur
EMG	myopathisch	myopathisch	myopathisch	myopathisch oder unspezifisch	myopathisch mit möglicher „neurogener" Komponente
Muskelenzyme	erhöht (bis 50fach)	erhöht (bis 50fach)	erhöht (bis 50fach)	erhöht (bis 10fach) oder normal	erhöht (bis 10fach) oder normal
Muskelbiopsie[4]	diagnostisch	unspezifisch oder ohne entzündliche Reaktion	diagnostisch	diagnostisch oder unspezifisch	diagnostisch

[1] Ein Therapieversuch (3 bis max. 6 Monate) mit einer adäquaten Corticoiddosis ist zu empfehlen. Sollte kein Ansprechen erfolgen, ist eine weitere Muskelbiopsie angezeigt, um insbesondere eine sich möglicherweise entwickelnde IBM nicht zu übersehen.
[2] Progrediente Paresen der proximalen Extremitätenmuskulatur ohne Hinweis auf eine erbliche Myopathie (auszuschließen auf der Basis der Muskelbiopsiebefunde) und ohne anamnestische Hinweise auf eine toxische Myopathie.
[3] Obwohl die Kraft fast normal ist, klagen die Patienten oft über eine neu aufgetretene muskuläre Ermüdbarkeit, über Myalgien oder Belastungsintoleranz. Sorgfältige Kraft- und Ausdauermessungen objektivieren eine leichte Muskelschwäche.
[5] Vgl. Tabelle 2.1.

mitätenmuskeln, finden sich am häufigsten bei der akuten DM, bei der PM als fakultatives Symptom, bei der IBM fehlen sie fast immer.

Die Sensorik ist ungestört. Faszikulationen kommen nicht vor. Die Muskeleigenreflexe sind meist erhalten, aber abgeschwächt. Nur bei ausgeprägten Muskelatrophien, besonders bei der IBM, können sie fehlen.

■ **Besonderheiten der DM.** Charakteristisch sind zusätzlich Hauterscheinungen, die neben den Muskelsymptomen auftreten oder diesen sogar vorangehen. Besonders typisch für das akute Stadium ist das heliotropfarbene Erythem (lilac disease) mit Schwerpunkt im Bereich der Augenlider, der

Tabelle 2.3. Klinische Kardinalsymptome der DM, PM und IBM

Klinische Befunde	Dermatomyositis	Polymyositis	Einschlusskörpermyositis
Beginn der Symptome	Kindheit und Erwachsenenalter	>18 Jahre	>50 Jahre
Progredienz der muskulären Symptome	akut	subakut	langsam
Verteilung der Muskelschwäche	proximale Muskulatur	proximale Muskulatur	proximale und distale Muskulatur
Muskelatrophien	gering	vor allem bei chronischen Formen	nahezu immer ausgeprägt in bestimmten Muskeln
Myalgien	oft (speziell im akuten Stadium)	manchmal	nie
Hauteffloreszenzen oder Kalzinose	vorhanden	fehlend	fehlend

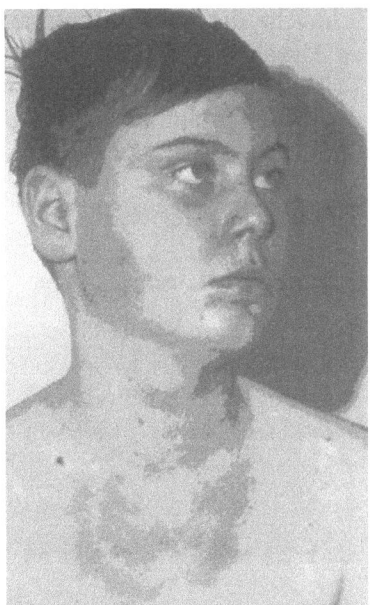

Abb. 2.5. Juvenile Dermatomyositis. Heliotropfarbene Erytheme im Bereich der Augenlider, der Wangen sowie des vorderen Halsdreiecks.

Wangen und des vorderen Halsdreiecks (Abb. 2.5). Es kann sich auf andere Körperabschnitte (Streckseiten der Extremitäten, Nacken, Brust) ausdehnen.

Lange Verläufe zeigen De- und Hyperpigmentierungen. Im Bereich der Haut über den Knöcheln bilden sich sog. Kollodiumflecke (Gottron-Zeichen). Am Nagelfalz zeigen sich schmerzhafte erweiterte Kapillaren (Keinig-Zeichen). In einigen Fällen bilden sich aufgeraute, aufgesprungene Hautpartien an Handflächen und Fingern („Mechanikerhände"), im weiteren Verlauf treten häufig, besonders bei der kindlichen und jugendlichen DM, subkutane Kalzifikationen auf.

■ **Besonderheiten der IBM.** Klinische Kennzeichen sind der extrem chronische Verlauf der IBM, starke Asymmetrien des Muskelbefalls, die oft schon von Anfang an deutliche Mitbeteiligung distaler Muskeln sowie selektive ausgeprägte Atrophien. Bei einem häufig zu beobachtenden Reflexverlust muss differenzialdiagnostisch eine Neuropathie abgeklärt werden.

Anamnese und klinische Diagnostik müssen auch den möglichen Befall innerer Organe einbeziehen. Er kommt bei der DM häufig, bei der PM gelegentlich und bei der IBM selten vor. Mit mindestens 50% sind der Pharynx und der untere Ösophagus am häufigsten betroffen, in bis zu 40% finden sich kardiale Symptome (Herzrhythmusstörungen, aber auch dilatative Kardiomyopathie).

Pulmonale Symptome haben eine unterschiedliche Genese. Auf dem Boden von Schluckstörungen kommt es zu Aspirationspneumonien. Eine Schwäche der Atemhilfsmuskulatur entwickelt sich selten. Eine fibrosierende Alveolitis findet sich bevorzugt bei Patienten mit Jo-1-Syndrom (s.u.). Vaskulitische Komplikationen in vielen Organen werden praktisch nur bei der infantilen und juvenilen DM gesehen.

Apparative Diagnostik

Labor, Mikrobiologie

Blut
- Bestimmung der Kreatinkinase-(CK-)Aktivität im Serum,
- serologischer Nachweis anderer entzündlicher Bindegewebserkrankungen,
- serologischer Nachweis von myositisassoziierten Autoantikörpern.

Tabelle 2.4. Mögliche Klassifikation myositisassoziierter Erkrankungen

Myositisassoziierte Syndrome	„Mischkollagenosen"

■ Poly- oder Dermatomyositis mit
   – SRP-Antikörpern
   – Mi-2-Antikörpern
     (anderen myositisassoziierten Antikörpern)
■ autoantikörpernegative Poly- oder Dermatomyositis
	■ Antisyntheasesyndrom
	■ Anti-PM-Scl-Syndrom
	■ Anti-Ku-Syndrom
	■ Anti-U1-nRNP-Syndrom/MCTD

Üblicherweise korreliert die Erhöhung der Kreatinkinase mit der Krankheitsaktivität. Die Werte können im akuten Stadium bis auf das 50fache der Norm ansteigen. Es gibt selten auch eine aktive PM bzw. DM mit normaler CK-Aktivität. Bei der IBM ist die CK meist geringer (maximal auf das 10fache der Norm erhöht), kann aber auch normal sein.

Der Nachweis myositisassoziierter Autoantikörper gelingt nur in einem Teil der Fälle. Eine ausführliche Darstellung erfolgt in Tab. 2.4.

Elektrophysiologische Untersuchungen
- Elektromyographie,
- Elektroneurographie.

Die Elektromyographie zeigt in der Regel in zahlreichen Muskeln ein sog. Myopathiemuster, charakterisiert durch kurze Dauer, niedrige Amplitude und polyphasische Konfiguration der Muskelaktionspotenziale. Zusätzlich findet sich bei allen floriden Stadien vermehrt pathologische Spontanaktivität in Ruhe in Form von Fibrillationspotenzialen, positiven scharfen Wellen bzw. komplexen repetitiven Entladungen. Diese Veränderungen kommen jedoch auch bei anderen aktiven myopathischen Prozessen vor und sind nicht beweisend für eine entzündliche Muskelkrankheit.

Ein Mischbild aus einem Myopathiemuster sowie Neuropathiemuster wird bei chronischen Formen mit Regeneration beobachtet. Bei einigen Pa-

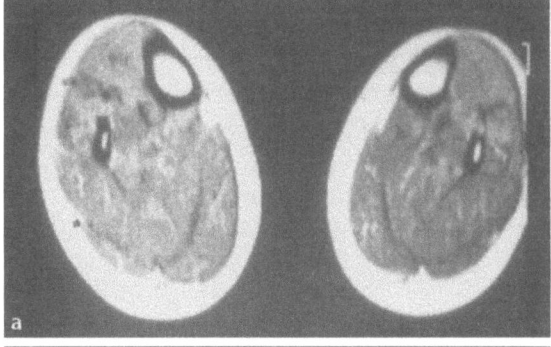
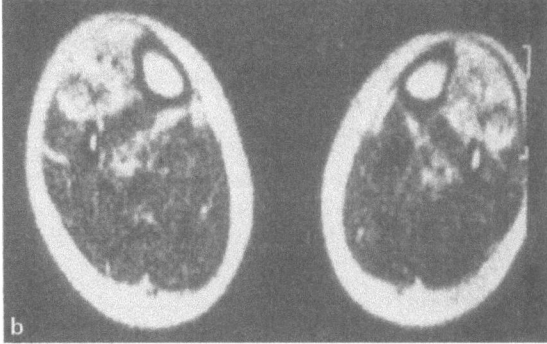

Abb. 2.6. Akute Dermatomyositis. MRT der Unterschenkel. **a** Im T1-betonten Bild nur mäßige Signalintensitätssteigerungen im Bereich des anterioren Unterschenkelkompartments. **b** Im T2-betonten Bild deutliche Signalintensitätssteigerungen im anterioren Unterschenkelkompartment als Hinweis auf ein Ödem (Zusammenarbeit mit der Radiologischen Klinik der Universität München).

tienten mit IBM finden sich zusätzlich neurophysiologische Hinweise auf eine sensorische axonale Neuropathie.

Bildgebende Verfahren
Die MRT zeigt in den T1-betonten Sequenzen nur sehr geringe, in den T2-betonten Sequenzen deutliche Signalintensitätssteigerung (Abb. 2.6, Abb. 2.7).

Ein solcher Befund kann neben dem klinischen Bild und den Ergebnissen der Elektromyographie die Lokalisation der geeigneten Biopsiestelle erleichtern und somit eine Rebiopsie unnötig machen.

Chronische Stadien von Myositiden zeigen zusätzliche intertitielle Umbauvorgänge, vor allem in Form von Fettgewebseinlagerungen, die sowohl in den T1- als auch in den T2-betonten Sequenzen Signalintensitätssteigerungen bedingen. Die Differenzierung von Fett und Ödem (letzteres als Hinweis auf einen noch bestehenden akuten entzündlichen Prozess) gelingt allerdings mit bestimmten fettunterdrückenden Sequenzen (z.B. sog. STIR-Sequenzen).

Biopsien, Punktion
Muskelbiopsiebefunde, wie man sie nur durch die kombinierte Anwendung histologischer, enzym- und immunhistochemischer und gegebenenfalls elektronenmikroskopischer Untersuchungen erstellen kann (Tab. 2.1), sichern die Diagnose der PM, DM oder IBM und dienen dem Ausschluss anderer neuromuskulärer Erkrankungen.

Differenzialdiagnose

Eine differenzialdiagnostische Abklärung ist vor allem erforderlich bei einer möglichen Polymyositis. Entweder kann die Diagnose myopathologisch nicht eindeutig untermauert werden oder das therapeutische Ansprechen entspricht nicht den Erwartungen. Hier ist ggf. eine Wiederholung der Muskelbiopsie anzuraten, bevor man sich zu einer längerfristigen immunsuppressiven Therapie entschließt. Die wichtigsten Differenzialdiagnosen einer möglichen Polymyositis sind in Tab. 2.5 zusammengefasst.

Differenzialdiagnosen im weiteren Sinne stellen alle Erkrankungen dar, die von Muskelschmerzen, Muskelschwäche und/oder Muskelatrophie begleitet sind. Dabei ist der systemische Befall der Muskulatur (Myopathien

Tabelle 2.5. Wesentliche muskuläre Differenzialdiagnosen einer möglichen Polymyositis

- Sporadische Fälle von progressiven Muskeldystrophien
- Toxische Myopathien
- Infektiöse Myopathien
- Metabolische Myopathien (insbesondere Glykogenosen)

im eigentlichen Sinne, entzündlich oder degenerativ) abzugrenzen von lokalen Muskelaffektionen z. B. im Rahmen von Fehl- oder Überbelastung (myofasziales Schmerzsyndrom) sowie von Erkrankungen, die mit Myalgien einhergehen, ohne dass die Muskulatur ausreichende morphologische Veränderungen zeigt, um die Beschwerden zu erklären.

Overlap-Syndrome
Overlap-Syndrome werden überwiegend bei der DM beobachtet. Sie betreffen im Wesentlichen die progressive systemische Sklerose sowie das Sharp-Syndrom. Das Jo-1-Syndrom ist eine eigene klinische Entität mit den Leitbefunden Myositis, Synovitis und fibrosierende Alveolitis.

Paraneoplastisches Syndrom
Eine eindeutige Inzidenz mit malignen Tumoren besteht nur für die DM jenseits des 40. Lebensjahres. Für die PM und die IBM ist das gehäufte Auftreten eines paraneoplastischen Syndroms nicht bestätigt. (Unsicherheiten in der klinischen Differenzialdiagnose der einzelnen Formen müssen allerdings einschränkend bedacht werden.)

Unter den Malignomen ist das kleinzellige Bronchialkarzinom die häufigste Tumorart, gefolgt von Entartungen im Bereich der Mamma, des Magens und des Ovars. In Einzelkasuistiken ist das Vorkommen zahlreicher anderer neoplastischer Prozesse beschrieben.

Therapie

Therapie der Polymyositis/Dermatomyositis

Medikamentöse Therapie

Glucocorticoide sind wegen ihres antiphlogistischen und immunsuppressiven Effekts bei jeder akuten Form einer DM/PM die Therapie der Wahl. Bei primär chronischen Verlaufsformen ist ein Behandlungsversuch nach Sicherung der Diagnose ebenfalls angezeigt. Die Indikation zur Dauertherapie hängt vom individuellen Ansprechen ab.

Bei der akuten PM/DM kann die anfänglich hohe Dosis (1,5–2 mg/kg/Tag) erst reduziert werden, wenn die erhöhte CK-Aktivität im Serum sowie die pathologische Spontanaktivität im Elektromyogramm deutlich rückläufig sind, in der Regel nach ca. einem Monat. Anzustreben ist eine vorsichtige Reduktion der Dosis in den folgenden Wochen unter die Cushing-Schwellendosis: zunächst eine alternierende Therapie mit ca. 20 mg Prednison oder Fluocortolon alle 48 Stunden, später noch weniger über mindestens zwei Jahre. Danach ist bei Beschwerdefreiheit ein Auslassversuch indiziert. Nach einigen Jahren muss mit einer Rezidivneigung gerechnet werden.

- **Immunsuppressiva**
- **Azathioprin** verstärkt die immunsuppressive Wirkung der Glucocorticoide. Eine Indikation zum zusätzlichen Einsatz ist unter folgenden zwei Bedingungen gegeben:
  - Bei allen schweren, insbesondere progredienten Verläufen kann wegen vitaler Bedrohung des Patienten nicht abgewartet werden, ob das Krankheitsbild mit Glucocorticoiden allein beherrscht werden kann.
  - Bei Erkrankungen, in deren Verlauf entweder die Therapie mit Glucocorticoiden allein wirkungslos bleibt (sehr selten!) oder wenn die erforderliche Dosis trotz Reduktion über der Cushing-Schwellendosis bleibt.

  Die Dosierung von Azathioprin beträgt 2 mg/kg/Tag. Limitierend kann die Ausbildung einer Leukozytopenie (Thrombozytopenie) oder einer Cholestase sein. Die Induktion von Neoplasmen ist denkbar, jedoch statistisch nicht gesichert.
- Der Einsatz von **Methotrexat** anstelle von Azathioprin ist indiziert, wenn bei gesicherter Diagnose mit Azathioprin innerhalb eines halben Jahres kein befriedigendes Therapieresultat erzielt werden kann (vor allem häufig bei der schweren kindlichen DM).
- **Cyclophosphamid** ist anstelle von Azathioprin insbesondere den Fällen vorbehalten, bei denen wegen schwerer internistischer (z. B. pulmonaler, renaler, kardialer) Organkomplikationen ein rascher Wirkungseintritt erforderlich ist. Nach kurzer initialer intravenöser Therapie (5 mg/kg/Tag für wenige Tage) werden oral 2–3 mg/kg/Tag, später 1 mg/kg/Tag (Erhaltungsdosis) gegeben.

- **Hoch dosierte intravenöse Immunglobulintherapie** ist eine erfolgversprechende (sehr teure) neue Therapieform sowohl der DM als auch der PM. Der genaue Wirkungsmechanismus ist bisher nicht bekannt. Kontrollierte Studien bei der PM sind bisher noch nicht abgeschlossen. Bei der DM wurde eine gute Wirksamkeit belegt und nachgewiesen, dass sich die immunpathologischen Befunde in Kontrollmuskelbiopsien zurückbilden (Dalakas et al., 1993). Derzeit wird die Immunglobulintherapie bei der DM bzw. PM des Erwachsenen nur als Therapieoption empfohlen, wenn die Standardtherapie mit Glucocorticoiden und Immunsuppressiva nicht zum gewünschten Erfolg führt (was selten ist). In diesen Fällen muss die primäre Diagnose überprüft werden, um eine z. B. paraneoplastische DM oder eine IBM auszuschließen. Nur bei der kindlichen DM ist die intravenöse Immunglobulintherapie aufgrund der Nebenwirkungen der Standardbehandlung zusammen mit Glucocorticoiden das Vorgehen der ersten Wahl.

- **Plasmapherese.** Die Wirksamkeit von Plasmapheresen ist nicht belegt. Die Behandlung ist allenfalls besonders schweren Einzelfällen vorbehalten.

■ **Bettruhe, stationäre Behandlung.** Bettruhe ist in floriden Stadien einer PM häufig erforderlich aufgrund der schweren Paresen und indiziert, um einen weiteren Zerfall des Muskelparenchyms durch Überlastung zu verhindern. In der Regel erfolgt die Behandlung einer schweren akuten PM stationär, um die anfänglich hoch dosierte medikamentöse Therapie engmaschig überwachen zu können.

■ **Physikalische Therapie.** In jedem floriden Stadium einer PM ist aktive Krankengymnastik kontraindiziert. Wenn die entzündliche Aktivität des Prozesses medikamentös gestoppt ist, muss eine konsequente aktive Übungsbehandlung einsetzen und kontinuierlich fortgeführt werden. Jede PM und jeder Schub führen zu einem irreparablen Verlust an Muskelparenchym. In der Regel bleibt aber belastbare Muskulatur erhalten.

■ **Therapie der paraneoplastischen DM/PM.** Paraneoplastisch bedingte Myositiden sind mit Glucocorticoiden bzw. Azathioprin nur wenig zu beeinflussen. Dagegen führt die operative Entfernung des Tumors, sofern möglich, in der Regel zu einer Remission der Myositis.

Therapie der IBM

Die IBM ist durch Glucocorticoide und Azathioprin nahezu nicht beeinflussbar. Im Einzelfall sind niedrig dosierte Steroide insbesondere in floriden Phasen (CK-Erhöhung) von Nutzen. Einzige therapeutische Option ist derzeit die intravenöse Immunglobulintherapie. In zwei abgeschlossenen plazebokontrollierten Doppelblindstudien wurde ein Stillstand der Progredienz und in einigen Fällen eine moderate Funktionsverbesserung gezeigt. Im Hinblick auf die Kosten der Behandlung sollte bei zum Zeitpunkt der Diagnosestellung relativ jungen Patienten mit ausgeprägter entzündlicher Komponente in der Muskelbiopsie und überschaubarem Spontanverlauf die Therapieindikation überdacht werden, sodass eine raschere Progression wahrscheinlich ist.

Therapie der erregerbedingte Myositiden

Die Therapie richtet sich im Wesentlichen nach den Möglichkeiten der Behandlung der jeweiligen Infektion.

Viren (Coxsackie u. a.). In Frage kommen lediglich symptomatische Behandlungsmaßnahmen. Bei Hinweisen auf einen stärkeren Parenchymzerfall ist Bettruhe erforderlich.

Sonderform: HIV-Polymyositis. Diese primär durch das HI-Virus getriggerte, T-Zell-vermittelte zytotoxische Myositis stellt ein besonderes therapeutisches Dilemma dar, da auf der einen Seite Glucocorticoide im Hinblick auf den Immunstatus des Patienten gefährlich sind, auf der anderen Seite die antivirale Substanz Zidovudin eine mitochondriale Myopathie induzieren kann.

Bakterien und Pilze. Eine Beteiligung des Muskels im Rahmen bakterieller Infekte (Pyomyositis) ist selten. Die antibiotische Therapie richtet sich nach dem jeweiligen Erreger. Unter den Protozoen ist in unseren Breiten vor allem die Toxoplasma-Infektion von Bedeutung, eine Myositis stellt eine seltene Organmanifestation dar. Die Therapie erfolgt mit Antimalariamitteln und Sulfonamiden.

Parasiten. Bei einem Parasitenbefall der Muskulatur ist die chemotherapeutische Sanierung Therapie der Wahl. Bei der Trichinose ist Mebendazol therapeutisch wirksamer und nebenwirkungsärmer als Tiabendazol. Bei der Zystizerkose ist Albendazol dem bisher verwendeten Praziquantel überlegen.

Verlauf und Prognose

Der Spontanverlauf der PM und DM ist nahezu unbekannt, da seit langem praktisch alle Patienten mit Glucocorticoiden behandelt werden. Die IBM ist bisher weitgehend therapieresistent. Plazebokontrollierte Doppelblindstudien zum Effekt von hoch dosierten intravenösen Immunglobulinen sind derzeit noch nicht abgeschlossen.

Die IBM verläuft langsam stetig progredient und führt meist 10–15 Jahre nach Diagnosestellung zur Immobilisierung.

Durch Glucocorticoide und Immunsuppressiva ist bei über 90% der Patienten mit PM bzw. DM eine Remission zu erzielen. Die Langzeiterhaltungstherapie dient der Stabilisierung des Behandlungseffekts und der Rezidivverhinderung. Rezidive treten vorwiegend innerhalb der ersten 5 Jahre auf. Bei schweren initialen Manifestationen oder verzögertem Eintritt der Therapie kann es zu Defektheilungen kommen.

Forschung und Ausblick

Durch die Entwicklung neuer Immunsuppressiva und monoklonaler Antikörper wird eine Therapieverbesserung der entzündlichen Muskelkrankheiten erwartet. Bisher sind erste doppelblinde, plazebokontrollierte Studien u. a. mit Tumornekrosefaktor a in der Planung, Ergebnisse jedoch noch nicht abzusehen. Ähnliches gilt für Nebenwirkungen der neuen Therapieverfahren, die sich an der relativ nebenwirkungsarmen Standardmedikation messen lassen müssen.

Gesundheitswesen

Es ist unbekannt, wie oft die klinischen Kardinalsymptome aller neuromuskulären Erkrankungen (Muskelschwäche, Muskelatrophie sowie Muskelschmerzen) falsch zugeordnet und die jeweils zugrunde liegende Krankheit

Tabelle 2.6. Versorgung bei Polymyositis/Dermatomyositis

	Kommentar	Beleg
Versorgungsproblem	– seltene, erworbene, immunogene entzündliche Muskelkrankheiten, z. T. als paraneoplastisches Syndrom – Inzidenz 1–9,3/1 000 000	(1) Engel AG et al. (1994) In Engel AG, Franzini-Armstrong C (Hrsg.): Myology, Vol. 2. Diseases of Muscle. McGraw-Hill, New York
Gute Versorgung	– nur an neuromuskulären Zentren mit interdisziplinären Muskelsprechstunden und adäquater Erfahrung im Einsatz diagnostischer Methoden (insbesondere Neurophysiologie, Muskel-/Nervenbiopsie, Bildgebung) gewährleistet – Kooperation mit Internisten (insbesondere Rheumatologen (2), Tumorsuche) – Kooperation mit Dermatologen (2)	(2) Pongratz D, Dalakas MC (1996) In Brandt T et al. (Hrsg.): Neurological Disorders. Academic Press, San Diego
Unterversorgung	– Unzureichende primäre Diagnostik beim niedergelassenen Neurologen/Neuropädiater oder in nicht spezialisierten Kliniken – Einleitung und Überwachung der Therapie der gut behandelbaren autoimmunologischen erworbenen Myopathien ohne enge Anbindung an ein neuromuskuläres Zentrum – psychosoziale Betreuung, physikalische Therapie, Ergotherapie, Hilfsmittelberatung	
Überversorgung	– extensive Autoantikörperdiagnostik	
Fehlversorgung	– alleinige Betreuung durch den Hausarzt – keine regelmäßige physikalische Therapie – inadäquate Hilfsmittel	
Konsequenzen	– Verbesserung der Kooperation zwischen den niedergelassenen Ärzten und den neuromuskulären Zentren	
Potenzial der Versorgungsoptimierung (Beispiele)	– Verbesserung der Überweisungsmodalität – adäquate Honorierung ambulanter Leistungen an den neuromuskulären Zentren – Verbesserung der ambulanten psychosozialen Beratung – Verbesserung der Beratung auf den Gebieten Krankengymnastik und Ergotherapie – Verbesserung der Hilfsmittelberatung – enge Zusammenarbeit mit Selbsthilfeorganisationen (DGM) – Qualifikation für Leistungserbringer	

Tabelle 2.7. Leitlinien zur Diagnostik der Polymyositis/Dermatomyositis

Diagnoseschritt	Methoden	Bewertung
Labor	– CK im Serum – CRP – myositisspezifische Autoantikörper	– in 95% aller floriden Formen stark erhöht – nur in 50–60% aller immunogenen Myositiden pathologisch (besonders bei akuten Formen) – nur in 40–60% aller Fälle pathologisch; vor allem bei Dermatomyositis/Overlap-Syndromen, sowie bei akuter Polymyositis, praktisch nie bei primär chronischer Polymyositis und Einschlusskörpermyositis
EMG	– pathologische Spontanaktivität in Ruhe ⊕ – sog. Myopathiemuster bei Willkürinnervation	sehr typisch, aber nicht spezifisch; allenfalls orientierende Untersuchung durch niedergelassene Neurologen zur Diagnosefindung; ausführliche Untersuchung im Muskelzentrum unmittelbar vor Durchführung der Biopsie (cave: Artefakte im Stichkanal)
Bildgebende Verfahren	– Myosonographie – Computertomographie – Magnetresonanztomographie	– wenig sensitiv, nur in der Hand des Erfahrenen – entbehrlich bis auf spezielle Fragen (z. B. Kalk); Strahlenbelastung! – bei akuten Formen Nachweis eines Muskelödems in T2-betonten Sequenzen (häufig, wenn Klinik, CK und EMG richtungsweisend, für Auswahl der Biopsiestelle nicht nötig!) – bei chronischen Formen zur Auswahl der Biopsiestelle immer empfehlenswert; fettunterdrückende Sequenz (STIR)!
Muskelbiopsie	nur in speziellen Einrichtungen – Histologie – Enzymhistologie (Gefrierschnitt) – Immunhistologie (Gefrierschnitt) – Elektronenmikroskopie (Glutaraldehyd-Einbettung)	– Dermatomyositis: Polymyositis vom perifaszikulären Typ (Histologie), Vaskulitis (Histologie), C5b9-Komplementablagerungen (Immunhistologie), tubulovesikuläre Einschlüsse (Elektronenmikroskopie), Infiltrate mit vorwiegend B-Lymphozyten + CD4⊕-Lymphozyten (Immunhistologie) – Polymyositis: Diffuse Polymyositis (Histologie), vorwiegend CD8⊕-Lymphozyten (Immunhistologie), Invasion von CD8⊕-Lymphozyten in noch nicht nekrotische Muskelfasern (Immunhistologie) Elektronenmikroskopie: Differenzialdiagnose vakuolärer Degenerationen (DD Einschlusskörpermyositis)

nicht rechtzeitig erkannt werden als Ausdruck eines möglichen Versorgungsproblems. Dessen vielschichtige Aspekte sind in Tab. 2.6 skizziert.

Die definitive Diagnose der neuromuskulären Erkrankung, die Festlegung einer Therapie sowie die Verlaufsbeobachtung sind spezifische Aufgaben sog. neuromuskulärer Zentren, wie sie in der Bundesrepublik Deutschland zwar in ausreichender Zahl existieren, jedoch nicht immer adäquat herangezogen werden. Sie sind organisatorisch verzahnt mit der Deutschen Gesellschaft für Muskelkranke (DGM) e. V., einer Patientenorganisation.

Es ist eine wichtige Aufgabe der neuromuskulären Zentren, auch diagnostische und therapeutische Methoden zu bewerten und daraus Leitlinien zu entwickeln, wie sie bei der PM/DM für einen breiten Einsatz zu empfehlen wären (Tab. 2.7).

Literatur

Dalakas MC, Illa I, Dambrosia JM, Soueidan SA, Stein DP, Otero C, Dinsmore ST, McCrosky S (1993) A controlled trial of high-dose intravenous immune glubulin infusions as treatment for dermatomyositis. N Engl J Med 329:1993-2000

Engel AG, Hohlfeld R, Banker BQ (1994) The polymyositis and dermatomyositis syndromes. In: Engel G, Franzini-Armstrong C (Eds) Myology, Vol 2, Diseases of Muscle. McGraw-Hill, New York, pp 1335-1383

Goebels N, Pongratz D (1998) Myositiden. In: Brandt T, Dichgans J, Diener HC (Hrsg) Therapie und Verlauf neurologischer Erkrankungen. 3. Aufl. Kohlhammer, Stuttgart, S 1120-1137

Pongratz D, Dalakas MC (1996) Inflammatory Myopathies. In: Brandt T, Caplan LR, Dichgans J, Diener HC, Kennard C (Eds) Neurological Disorders. Course and Treatment. Academic Press, San Diego, pp 965-969

Pongratz D-E (1999) Erkrankungen der Muskulatur. In: Kunze K (Hrsg) Praxis der Neurologie. 3. Aufl. Thieme, Stuttgart, S 123-167

Pongratz D (1999) Myositiden. In: Hopf HC, Deuschl G, Diener HC, Reichmann H (Hrsg) Neurologie in Praxis und Klinik. Thieme, Stuttgart, S 620-629

Pongratz D, Späth M (2001) Myositiden. In: Berger M, Domschke W, Hohenberger W, Meinertz T, Possinger K, Reinhardt D (Hrsg) Therapiehandbuch. Urban & Fischer, München

3 Myofasziales Syndrom und Triggerpunkte

S. MENSE und D.G. SIMONS

■ Einführung

Triggerpunkte und verwandte Phänomene werden in ihrer Bedeutung als Schmerzursache immer mehr erkannt, und auch in Deutschland erscheint eine zunehmende Zahl von Arbeiten zu diesem Thema. Die Ursachen von Muskelschmerzen als Teil von muskuloskelettalen Schmerzzuständen haben die ärztliche Gemeinschaft seit mehr als einem Jahrhundert irritiert. Der Themenkreis wurde noch dadurch kompliziert, dass durch die Verwendung unterschiedlicher Begriffe verschiedene Aspekte desselben Phänomens betont wurden. Der folgende Abschnitt stellt eine kurze Übersicht über die in der Vergangenheit allgemein gebräuchlichen Diagnosen zusammen und soll helfen, die einschlägige Fachliteratur richtig einzuordnen.

Überschneidungen in der diagnostischen Terminologie

In den 30er Jahren des letzten Jahrhunderts war der Begriff Muskelhärten ein anerkannter Terminus in der deutschen Fachliteratur geworden und ist dort auch heute noch gelegentlich zu finden. Ein synonymer Begriff, die Myogelosen (Lange 1931), erscheint im Englischen als myogelosis. In der Klinik wurde die Tatsache, dass Myogelosen und myofasziale Triggerpunkte (MTrP) im Wesentlichen dieselbe Störung darstellen, dadurch verschleiert, dass in der Myogelosenliteratur der Befund eines palpablen Knotens hervorgehoben wurde. Dagegen wurden die ebenfalls vorhandenen verspannten Muskelfaserbündel (taut bands) und die Muster des übertragenen Schmerzes kaum beachtet.

Der Terminus Fibrositis tauchte 1904 (Gowers 1904) in der englischen Literatur auf und wurde bald ins Deutsche als Fibrositissyndrom übernommen. Die Diagnose Fibrositis wurde in zunehmendem Maß kontrovers diskutiert, u. a. auch deswegen, weil die Endung „itis" ein entzündliches Geschehen suggeriert, das nie nachgewiesen wurde. Im Jahr 1977 (Smythe et al. 1977) wurden die Symptome neu definiert und daraufhin unter dem Begriff Fibromyalgie subsumiert. Nach der gegenwärten Definition von Fibromyalgie handelt es sich hierbei um ein völlig anderes Krankheitsbild als bei der ursprünglichen Fibrositis. Die Diagnose Fibrositis ist heute nicht mehr gebräuchlich.

Das Konzept der MTrP wurde 1942 (Travell et al. 1942) eingeführt und ist inzwischen auch in der deutschen Literatur detailliert beschrieben worden (Simons 1994, Dejung u. Ernst-Sandel 1995). Die englischen TrP-Handbücher (Travell u. Simons 1992, Simons et al. 1999) liegen auch als deutsche Übersetzung vor (Travell u. Simons 2000, 2002).

Definition

Unter einem myfaszialen Triggerpunkt (MTrP) im Sinne dieses Aufsatzes wird eine eng umschriebene spontan- und durckschmerzhafte Verhärtung in einem Skelettmuskel verstanden, die meist gut palpabel ist. Die Ausmaße eines MTrP sind gering: Zu Beginn seiner Entwicklung hat er nur die Breite einer Muskelfaser (ca. 50 µm) und ist nicht palpabel; durch Bildung von Aggregaten aus mehreren Punkten kann sich der Durchmesser vergrößern und den palpablen MTrP bilden. Wahrscheinlich sind die in älteren deutschen Arbeiten beschriebenen Myogelosen, die teilweise Durchmesser von mehreren Zentimetern erreichen, mit Ansammlungen von mehreren MTrP gleichzusetzen.

Da es neben den myofaszialen Triggerpunkten noch andere Triggerpunkte geben kann (z. B. am Ansatz eines Muskels, der einen MTrP enthält, s. u.), ist der Zusatz myofaszial zur Beschreibung von Triggerpunkten wichtig.

Von MTrP zu unterscheiden sind die Tender points des Fibromyalgiesyndroms, die eine andere Lokalisation und Entstehungsgeschichte haben. Die bestehende Sprachverwirrung in Bezug auf diese Termini rührt z. T. daher, dass ein Fibromyalgiepatient auch zusätzlich MTrP aufweisen kann.

Der Begriff myofasziales Schmerzsyndrom (myofascial pain syndrome, MPS) wird in zweierlei Bedeutung verwendet: 1. in einer allgemeinen Form, die unabhängig von der Ursache alle schmerzhaften Veränderungen der Weichteile des Bewegungsapparats umfasst, und 2. in einer speziellen Form, die sich nur auf solche myofaszialen Schmerzen bezieht, die durch MTrP verursacht sind. Dieses Kapitel behandelt nur myofasziale Schmerzen im Sinne der zweiten (speziellen) Definition.

Diagnostische Kriterien

Palpation

Der MTrP liegt üblicherweise im Verlauf eines Bündels verspannter Muskelfasern, dem „taut band", das sich in ausgeprägten Fällen wie ein hartes Tau im weichen Muskelgewebe palpieren lässt (Abb. 3.1). Schon durch geringen,

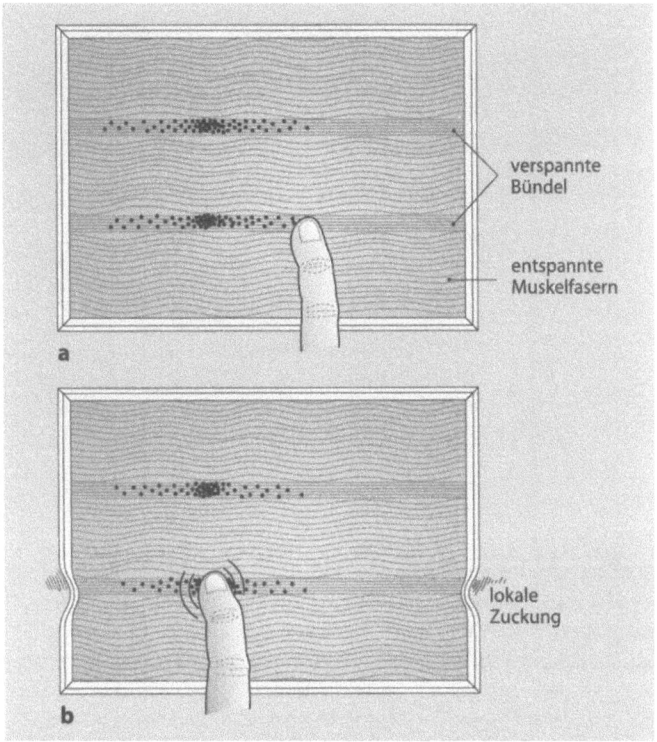

Abb. 3.1. Lokalisation eines MTrP in einem Muskel durch schnappende Palpation. Der Triggerpunkt ist durch die Ansammlung von schwarzen Punkten in dem verspannten Bündel von Muskelfasern (taut band) markiert. **a** Die Palpation des Taut band führt typischerweise zu dem Eindruck eines Taues, das in einem normal weichen Muskelgewebe ausgespannt ist. **b** Mäßiger Druck auf den MTrP löst Schmerzen aus. Die schnappende Palpation des Taut band im Bereich des MTrP kann eine lokale Zuckung auslösen, die auf das Taut band beschränkt ist (nach Travell u. Simons 2002).

unter normalen Umständen schmerzlosen Druck auf den MTrP werden Schmerzen ausgelöst. Es besteht demnach eine Allodynie (Schmerzauslösung durch einen nicht schmerzhaften Reiz) im Bereich des MTrP.

Reproduktion der subjektiven Schmerzen

Die Druckschmerzhaftigkeit des MTrP kan als diagnostisches Kriterium verwendet werden, wenn die durch den schwachen Druck ausgelösten Schmerzen diejenigen Schmerzen reproduzieren, die der Patient in Ruhe und bei Bewegung empfindet. Hierbei sind Intensität, Lokalisation und besonders das Übertragungsmuster der Schmerzen zu beachten. Schmerzübertragung bedeutet, dass durch Druck auf den MTrP Schmerzen nicht nur lokal am Ort des MTrP ausgelöst werden, sondern auch in benachbar-

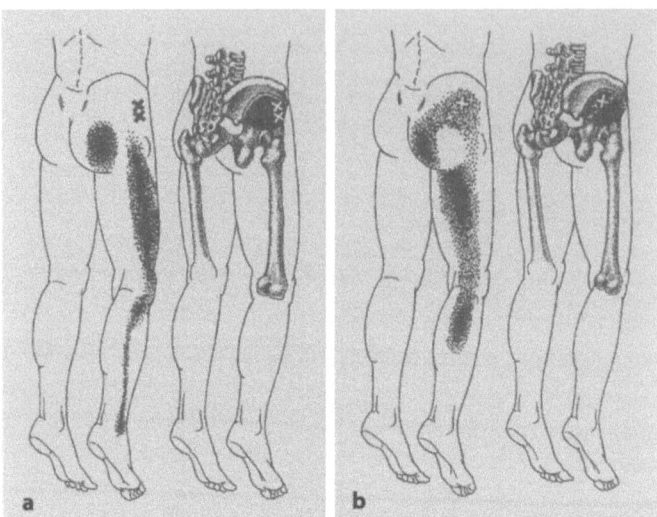

Abb. 3.2. Übertragungsmuster der Schmerzen von Triggerpunkten (TrP). **a** TrP (X) mit Lokalisation im ventralen M. glutaeus minimus auf der rechten Seite. Die Stellen, an denen die Schmerzen vom Patienten empfunden werden, sind gerastert dargestellt. **b** TrP (X) mit Lokalisation im dorsalen M. glutaeus minimus rechts. Das Übertragungsgebiet der Schmerzen ist wie in **a** hervorgehoben. Das große X markiert die häufigste Lokalisation von TrP im dorsalen M. glutaeus minimus. Das am weitesten ventral gelegene kleine X liegt am Übergang vom ventralen zum dorsalen Teil des Muskels (aus Travell u. Simons 2000).

ten Muskeln, Sehnen oder Gelenken. Die Übertragung von Muskelschmerz ist eigentlich eine Fehllokalisation der Schmerzquelle durch den Patienten, die dazu führt, dass die Schmerzen an einem Ort empfunden werden, der u. U. von dem Triggerpunkt weit entfernt ist. Bei der diagnostischen Lokalisation eines MTrP darf man sich daher nicht allein auf die Angaben des Patienten verlassen, sondern muss als Therapeut gezielt palpatorisch den Ort des Triggerpunkts suchen. Eine Hilfe für das Aufsuchen von MTrP sind die publizierten Übertragungsmuster der Schmerzen, die für viele Muskeln recht typisch sind (Travell u. Simons 2000, 2002), d. h. man kann bis zu einem gewissen Grad aus der subjektiven Schmerzlokalisation des Patienten auf den wahrscheinlichen Ort des Triggerpunkts rückschließen.

Abb. 3.2 zeigt typische Übertragungsmuster für die Schmerzen, die durch Triggerpunkte im M. glutaeus minimus ausgelöst werden. Die Muster geben die Gebiete an, in denen der Patient spontan, bei Bewegungen oder bei der diagnostischen Palpation der Triggerpunkte die Schmerzen empfindet. Zu beachten ist, dass besonders das Übertragungsmuster der Schmerzen von Triggerpunkten im posterioren Teil des Muskels den Beschwerden der lumbalen Radikulopathie ähnelt, wie sie durch einen Diskusprolaps bei L4-L5 hervorgerufen werden. Die Differenzialdiagnose ist

Tabelle 3.1. Häufige Überweisungsdiagnosen von Patienten, deren Symptome eigentlich durch nicht erkannte Triggerpunkte verursacht waren

Ursprüngliche Diagnose	Wahrscheinliche Lokalisation der Triggerpunkte
Angina pectoris (atypische)	M. pectoralis major
Appendizitis	kaudaler M. rectus abdominis
Atypische Gesichtsneuralgie	M. masseter
	M. temporalis
	M. sternocleidomastoideus, caput sternale
	M. trapezius, kranialer Teil
Atypische Migräne	M. sternocleidomastoideus
	M. temporalis
	Nackenmuskeln
Rückenschmerzen, thorakal	kranialer M. rectus abdominis
	thorakale paraspinale Muskeln
Rückenschmerzen, lumbosakral	kaudaler M. rectus abdominis
	thorakolumbale paraspinale Muskeln
Tendinitis des M. biceps humeri	M. biceps humeri, caput longum
Chronischer Bauchdeckenschmerz	abdominale Muskeln
Dysmenorrhö	kaudaler M. rectus abdominis
Ohrenschmerzen unklarer Ursache	tiefer M. masseter
Epikondylitis	Handgelenkstrecker
	M. supinator
	M. triceps brachii
Periarthritis humeroscapularis	M. subscapularis
Myofazialer Schmerz und Dysfunktion	Kaumuskeln
Okkzipitaler Kopfschmerz	Nackenmuskeln
Postherpetische Neuralgie	M. serratus anterior
	Interkostalmuskeln
Radikulopathie, C6	M. pectoralis minor
	Mm. scaleni
Skapulokostales Syndrom	Mm. scaleni
	mittlerer M. trapezius
	M. levator scapulae
Subakromiale Bursitis	mittlerer M. deltoideus
Temporomandibuläre Gelenkstörung	M. masseter
	M. pterygoideus lateralis
	Fingerextensoren
	M. supinator
Spannungskopfschmerz	M. sternocleidomastoideus
	Kausmuskeln
	Nackenmuskeln
	kranialer M. trapezius

Tabelle 3.1. (Fortsetzung)

Ursprüngliche Diagnose	Wahrscheinliche Lokalisation der Triggerpunkte
Skalenussyndrom	Mm. scaleni
	Mm. pectorales
	M. latissimus dorsi
Tietze-Syndrom	Enthesiopathie des M. pectoralis major
	Mm. intercostales interni

einfach, wenn Druck auf die Triggerpunkte im M. glutaeus minimus das gezeigte Schmerzmuster erzeugt.

Muskelschmerz wird typischerweise nicht in die Haut, sondern in andere tiefe somatische Gewebe (Muskeln, Faszien, Sehnen, Gelenke) übertragen. Der Übertragung der Schmerzen liegt wahrscheinlich eine Umschaltung in den Synapsen des Rückenmarks zugrunde, die durch den Impulseinstrom von den muskulären Nozizeptoren im Bereich des MTrP ausgelöst wird (Mense 1999). In den Körperregionen, in denen der übertragene Schmerz empfunden wird, ist das Gewebe nicht pathologisch verändert, und die Nozizeptoren sind nicht erregt. Die Schmerzübertragung ist ein zentralnervöses Phänomen.

Die Diagnose von Triggerpunkten kann nicht nur wegen der Schmerzübertragung Probleme bereiten, sondern auch wegen der Ähnlichkeit der TrP-Schmerzen mit Beschwerden ganz anderer Genese. Da die Existenz von Triggerpunkten in der medizinischen Fachwelt noch nicht generell akzeptiert ist und viele Ärzte keine Erfahrung mit der Palpation von Triggerpunkten besitzen, wird oft nicht an die Diagnose „myofasziales Schmerzsyndrom" gedacht. Die Patienten erhalten dann ganz andere Diagnosen, die natürlich zu erfolglosen Fehlbehandlungen führen (Tabelle 3.1). Die Selbstheilungstendenz der Triggerpunkte ist generell schlecht; daher kann sich die Fehlbehandlung wegen persistierender (TrP-)Schmerzen über lange Zeit hinziehen.

Lokale Zuckungsreaktion

Bei forcierter Palpation, bei der man den MTrP durch seitlichen Druck quer zum Taut band unter dem palpierenden Finger wegrutschen lässt (sog. schnappende Palpation) kann neben Schmerzen eine objektiv wahrnehmbare Zuckung in dem Taut band auftreten, in dem sich der MTrP befindet. Die Ursache dieser Zuckungsreaktion ist noch nicht bekannt, für die Auslösung scheint ein spinaler Reflexbogen von Bedeutung zu sein. Die Auslösung dieser Zuckung ist oft relativ schwierig (z.B. bei tiefliegenden MTrP) und nicht bei allen Patienten zu erreichen. Der diagnostische Wert dieses Symptoms ist geringer als der der anderen Kriterien.

Lokalisation

Allgemein gilt, dass die MTrP in der Endplattenzone eines Muskels lokalisiert sind, d.h. in dem Bereich eines Muskels, in dem sich die neuromuskulären Endplatten befinden. Die Lage dieser Zone variiert stark mit der Form des Muskels; in spindelförmigen Muskeln befindet sie sich etwa in Höhe des Muskelbauchs in der Mitte zwischen Ursprung und Ansatz des Muskels. Damit unterscheidet sich die Lage der MTrP deutlich von der der Tender points, die typischerweise am Muskel-Sehnen-Übergang liegen.

Eine der Prädilektionsstellen der MTrP ist der kraniale M. trapezius. Besonders bei Frauen ist dieser Muskel oft chronisch überlastet, da er ständig den Kopf auf der Halswirbelsäule balancieren muss und der physiologische Querschnitt des Muskels bei Frauen deutlich kleiner als bei Männern ist. Hinzu kommt, dass durch ständiges unbewusstes Hochziehen der Schultern – z.B. wegen erlernter Fehlhaltung oder ergonomisch ungünstig gestaltetem Arbeitsplatz – die Überlastung des Muskels noch gesteigert wird. Durch MTrP bedingte Schmerzen im M. trapezius werden oft in den Kopf übertragen und können dann als Kopfschmerzen fehldiagnostiziert und fehltherapiert werden. Zu beachten ist, dass die Schmerzübertragung sich nicht an segmentale Grenzen oder Innvervationsgrenzen von peripheren Nerven hält. Die Kopfschmerzen, die bei Vorliegen von MTrP im M. sternocleidomastoideus ihr Maximum retrobulbär oder in der Stirnregion haben, werden demnach im Versorgungsgebiet des N. trigeminus (des 5. Hirnnervs) empfunden; die verantwortlichen MTrP liegen aber in einem Muskel, der vom N. accessorius (dem 11. Hirnnerv) innerviert wird.

Subjektive Symptomatik

Für den Patienten steht der Ruhe- und Bewegungsschmerz im Vordergrund, der häufig als übertragener Schmerz auftritt. Neben Bewegungsschmerzen geben die Patienten oft eine Einschränkung der Beweglichkeit in den Gelenken an, die von dem Muskel bewegt werden, der einen MTrP enthält.

Objektive Belege für die Existenz von Triggerpunkten

Für die Akzeptanz der Triggerpunkte in der medizinischen Fachwelt war und ist es ein Problem, dass keine objektiven Kriterien vorhanden sind, die die Existenz von MTrP belegen. Als Therapeut ist man bei der Identifizierung von MTrP auf seine eigenen Palpationsfähigkeiten und die Angaben des Patienten angewiesen. Die übliche Labordiagnostik weist Normalwerte auf, und auch das Oberflächen-EMG über dem MTrP ist unauffällig, d.h., beim völlig entspannten Muskel fehlt jede EMG-Aktivität über dem Triggerpunkt.

In den letzten Jahren sind einige objektive Merkmale identifiziert worden, die die Existenz von MTrP belegen.

Sauerstoffdruckmessungen

Intramuskuläre pO_2-Messungen bei Patienten haben gezeigt, dass im Zentrum einer palpablen Myogelose ein starker Sauerstoffmangel besteht. Diese Messungen wurden mit nadelförmigen Sauerstoffmikrosensoren durchgeführt, die durch das intakte Muskelgewebe in Richtung auf die Myogelose vorgeschoben wurden (Brückle et al. 1990). Dabei ergab sich bei Annäherung an den palpablen Rand der Moygelose eine Hyperoxie, die im Zentrum der Myogelose in eine extreme Hypoxie mit Sauerstoffpartialdrücken von wenigen mmHg überging (Abb. 3.3). Zu beachten ist bei diesen Befunden, dass Messungen mit gröberer räumlicher Auflösung (z.B. Messungen von der Muskeloberfläche aus) die Region der Hyperoxie und der Hypoxie zusammen erfassen. Das Ergebnis kann dann in der Summe Normalwerte aufweisen. Diese Überlegung kann einige der publizierten Diskrepanzen in Bezug auf die pO_2-Werte im Bereich eines MTrP erklären.

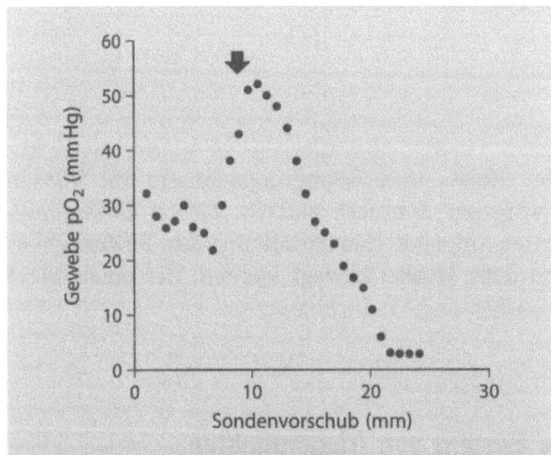

Abb. 3.3. Messung des Sauerstoffpartialdrucks in einer Myogelose mit einem nadelförmigen Sensor, der durch normales Muskelgewebe auf den MTrP vorgeschoben wird. Der Pfeil gibt den palpablen Rand der Myogelose an. Bei Vorschubwerten unter 10 mm befindet sich die Sonde im gesunden Muskelgewebe, hier ist der mittlere Sauerstoffpartialdruck normal. In der Nähe der Myogelose liegt eine Hyperoxie vor, im Zentrum der Myogelose dagegen eine Hypoxie bis fast zur Anoxie (aus Brückle et al. 1990). Es ist zu beachten, dass um den Bereich der Hypoxie eine Hyperoxie besteht, sodass der über die gesamte Messstrecke gemittelte pO_2-Wert normal sein kann.

Biopsiestudien

Die bisher vorliegenden Biopsiestudien haben im Zentrum des palpablen MTrP sog. Kontraktionsknoten nachgewiesen. Bei diesen Knoten handelt es sich um lokale Kontrakturen, die nur den Teil der Muskelfaser erfassen, der direkt unter der Endplatte liegt, während der restliche Teil derselben Muskelfaser passiv gedehnt ist (Simons u. Stolov 1976). Es ist eine Kontraktur im physiologischen Sinn, d.h., die Aktin- und Myosinfilamente gleiten ineinander, ohne dass die neuromuskuläre Endplatte elektrisch aktiv ist. Eine solche Kontraktur in einem Teil einer Muskelfaser kann sich nur dann ausbilden, wenn kein Aktionspotenzial über die Faser läuft, denn das Aktionspotenzial würde – wie bei der normalen Kontraktion – die ganze Muskelfaser zur Kontraktion bringen.

Kontraktionsknoten dieser Art wurden auch in Biopsiematerial von Leichen vor Eintritt der Totenstarre beschrieben (Reitinger et al. 1996). Dieser Befund zeigt, dass der Kontraktionsknoten ein lokaler pathologischer Zustand ist, der nicht von neuronaler Aktivität im motorischen System abhängig ist.

Solche Kontraktionsknoten sind früher wiederholt bemerkt worden, wurden in ihrer Bedeutung jedoch nicht erkannt. Im Jahr 1951 berichteten

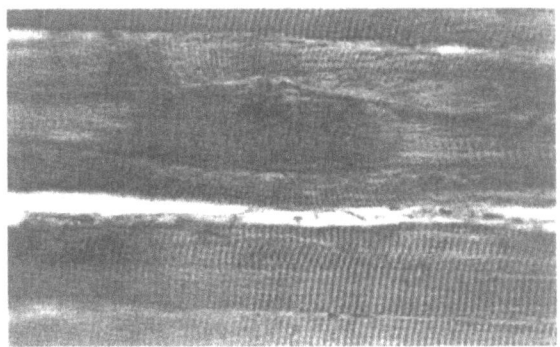

Abb. 3.4. Longitudinalschnitt durch einen Kontraktionsknoten aus der Muskulatur eines Hundes (Biopsie aus dem M. gracilis). Der Ort der Biopsie war eine schmerzempfindliche Stelle in einem verspannten Muskelfaserbündel und erfüllte damit zwei wesentliche Kriterien für einen MTrP. Der Abstand der dunklen A-Banden der Querstreifung (der der Länge der Sarkomere entspricht) zeigt eine deutliche Kontraktur von etwa 1000 Sarkomeren in dem Kontraktionsknoten. Die Sarkomere auf jeder Seite des Knotens sind gedehnt; sie weisen im Vergleich zu den normal langen Sarkomeren in den Muskelfasern, die am unteren Rand der Abbildung verlaufen, vergrößerte Abstände der A-Banden auf. In der Gegend des Knotens ist der Durchmesser der Muskelfaser deutlich vergrößert und zu beiden Seiten davon abnormal verkleinert. Die Ungleichmäßigkeit am oberen Rand des Sarkolemms im Zentrum des Kontraktionsknotens könnte durch eine Endplatte verursacht sein. Die radiäre Ausrichtung der Sarkomere in angrenzenden Muskelfasern neben dem Kontraktionsknoten weist auf Scherkräfte in diesen Fasern hin, die bei der Ausbreitung der Dysfunktion auf benachbarte Muskelfasern eine Rolle spielen könnten (aus Simons u. Stolov 1976).

Glogowski und Wallraff von zahlreichen „knotenförmig gequollenen Muskelfasern", die sie bei der Biopsie von Muskelhärten (Myogelosen) gefunden hatten.

Simons und Stolov identifizierten 1976 unter Verwendung von MTrP-Kriterien bei wachen Hunden schmerzempfindliche Stellen in palpablen Muskelsträngen der Beinmuskulatur. Nach Anästhesie des Hundes wurden dieselben Stellen durch Palpation aufgesucht und biopsiert. In Querschnitten fanden sich einzelne oder in Gruppen angeordnete dunkel angefärbte, dicke (vergrößerte) runde Muskelfasern. In Längsschnitten zeigten die entsprechenden Bereiche eine Anzahl Kontraktionsknoten. Diese Knoten erschienen häufig als ein Segment von extrem kontrahierten Sarkomeren mit einer entsprechenden Schwellung dieses Segments der Muskelfaser, wie in Abb. 3.4. dargestellt. Es muss betont werden, dass es bisher noch keine systematischen Biopsieuntersuchungen an einer größeren Zahl von Patienten gibt, sodass die beschriebenen Befunde als vorläufig anzusehen sind.

Spontane elektrische Aktivität

Wie bereits erwähnt, ist das Oberflächen-EMG über einem MTrP stumm. Wenn jedoch Nadel-EMG-Elektroden in direkten Kontakt mit einem Triggerpunkt gebracht werden, kann man im Zentrum des MTrP eine eigenartige Form von elektrischen Entladungen nachweisen (Abb. 3.5). Die Entladungen machen sich primär in einer verbreiteten Basislinie der Nadel-EMG-Registrierung bemerkbar; bei größerer Verstärkung und höheren Zeitauflösung wurde erkennbar, dass es sich um ein hochfrequentes biologisches Signal geringer Amplitude handelt. Zunächst wurde angenommen, dass das elektrische Signal dem Endplattenrauschen der EMG-Literatur entspricht oder dass es seinen Ursprung in den Aktionsprotenzialen der intrafusalen Muskelfasern von Muskelspindeln hat (Hubbard u. Berkoff 1993). Inzwischen favorisieren viele Autoren jedoch die Hypothese, dass das Signal aus Miniatur-Endplattenpotenzialen besteht, die in außergewöhnlich hoher Frequenz und Amplitude im Zentrum des MTrP auftreten (z. B. Simons et al. 1995). Miniatur-Endplattenpotenziale entstehen auch im normalen Muskel dadurch, dass aus dem präsynaptischen Teil der neuromuskulären Endplatte (der Endverzweigung des α-Motoneurons) ständig einzelne „Pakete" von Acetylcholin (ACh) in den synaptischen Spalt freigesetzt werden. Die so freigesetzten geringen Mengen an ACh lösen postsynaptisch (in der Membran der Muskelzelle) nur ein schwaches Miniatur-Endplattenpotenzial aus, das den kontraktilen Zustand der Muskelzelle nicht beeinflusst. Das hochfrequente Signal am Ort eines MTrP könnte aus einer Vielzahl solcher Miniatur-Endplattenpotenziale bestehen.

Eine alternative Hypothese für die Entstehung der spontanen elektrischen Aktivität wäre, dass durch eine Muskelläsion (meist Überlastung) die Membran der Muskelzelle außerhalb der Endplatte verletzt und durch die fließenden Leckströme das Membranpotenzial instabil wird (oszilliert),

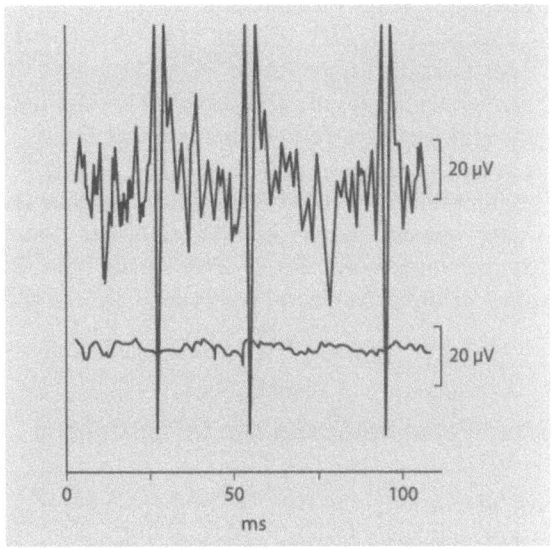

Abb. 3.5. Registrierung der sog. spontanen elektrischen Aktivität mit Nadel-EMG-Elektroden in einem MTrP des Kaninchenmuskels. Obere Registrierung: Nadelelektrode im Triggerpunkt. Der MTrP wurde bei dem anästhesierten Tier über die lokale Zuckungsreaktion identifiziert. Die Registrierung zeigt zwischen einigen großen Aktionspotenzialen die spontane elektrische Aktivität in Form eines hochfrequenten Signals geringer Amplitude. Untere Registrierung: Nadelelektrode in einer benachbarten Muskelfaser, die keinen MTrP enthielt. Hier ist bei identischer Verstärkung nur die normale Basislinie der Registrierung zu erkennen (aus Simons et al. 1995).

was sich in Form der spontanen elektrischen Aktivität äußern könnte. Genauere Untersuchungen zu diesen Hypothesen fehlen jedoch.

Die verspannten Muskelfaserbündel (taut bands) von MTrP werden wahrscheinlich durch die erhöhte Spannung in den Muskelfasern hervorgerufen, die einen Kontraktionsknoten enthalten. Hierbei wirken die Spannungserhöhung infolge maximaler Sarkomerverkürzung im Kontraktionsknoten und die erhöhte Spannung in den gedehnten Sarkomeren außerhalb des Kontraktionsknotens zusammen.

Abb. 3.4 zeigt anhand der verringerten Abstände zwischen den dunklen A-Banden deutlich die abnormal verkürzten Sarkomere im Bereich des Kontraktionsknotens (in der Mitte der Abbildung) und die gedehnten Sarkomere derselben Muskelfasern außerhalb des Knotens. Diese abnormalen Längen der gedehnten Sarkomere sind an dem größeren Abstand der A-Banden zu erkennen; der Abstand ist deutlich größer als der in den normalen Muskelfasern, die durch den unteren Teil der Abbildung verlaufen. Wenn eine genügend große Anzahl von benachbarten Muskelfasern Kontraktionsknoten enthält, sollte man die erhöhte Spannung der dadurch gedehnten Muskelfasern als verspanntes Muskelfaserbündel in Längsrichtung des Muskels tasten können. Dies ist dann der Fall, wenn die Muskelfasern annähernd parallel zueinander verlaufen und der Muskel keine sehnigen Intersektionen besitzt, was auf viele Muskel zutrifft.

Der tastbare Knoten einer Myogelose oder eines MTrP kann nicht durch einen einzelnen Kontraktionsknoten erklärt werden, da er nur eine Muskelfaser enthält, die selbst im Bereich der Kontraktur einen Durchmesser von nicht mehr als etwa 100 μm hat. Der palpable MTrP kann aber durch eine Ansammlung von vielen Kontraktionsknoten in benachbarten Muskelfasern erklärt werden. Hinzu kommt, dass das Gebiet dieser Ansammlung von Kontraktionsknoten durch Freisetzung von Bradykinin und Substanz P wahrscheinlich ödematös verquollen ist, was die Palpierbarkeit erleichtert.

Endplattenhypothese der TrP-Entstehung

Die Mechanismen der Entstehung eines MTrP sind immer noch nicht in allen Einzelheiten bekannt. Von Simons ist 1996 die Hypothese der funktionsgestörten Endplatte (sog. integrierte Hypothese) als Erklärung für das Auftreten von MTrP formuliert worden. Die Hypothese besteht aus folgenden Annahmen (Abb. 3.6). 1. Die auslösende Ursache für die Entstehung eines MTrP ist eine Läsion des Muskelgewebes in Form einer Überlastung oder Zerrung. 2. Die muskuläre Schädigung bewirkt eine Störung der Funktion der neuromuskulären Endplatte, wobei die Funktionsstörung zu einer exzessiven Freisetzung von ACh in den synaptischen Spalt der neuromuskulären Endplatte führt. 3. Das im Überschuss freigesetzte ACh löst postsynaptisch hochfrequente Miniatur-Endplattenpotenziale aus, die wie eine Dauerdepolarisation wirken. Die Endplattenpotenziale können als spontane elektrische Aktivität mit Nadel-EMG-Elektroden registriert werden. 4. Die Depolarisation setzt aus den intrazellulären Ca^{2+}-Speichern der Muskelzelle (dem sarkoplasmatischen Retikulum) ständig Ca^{2+} frei, das die Aktin- und Myosinfilamente unterhalb der Endplatte zu einer Dauerkontraktur bringt. 5. Da die Depolarisation unterschwellig bleibt, wird kein Aktionspotenzial ausgelöst und die Kontraktur (der Kontraktionsknoten) bleibt auf das Gebiet unterhalb der Endplatte beschränkt. Im Oberflächen-EMG des betreffenden Muskels kann der MTrP nicht wahrgenommen werden, weil kein Aktionspotenzial über die Muskelfaser läuft. 6. Die restlichen Anteile der Muskelfaser werden passiv gedehnt; die Gesamtheit der gedehnten Muskelfaseranteile bildet das palpable Bündel verspannter Muskelfasern (taut band). 7. Der Kontraktionsknoten komprimiert die Kapillaren der Umgebung und erzeugt so eine lokale Ischämie. 8. Die ständige Aktivierung der Aktin- und Myosinfilamente verbraucht Energie; zusammen mit der Ischämie bewirkt der erhöhte Energieverbrauch eine lokale Hypoxie. Die Situation im Bereich des Triggerpunkts ist demnach gekennzeichnet durch Energiemangel (bedingt durch Ischämie), kombiniert mit erhöhtem Energieverbrauch (bedingt durch ständige Aktivierung des Aktin-Myosin-Apparats). Beide Faktoren zusammen führen zu einer lokalen Energiekrise.

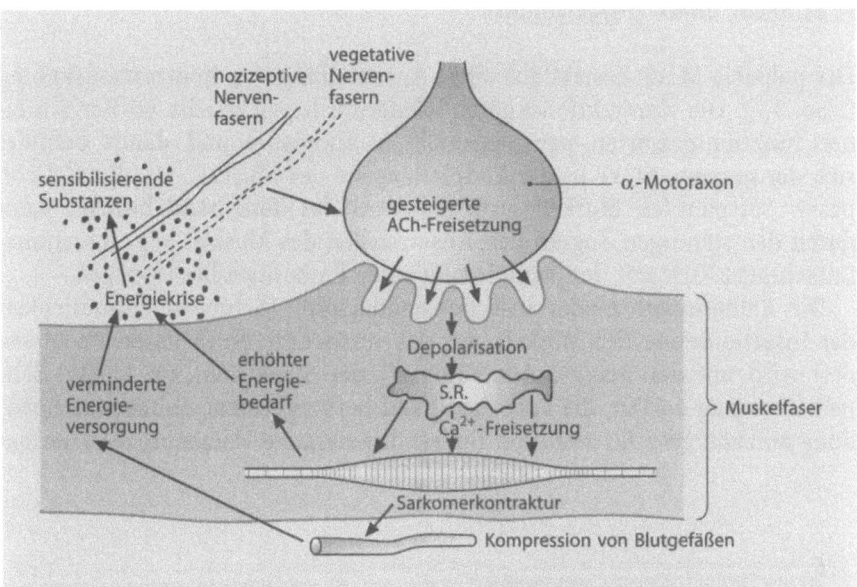

Abb. 3.6. Darstellung der Endplattenhypothese der MTrP-Entstehung, der sog. integrierten Hypothese. Der Vorgang beginnt mit einer mechanischen oder ischämischen Läsion des präsynaptischen Teils der Endplatte (der Endverzweigung des α-Motoaxons). Die Läsion führt zu einer exzessiven Freisetzung von Acetylcholin (ACh). Die resultierende Depolarisation der Muskelzellmembran bewirkt einen Anstieg der Ca^{2+}-Konzentration ausschließlich unter der Endplatte. Das Ca^{2+} löst die Bildung eines Kontraktionsknotens aus, der auf den Bereich der Endplatte beschränkt ist. Der Knoten verbraucht Energie und komprimiert benachbarte Kapillaren; die Folge ist eine lokale Hypoxie, die sensibilisierende Substanzen freisetzt und die Endplatte weiter schädigt (nach Simons).

Tatsächlich ist der Sauerstoffpartialdruck im Bereich des Triggerpunkt so gering, dass höchstwahrscheinlich für die Lösung der Bindung zwischen den Aktin- und Myosinfilamenten keine ausreichende Energie zur Verfügung steht. Insofern liegen im MTrP ähnliche Bedingungen wie bei einer (lokalen) Totstarre vor. Offensichtlich ist der O_2-Mangel aber nicht groß genug, um eine Nekrose der Muskelfasern auszulösen; es handet sich um eine Funktionsstörung bei erhaltener Struktur. 9. Die lokale Ischämie setzt im Gewebe Bradykinin und andere Substanzen frei, die Nozizeptoren sensibilisieren und so die Druckschmerzhaftigkeit des MTrP bedingen. 10. Die Ischämie schädigt die Endplatte weiter und hält zusammen mit den anderen peripetuierenden Faktoren (s. u.) die Dysfunktion aufrecht.

Struktur eines Triggerpunkts

Der palpable MTrP besteht aus einer Ansammlung von Kontraktionsknoten (Abb. 3.7). Die Kontraktionsknoten wiederum liegen jeweils im Bereich einer funktionsgestörten neuromuskulären Endplatte, und damit befindet sich der gesamte MTrP in der Endplattenzone des Muskels. Das Bündel von passiv verspannten Muskelfasern, aus dem das Taut band besteht, kann durch den ständigen Zug an den Ansatzstellen des Muskels sog. Insertions-(attachment-)TrP mit den Symptomen einer Enthesiopathie erzeugen.

Die Enthesiopathie oder Insertionstendopathie (Schmerzempfindlichkeit der Insertionszone des Muskels, wo das verspannte Muskelfaserbündel endet) wird mit der mangelnden Fähigkeit der Strukturen am Muskel-Sehnen-Übergang erklärt, die vom Taut band hervorgerufene anhaltende Spannung aufzufangen. Als Reaktion finden degenerative Umbauprozesse im be-

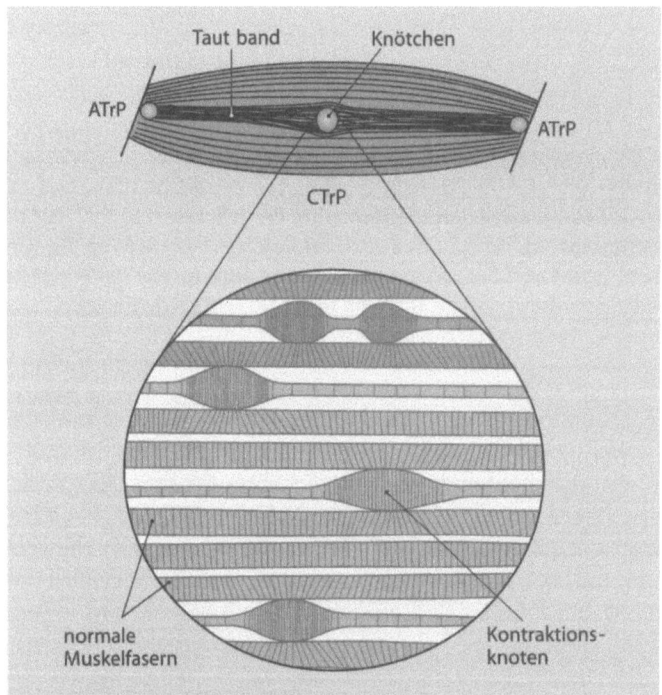

Abb. 3.7. Struktur eines Triggerpunkts. Der typische MTrP liegt als zentraler Triggerpunkt (CTrP) in der Endplattenzone des Muskels, etwa in der Mitte der Muskelfasern. Ein einzelner als Knoten palpabler MTrP besteht meist aus mehreren Kontraktionsknoten, wobei jeder Knoten die Muskelfaseranteile außerhalb des Knotens passiv dehnt. Die Dehnung ist durch den größeren Abstand der Querstreifung angedeutet. Die Gesamtheit der gedehnten Muskelfaseranteile bildet das Taut band, das am Ansatz des Muskels schmerzhafte Veränderungen erzeugen kann (sog. Ansatz-TrP-ATrP; nach Simons).

troffenen Gewebe statt, die wahrscheinlich wiederum Substanzen freisetzen, die lokale Nozizeptoren sensibilisieren.

Wiederholte Tiefenmassage von Kontraktionsknoten verursacht vorübergehende Episoden von Myoglobinurie, die bei einer ähnlichen Massage normaler Muskeln nicht auftreten (Danneskiold-Samsoe et al. 1986). Intensität der Myoglobinausscheidung, Grad der Schmerzhaftigkeit und Festigkeit des Knotens nehmen bei wiederholten Behandlungen ab. Eine mögliche Erklärung wäre die, dass das Sarkoplasma der Kontraktionsknoten gegenüber mechanischen Traumen verletzlicher in Bezug auf eine Ruptur ist als normale Muskelfasern. Der vom Therapeuten ausgeübte Druck und die dadurch bewirkte Zellruptur könnten zu einer Freisetzung von Myoglobin führen und die beteiligte neuromuskuläre Endplatte strukturell zerstören. Damit wäre die Kontraktur in effektiver Weise beendet und die begleitende Energiekrise beseitigt.

Zwei Beobachtungen lassen die Entwicklung histopathologischer Komplikationen vermuten, durch die eine Therapie erschwert werden könnte. Abb. 3.4 zeigt, dass in Muskelfasern, die einem Kontraktionsknoten benachbart sind, deutliche Verlagerungen der Querstreifung bestehen. Die A-Banden scheinen radiär auf den Kontraktionsknoten zuzulaufen. Dies könnte unnatürliche Scherkräfte zwischen den Muskelfasern hervorrufen, die das Sarkolemm der angrenzenden Muskelfasern chronisch belasten. Ist die Membran erst einmal so weit geschädigt, dass sie für die relativ hohe Calciumkonzentration des Extrazellulärraums durchlässig wird, so kann das Calcium massive Kontrakturen auch außerhalb der Endplatten bewirken, die die Scherkräfte verstärken. Der Mechanismus könnte die „keulenförmig gequollenen Muskelfasern" erklären, die Glogowski u. Wallraff (1951) beschrieben haben und die wie elongierte Formen eines Kontraktionsknotens aussehen. Falls diese Vorgänge tatsächlich so ablaufen, können sie überall entlang einer Muskelfaser auftreten, wo diese durch eine angrenzende Kontraktur vorgeschädigt ist.

Lokale perpetuierende Mechanismen

Eine Muskelläsion im Sinne einer Überlastung oder Zerrung führt nicht nur direkt zu einer Schädigung der neuromuskulären Endplatte, sondern auch zu lokalen Änderungen der Blutzirkulation, die in Form eines Circulus vitiosus lange bestehen bleiben können und indirekt zur Schädigung der Endplatte beitragen. Ein zentraler Faktor für die lokalen Durchblutungsänderungen ist die Freisetzung von vasoneuroaktiven Substanzen, die eine Wirkung sowohl auf Blutgefäße als auch auf Nervenendigungen besitzen. Zu diesen Substanzen gehören z.B. Bradykinin, Serotonin und Histamin. Durch die neuronale Wirkung dieser Substanzen wird eine Sensibilisierung (Überempfindlichkeit) der Nozizeptoren im Bereich des MTrP ausgelöst, über die vasoaktive Wirkung kommt es durch Permeabilitätssteigerung der Kapillaren zu einem lokalen Gewebsödem. Das Ödem bewirkt eine venöse Stauung, die vorwiegend durch Kompression der postkapillären Venolen verursacht wird. Die venöse Stauung zieht eine arterielle Einflussstörung nach sich; damit ergibt sich die lokale Ischämie. Ischämie wiederum setzt aus dem Gewebe vasoneuroaktive Substanzen frei. Auf diese Weise schließt sich ein Circulus vitiosus, der die Rezeptorsensibilisierung und das lokale Ödem aufrechterhält.

Ein Skelettmuskel ist besonders anfällig für Ischämie, denn er besitzt viele energieabhängige Mechanismen. So kann es über die Verminderung des energiereichen Adenosintriphosphats (ATP) zu einer Störung der Calciumpumpe kommen. Die Calciumpumpe wird in jeder Muskelzelle benötigt, um eine Muskelkontraktion zu beenden. Dies geschieht dadurch, dass das Calcium durch die Pumpe in die intrazellulären Calciumspeicher zurücktransportiert wird. Ist die Funktion der Calciumpumpe gestört, bleibt die intrazelluläre Calciumkonzentration erhöht, und die Aktin- und Myosinfilamente versuchen, ständig ineinanderzugleiten. Auf diese Weise wird die Kontraktur im Bereich der Muskelläsion perpetuiert.

Die Mechanismen im Zusammenhang mit der Entstehung von MTrP sind in Teilaspekten gut gesichert; ob jedoch die gesamte Kette von Vorgängen in der beschriebenen Weise in einem Triggerpunkt abläuft, muss derzeit noch offen bleiben.

Einige Überlegungen zur Therapie von myofaszialen Triggerpunkten

Lokaler Druck

Eine starke und über längere Zeit gehaltene lokale Kompression (z. B. mit dem Daumen) des MTrP-Gebiets kann den Triggerpunkt beseitigen. Dieser Therapieansatz erinnert an die sog. Gelotrypsie, die früher zur Behandlung von Myogelosen eingesetzt wurde. Der Wirkmechanismus dieser Therapie besteht wahrscheinlich darin, dass durch den Druck die im MTrP in hoher Konzentration vorliegenden vasoneuroaktiven Substanzen in die Umgebung gepresst werden. Dadurch werden die Sensibilisierung der Nozizeptoren und das lokale Ödem günstig beeinflusst. Die nach der Druckbehandlung auftretende reaktive Hyperämie ist vermutlich ein weiterer Faktor, der die Ischämie im MTrP beseitigen hilft.

Ein Nachteil dieser Therapie besteht darin, dass bei zu starkem Druck Blutgefäße rupturieren können und noch intakte Muskelfasern und Endplatten geschädigt werden. Dadurch können neue Triggerpunkte erzeugt werden.

Dehnung und Kältespray

Eine länger anhaltende passive Dehnung des betroffenen Muskels ist das wirksame Mittel, um MTrP zu beseitigen. Die Dehnung muss möglichst exakt in Längsrichtung der Muskelfasern erfolgen. Dies erfordert die genaue Kenntnis des Verlaufs (Ursprung, Ansatz, Faserrichtung) des betroffenen Muskels. Die entsprechenden Bewegungen, mit denen eine effektive Dehnung erzielt werden kann, sind in den TrP-Handbüchern aufgeführt (Travell u. Simons 2000, 2002). Bei der Dehnungstherapie ist zu beachten, dass die Dehnung immer nur bis zur (reduzierten) Schmerzgrenze durchgeführt wird. Ist die Grenze der schmerzfreien Dehnung erreicht, wird nicht weiter gedehnt, sondern die Dehnung wird an diesem Punkt mehrere Sekunden gehalten. Der Patient atmet dann langsam aus; dieses Manöver erlaubt aus noch unbekannten Gründen meist eine weitere schmerzfreie Dehnung. Am Endpunkt der erreichbaren Dehnung wird der Muskel in dieser Stellung für 1–2 Minuten gehalten, danach muss der Patient das Gelenk mit dem betroffenen Muskel aktiv mehrfach in alle Richtungen bewegen.

Möglicherweise wirkt die Dehnung deswegen günstig auf die bestehende lokale Kontraktur, weil der Überlappungsgrad zwischen den ständig aktivierten Aktin- und Myosinfilamenten verringert wird. Dadurch wird der Energieverbrauch im Zentrum des MTrP gesenkt und folglich einer der Faktoren beseitigt, der die Energiekrise im Triggerpunkt aufrechterhält. Es hat sich bewährt, während der Dehnung die Haut über dem zu dehnenden Muskel mit einem Kältespray zu kühlen. Der genaue Wirkmechanimus dieser Kältebehandlung ist nicht geklärt. Eventuell werden über eine Erregung von Kaltrezeptoren der Haut motorische Reflexe gehemmt, die sonst eine stärkere Dehnung verhindern würden. Messungen haben ergeben, dass die Temperatur im Muskel durch den Kältespray nicht gesenkt wird.

Injektionen

Meist wird ein Lokalanästhetikum in den MTrP injiziert. Dabei wird zunächst nur die Haut durchstochen und dann der Triggerpunkt samt Umgebung mit mehreren fächerförmigen Injektionen infiltriert. Das Lokalanästhetikum darf keine vasokonstriktorischen Zusätze enthalten, da dadurch die Zirkulation im Bereich des MTrP weiter beeinträchtigt würde.

Die Wirkung des Lokalanästhetikums ist dadurch zu erklären, dass die sensibilisierten nozizeptiven Nervenendigungen anästhesiert werden – was die Schmerzen sofort, aber nur vorübergehend beseitigt – und durch die injizierte Flüssigkeit die Konzentration an vasoneurokativen Substanzen im Bereich des MTrP verdünnt wird. Der zweite Aspekt scheint sehr wichtig zu sein, denn auch die Injektion von steriler Kochsalzlösung hat häufig einen ähnlichen Effekt wie die eines Lokalanästhetikums. Natürlich fehlt in diesem Fall die sofortige analgetische Wirkung des Lokalanästhetikums.

Interessanterweise hat sich herausgestellt, dass auch eine sog. trockene Nadelung des Triggerpunkts die Beschwerden für längere Zeit beseitigen kann. Eine mögliche Erklärung für den Erfolg dieser Behandlung liegt darin, dass ein MTrP meist aus wenigen Kontraktionsknoten besteht, die selber (oder die betroffenen Muskelfasern) durch die relativ breite Schneide der eingestochenen Injektionsnadeln durchtrennt werden können. Selbst bei Verwendung von relativ dünnen Nadeln von 0,5 mm Durchmessern werden bei einem mittleren Muskelfaserdurchmesser von ca. 50 µm bei jedem Stich 10 nebeneinander liegende Fasern pro Faserschicht durchtrennt.

Durch die Zerstörung der Muskelfasern wird der Druck des Kontraktionsknotens auf die Kapillaren beseitigt, und der Energieverbrauch im Bereich des Triggerpunkts wird wegen der Inaktivierung des Kontraktionsknotens gesenkt. Auch Akupunkturnadeln werden mit günstigem Effekt für die trockene Nadelung eingesetzt. Inwiefern hierbei neben der unspezifischen Zerstörung der funktionsgestörten Muskelfasern noch andere Mechanismen eine Rolle spielen, muss derzeit offen bleiben.

Zu erwähnen ist abschließend, dass meist mehrere Behandlungen über einige Wochen oder Monate erforderlich sind, um MTrP endgültig zu beseitigen. Der Grund dafür könnte sein, dass es durch den Impulseinstrom aus den Nozizeptoren des Triggerpunkts in das Rückenmark zu spinalen Umschalt- und Umbauprozessen im Rückenmark kommt, die die Schmerzen aufrechterhalten. Derartige Umschaltprozesse sind in neurophysiologischen Tierexperimenten bei länger anhaltenden Muskelläsionen nachgewiesen worden (Hoheisel et al. 1994). Für eine vollständige Beseitigung der Beschwerden müssen sich diese spinalen Prozesse zurückbilden, was Zeit erfordert.

■ **Anmerkung.** Das Kapitel enthält zum Teil Material aus Büchern und Arbeiten, die Prof. Simons (Emory University, Atlanta, USA) publiziert hat, und die vom Verfasser dieses Abschnitts mit Erlaubnis von Prof. Simons übersetzt wurden (z. B. Travell and Simons 1992, Simons et al. 1999). Weitere Daten stammen aus einem Buch, das der Verfasser zusammen mit Prof. Simons geschrieben hat (Mense und Simons 2001).

■ **Literatur**

Brückle W, Suckfüll M, Fleckenstein W, Weiss C, Müller W (1990) Gewebe-pO_2-Messung in der verspannten Rückenmuskulatur [m erector spinae]. Z Rheumatol 49:208–216

Danneskiold-Samsøe B, Christiansen E, Andersen RB (1986) Myofascial pain and the role of myoglobin. Scand J Rheumatol 15:174–178

Dejung B, Ernst-Sandel B (1995) Triggerpunkte im M. glutaeus medius – eine häufige Ursache vom Lumbosakralgie und ischialgiformem Schmerz. Man Med 33:74–78

Glogowski G, Wallraff J (1951) Ein Beitrag zur Klinik und Histologie der Muskelhärten (Myogelosen). Z Orthop 80:237-368
Gowers WR (1904) Lumbago: its lessons and analogues. Brit Med J 1:117-121
Hoheisel U, Koch K, Mense S (1994) Functional reorganization in the rat dorsal horn during an experimental myositis. Pain 59:111-118
Hubbard DR, Berkoff GM (1993) Myofascial trigger points show spontaneous needle EMG activity. Spine 18:1803-1807
Lange F (1925) Die Muskelhärten der Beinmuskeln. Münch Med Wschr 39:1626-1629
Lange M (1931) Die Muskelhärten (Myogelosen). Lehmann, München
Mense S (1999) Neurobiologische Grundlagen von Muskelschmerz. Der Schmerz 13:3-17
Mense S, Simons DG (2001) Muscle Pain. Understanding Its Nature Diagnosis and Treatment. Lippincott, Williams & Wilkins, Baltimore
Reitinger A, Radner H, Tilscher H, Hanna M, Windisch A, Feigl W (1996) Morphologische Untersuchung an Triggerpunkten. Man Med 34:256-262
Simons DG, Stolov WC (1976) Microscopic features and transient contraction of palpable bands in canine muscle. Am J Phys Med 55:65-88
Simons DG (1994) Symptomatologie und klinische Pathophysiologie des myofaszialen Schmerzes. Man Med 32:47-56
Simons DG, Travell JG, Simons LS (1995) Prevalence of spontaneous electrical activity at trigger spots and at control sites in rabbit skeletal muscle. J Musculoskel Pain 3[1]:35-48
Simons DG (1996) Clinical and etiological update of myofascial pain from trigger points. J Musculoskel Pain 4:93-121
Simons DG, Travell JG, Simons LS (1999) Travell and Simons Myofascial Pain and Dysfunction: The Trigger Point Manual, Vol. 1: Upper Half of Body, 2nd ed. Williams & Wilkins, Baltimore
Smythe HA, Moldofsky H (1977) Two contributions to understanding of the „fibrositis" syndrome. Bull Rheum Dis 28:928-931
Travell J, Rinzler S, Herman M (1942) Pain and disability of the shoulder and arm: treatment by intramuscular infiltration with procaine hydrochloride. JAMA 120:417-422
Travell JG, Simons DG (1992) Myofascial pain and dysfunction: The Trigger Point Manual. Vol. 2: The Lower Extremities. Williams & Wilkins, Baltimore
Travell JG, Simons DG (2000) Handbuch der Muskel-Triggerpunkte. Untere Extremität und Becken. Urban und Fischer, München, Jena
Travell JG, Simons DG (2000) Handbuch der Muskel-Triggerpunkte. Obere Extremität, Kopf und Rumpf. Urban und Fischer, München, Jena

4 Fibromyalgiesyndrom und Tender points

■ **Klinik und Biochemie**

S. Mense und I. R. Russell

Überblick

Die Hauptsymptome, die die meisten Fibromyalgiepatienten veranlassen, einen Arzt aufzusuchen, sind ausgedehnte Spontanschmerzen und Druckschmerzhaftigkeit in Muskeln, Faszien und Sehnen. Daneben kommt noch eine Vielzahl anderer Symptome vor, die die Lebensqualität weiter beeinträchtigen (s. u.).

Der Grad der durch das Fibromyalgiesyndrom (FMS) bewirkten Funktionsstörung kann sehr ausgeprägt sein, vergleichbar dem bei rheumatoider Arthritis (RA), wobei FMS im Vergleich zu RA doppelt so häufig ist. Daher sind die Kosten dieses Syndroms für die betroffenen Personen, Versicherer und Regierungen sehr hoch (derzeit mehr als 6 Mrd. $ pro Jahr in den USA).

Zu Beginn des letzten Jahrhunderts wurde von Gowers (1904) der Begriff „Fibrositis" geprägt. Von Smythe (1989) stammt die Einsicht, dass es eine Gruppe von Patienten gab, deren ausgedehnte Schmerzen zusammen mit einer gut reproduzierbaren Druckschmerzhaftigkeit an bestimmten Stellen in den Weichteilen auftraten, die als „tender points" bezeichnet wurden.

Die Senkungsgeschwindigkeit der Erythrozyten bei Fibrositis war üblicherweise normal, und weitere objektive Entzündungszeichen wurden ebenfalls nicht gefunden. Daher ist der Begriff Fibrositis nicht korrekt. Der Name wurde in FMS geändert, aber der neue Begriff verursacht ähnliche Probleme. Es ist z.B. unbekannt, ob Bindegewebe (fibro.....) oder Muskulatur (.....my.....) der Ursprung der subjektiv empfundenen Schmerzen ist.

Vor 1990 gab es verschiedene Kriterien für die Diagnose FMS, aber keines war allgemein akzeptiert. Die vom American College of Rheumatology (ACR) vorgeschlagenen Kriterien (Wolfe et al. 1990; Tab. 4.1) wurden Klassifikationskriterien genannt, um sie klar von diagnostischen Kriterien abzugrenzen. Sie sollten die minimalen Anforderungen darstellen, um Per-

Tabelle 4.1. Kriterien des American College of Rheumatology (ACR) für die Klassifizierung des Fibromyalgiesyndroms (nach Wolfe et al. 1990)

Aus der Anamnese – ausgedehnte muskuloskelettale Schmerzen
Definition: Während der letzten 3 Monate bestanden Schmerzen in vier Körper„quadranten"; sie werden folgendermaßen gezählt: beide Seiten des Körpers, oberhalb und unterhalb der Taille, im Rumpf (z. B. Halswirbelsäule, ventraler Thorax, Brustwirbelsäule, Kreuzgegend). Beteiligung der Schulter und des Gesäßes zählen für beide Körperseiten. „Kreuzgegend" zählt als unteres Körpersegment

Aus der Untersuchung – Schmerzen bei Palpation der Tender points
Definition: Schmerz muss an 11 oder mehr der folgenden 18 (9 bilateralen) Tender points ausgelöst werden (vgl. Abb. 4.2)
Anatomische Lage der Tender points
1,2   Okziput: am Ansatz der subokzipitalen Muskeln
3,4   kaudaler Hals: auf der Ventralseite zwischen den Querfortsätzen C5–C7
5,6   Trapezius: in der Mitte des oberen Randes des Muskels
7,8   Supraspinatus: nahe am Ursprung des Muskels, kranial der Spina scapulae
9,10 zweite Rippe: kraniale Oberfläche, direkt lateral des zweiten kostochondralen Übergangs
11,12 lateraler Epikondylus: M. extensor carpi radialis, 2 cm distal des Epikondylus
13,14 Glutäalregion: im oberen äußeren Quadranten des Gesäßes an der Vordergrenze des Muskels
15,16 Trochanter major: dorsal der Trochantervorwölbung
17,18 Knie: am medialen Fettpropf proximal der Gelenklinie und des Kondylus

sonen in eine Studie aufzunehmen, in der die verschiedenen Aspekte einer definierten Population von Patienten mit Schmerzen untersucht werden. Die Tatsache, dass nun Kliniker diese Kriterien als Leitlinie für die klinische Diagnose benutzen, zeigt den großen Bedarf an solchen Kriterien.

Bei dem Versuch, die Ätiologie des FMS besser zu verstehen entwickelte sich eine Diskussion über zentrale versus periphere Pathogenese. Da überzeugende histologische Belege für eine periphere Histopathologie nicht gefunden wurden, verlagerte sich die Aufmerksamkeit stark auf eine Beteiligung des Zentralnervensystems (ZNS).

Krankheitsbild der Fibromyalgie

Subjektive Symptome

Fibromyalgie ist keine Art von Arthritis, wie manche Patienten vermuten. Der Bewegungsumfang der Gelenke bleibt üblicherweise im ganzen Verlauf von FMS normal, obwohl wegen der erheblichen Beschwerden eine gewisse Einschränkung des aktiven Bewegungsumfangs vorliegen kann. Gelenkschwellung, Entzündung, Ergüsse oder Temperaturanstieg sind bei FMS nicht zu erwarten. Fibromyalgie ist eine Weichteilaffektion, die durch Schmerzen in periartikulären Strukturen (Bändern, Sehnen, Faszien, Schleimbeuteln, Muskeln) charakterisiert ist. Sie unterscheidet sich von arthritischen Krankheiten dadurch, dass synoviale Gelenke nicht direkt beteiligt sind.

Der typische Patient mit FMS ist eine Frau mittleren Alters, die zu ihrem Arzt sagt: „Herr Doktor, mir tut alles weh". Sie sieht müde aus, ein bisschen angespannt oder erregt, aber erscheint nicht chronisch krank. Die Schmerzen werden als anhaltend, diffus, tief, dumpf, klopfend, manchmal stechend oder kombiniert mit Dysästhesien der distalen Extremitäten beschrieben. Patienten mit FMS benutzen oft dramatische Wörter, um ihre Symptome zu beschreiben, was bei manchen Ärzten Zweifel an der Glaubwürdigkeit der Schilderung weckt.

Wenn Patienten auf einem Körperschema die Lokalisation ihrer Schmerzen eintragen, so markieren sie oft bilaterale Körperregionen, die die oberen und unteren Extremitäten, den Nacken, die Brust und das Kreuz einschließen (Abb. 4.1).

Das vorherrschende Symptom des FMS kann jedoch auch andere regionale Schmerzzustände nachahmen, wie z.B. die retrosternalen Schmerzen

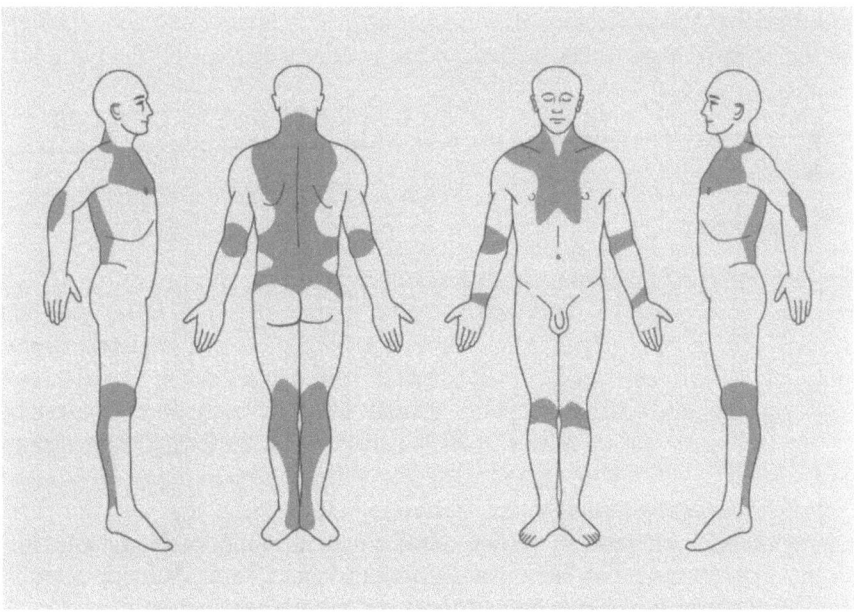

Abb. 4.1. Schmerzmuster bei Fibromyalgiepatienten. Die schattierten Areale wurden von einer FMS-Patientin markiert, um die Lokalisierung der Schmerzen anzugeben. Die ausgedehnten, oft symmetrischen Spontanschmerzen sind typisch für die Schmerzzeichnungen von FMS-Patienten (aus Mense u. Simons 2001).

Tabelle 4.2. Klinische Symptome, die zusammen mit dem Fibromyalgiesyndrom auftreten können [1] (nach Russell 1996)

- Depression, Ängstlichkeit
- Kognitive Defizite, Verlust des Kurzzeitgedächtnisses
- Pulsierende Schmerzen im Okziput wie bei Muskelkontraktionskopfschmerzen
- Benommenheit, Schwindelgefühl, Ohnmacht
- Chronische Schlaflosigkeit, nächtlicher Myoklonus, nächtlicher Bruxismus
- Müdigkeit während des Tages, die der physischen Ermüdung ähnelt
- Anhaltende Morgensteifigkeit wie bei rheumatoider Arthritis
- Brustwandschmerzen, die Angina pectoris ähneln; Schmerzen in der Brust
- Kreuzschmerzen oder ischialgiforme ausstrahlende Schmerzen
- Bursitis, Tendinitis, Myalgien, Arthralgien, Piriformissyndrom
- Taubheitsgefühl, Kribbeln, Dysästhesien in Händen und Füßen
- Reizdarm, Bauchschmerzen, Durchfall, Verstopfung
- Interstitielle Zystitis, Pollakisurie, Harndrang, sterile Dysurie

[1] Diese Symptome können bei einem bestimmten Patienten zu verschiedenen Zeiten in unterschiedlicher Kombination vorkommen, aber kein Symptom ist erforderlich, um eine Person als FMS-Patienten zu klassifizieren.

bei Angina pectoris, die pulsierenden okzipitalen Schmerzen von Muskelkontraktionskopfschmerzen, die mechanisch bedingten lumbalen Schmerzen eines Zwischenwirbelscheibensyndroms oder sogar die in das Bein ausstrahlenden Schmerzen bei Ischialgie.

Weitere häufige Symptome des FMS-Syndroms sind in Tabelle 4.2 zusammengestellt.

Tender points

Bei der Untersuchung kann der typische physikalische Befund durch Druck auf die 18 anatomisch definierten Tender points der Weichteile erhoben werden (Wolfe et al. 1990; Abb. 4.2; Tab. 4.1). Die zu palpierenden anatomischen Strukturen stellen offensichtlich kein einheitliches Gewebe dar, sondern beinhalten Skelettmuskeln, Bänder und Schleimbeutel. Mindestens 11 der 18 Tender points müssen bei Palpation mit 4 kp Druck schmerzhaft sein.

Druckmessgeräte können zur besseren Standardisierung und für Forschungszwecke eingesetzt werden (Dolorimeter). Eine recht genaue klinische Abschätzung des richtigen Palpationsdrucks kann dadurch erreicht werden, dass man mit der Fingerkuppe auf eine Muskelmasse drückt, z.B. den vorderen Oberschenkel, bis der distale Teil des Nagelbetts abblasst.

Die Druckschmerzhaftigkeit der Tender points bei FMS ist offensichtlich in den tiefen Geweben lokalisiert, da eine Lokalanästhesie der Haut keinen Effekt auf die Schmerzen hat, die man mit der Palpation auslöst (Kosek et

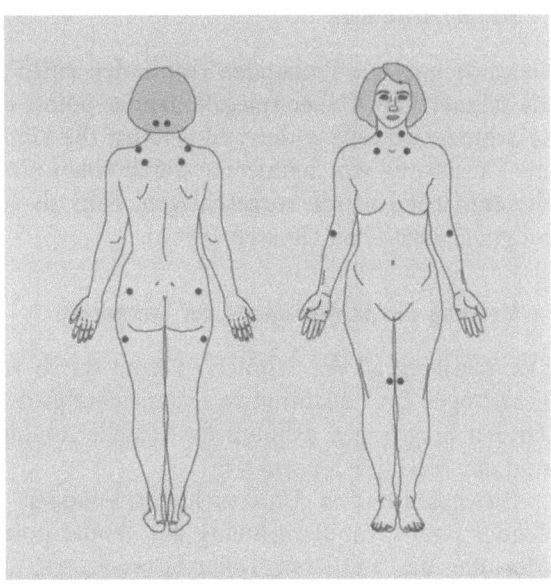

Abb. 4.2. Lokalisation der 18 vom American College of Rheumatology (1990) definierten Tender points (nach Starlanyl u. Copeland 2001).

al. 1995). Trotz dieser besonderen Empfindlichkeit der Tender points gegen den Palpationsdruck gibt es keine überzeugenden Hinweise darauf, dass das schmerzende Gewebe histologisch oder funktionell pathologisch verändert ist (Yunus et al. 1989).

Triggerpunkte

Ein Tender point verursacht wie ein myofaszialer Triggerpunkt (MTrP) bei Druckreizung lokale Schmerzen, aber im Gegensatz zu einem Triggerpunkt keine übertragenen Schmerzphänomene (Kap. 3). Bei FMS-Patienten findet man multiple, oft symmetrische Tender points. Im Gegensatz dazu ist ein MTrP eine regional beschränkte Veränderung, die auch überempfindlich wie ein Tender point sein kann, aber Schmerzen in ein Gebiet überträgt, das üblicherweise distaler lokalisiert ist. FMS-Patienten können zusätzlich zu den Tender points MTrP aufweisen (Granges u. Littlejohn 1993). Mindestens ein MTrP wurde in 68% der FMS-Patienten und in 20% von gesunden Probanden gefunden.

Wenn ein typischer MTrP bei einem FMS-Patienten gefunden wird, sollte die Diagnose myofasziales Schmerzsyndrom gestellt und die beiden Syndrome separat behandelt werden. Die Erfahrung zeigt, dass MTrP im Umfeld eines FMS schwieriger zu behandeln sind als wenn sie allein vorhanden sind (Hong et al. 1995). Die Schmerzen der MTrP werden wahrscheinlich als stärker empfunden, wenn sie zusammen mit FMS auftreten.

Schmerzschwellen

Gesunde normale Probanden empfinden einen Fingerdruck von 4 kp nicht als schmerzhaft. Daher spiegeln Tender points eine unter die Norm gesenkte Schmerzschwelle wider und erfüllen die klinische Definition der Allodynie (Auslösung von Schmerzen durch einen nicht schmerzhaften Reiz). Aus diesem Grund wurde vorgeschlagen, FMS als „chronische, ausgedehnte Allodynie" anzusehen (Russell 1996a).

Messung des Schweregrads der Schmerzen

Der Schweregrad der Schmerzen kann durch von den Patienten ausgefüllte Fragebogen und quantitative Untersuchungsmethoden abgeschätzt werden. Zu den Fragebogen gehören die visuelle Analogskala für Schmerzen (VAS) und der McGill-Schmerzscore.

Die quantitativen Untersuchungsmethoden umfassen die Zählung der Tender points, die Berechnung des Tender-point-Index (TPI, s.u.) und die Messung des mittleren Dolorimeter-Scores, der nun mittlere Schmerzschwelle genannt wird (average pain threshold, APT). Die Bestimmung der APT erfordert ein Dolorimeter.

Der Tender-point-Index wird für jede mit Druckreizen getestete Körperstelle nach einer Empfindlichkeitsskala berechnet (Tab. 4.3). Die Summe der Werte der Empfindlichkeitsskala an allen 18 Stellen ist der TPI.

Tabelle 4.3. Klinische Feststellung des Schweregrads der Druckempfindlichkeit – Bestimmung des Tender-point-Index (nach Russell et al. 1991)

- Drücken Sie auf jede Tender-point-Stelle mit einer Kraft von 4 kp
- Verwerten Sie als Reaktion die Körpersprache, besonders die Mimik des Patienten
- Verwenden Sie folgende Skala, um jede Reaktion zu quantifizieren:
  - nicht schmerzhaft = 0
  - schmerzhaft ohne physische Reaktion = 1
  - schmerzhaft mit Schmerzäußerung oder Ausweichen = 2
  - schmerzhaft mit übertriebenem Zurückzucken = 3
  - Palpation nicht möglich, da Stelle zu schmerzhaft = 4
- Zählen Sie die Werte für alle 18 Stellen zusammen
- Die Summe ist der Tender-point-Index (TPI)
- Für gesunde Kontrollpersonen ist der erwartete Bereich 0–5
- Bei Fibromyalgie ist der erwartete Bereich 11–72

Wissenschaftliche Untersuchung des FMS:
Ein typischer Wert für den TPI bei einer klinischen FMS-Studie ist 25,7 ± 9,7 (Mittelwert ± Standardabweichung)

Komorbiditäten

Die Häufigkeit der Depression ist bei FMS erhöht (30–40%), wenn man sie mit der einer normalen Kontrollpopulation (ca. 10%) oder mit Personen vergleicht, die wegen einer anderen Krankheit hospitalisiert wurden (ca. 20%), aber sie unterscheidet sich nicht signifikant von der Depressionshäufigkeit bei Patienten mit rheumatoider Arthritis (Ahles et al. 1991). Wie bei rheumatoider Arthritis ist die Depression bei FMS aller Erfahrung nach wohl eher die Folge der Schmerzen und Funktionseinschränkung als ihre Ursache.

Personen mit FMS berichten oft über Taubheit oder Kribbeln in ihren Händen oder Lippen und über ein Schwellungsgefühl in der Hand oder den Fingern. Symptome, die dem Colon irritabile ähneln, werden bei ca. 40% der FMS-Patienten beobachtet (Yunus et al. 1981). Die Patienten klagen oft über eine störende Verstopfung, die von schmerzhaften Krämpfen und Durchfall unterbrochen wird. Klinisch besteht oft eine Druckschmerzhaftigkeit im oberen linken Quadranten des Abdomens oder seiner ganzen linken Seite.

Sekundäre Fibromyalgie

Bei fast einem Drittel der Patienten mit rheumatoider Arthritis (RA) wird ein begleitendes FMS gefunden. Klinisch wird beobachtet, dass RA-Patienten mit zusätzlichem Fibromyalgiesyndrom Schmerzen haben, die relativ zum Ausmaß der Synovitis überproportional stark sind. Bei Patienten mit systemischem Lupus erythematodes ist die Prävalenz von FMS 22%. Zu den infektiösen und entzündlichen Zuständen, die mit FMS assoziiert sein können, gehören Tuberkulose, Syphilis und Lyme-Borreliose. Auch entzündliche und metabolische Myopathien können Muskelschmerzen verursachen und müssen differenzialdiagnostisch in Erwägung gezogen werden.

Weiterhin können Störungen der hypothalamisch-hypophysär-adrenalen Achse bei FMS-Patienten vorkommen. Es liegen Hinweise auf eine abnormale Produktion von Cortisol, Wachstumshormon und Prolactin sowie auf Hypothyroidismus vor.

Arbeitsunfähigkeit

In den USA ist FMS nicht unter den Krankheiten aufgeführt, die zur Arbeitsunfähigkeit führen können, während dies für rheumatoide Arthritis und Osteoarthritis der Fall ist. Trotzdem sind einige Patienten mit FMS-Schmerzen physisch oder emotional nicht in der Lage, täglich einer anstrengenden Ganztagsbeschäftigung nachzugehen. Weiterhin beeinträchtigen kognitive Schwierigkeiten (wahrscheinlich durch Schlaflosigkeit und Medikamente bedingt) die Konzentration. Diese Beschwerden führen jedoch bei den meisten Patienten nicht zur Arbeitsunfähigkeit. In Deutschland liegen die Verhältnisse ähnlich: In der Gutachterpraxis ist es die Regel, dass eine Fibromyalgie aus organischer Bewertung nicht zur Berentung führen kann. Bei schweren chronischen Fällen muss eine psychiatrische Zusatzbegutachtung herangezogen werden.

Epidemiologie

Fibromyalgie kommt bei allen Altersstufen, ethnischen Gruppen und Kulturen vor, die bisher untersucht wurden. Ihre Geschlechtsverteilung ist in der Kindheit etwa gleich (Buskila et al. 1995), aber im Erwachsenenalter ist sie bei Frauen 4- bis 7-mal häufiger (Abb. 4.3). Die Untersuchung von Personen mit ausgedehnten Schmerzen zeigte, dass etwa 2% der Gesamtpopulation FMS hatten, das die ACR-Kriterien erfüllte (Wolfe et al. 1990). Der mittlere Wert von 2% für die gesamte erwachsene Population setzte sich aus etwa 0,5% Männern und 3,5% Frauen zusammen. Die Geschlechtsverteilung variierte mit dem Alter und zeigte die größte Prävalenz bei Frauen von 50–60 Jahren (Abb. 4.3). Eine teilweise Erklärung für das weibliche Übergewicht in Bezug auf FMS ist die Tatsache, dass Frauen allgemein niedrigere Schmerzschwellen bei Druckpalpation aufweisen als Männer (Abb. 4.4).

Etwa 6–10% der Patienten in einem typischen Wartezimmer (Campbell et al. 1983) und 15% von denen, die einen Rheumatologen aufsuchen, haben FMS.

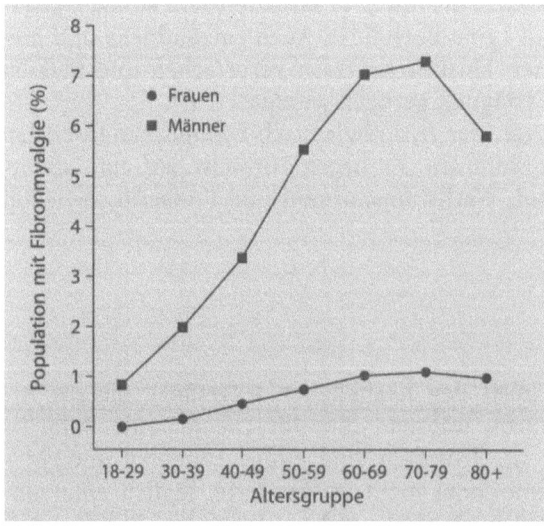

Abb. 4.3. Altersverteilung des Fibromyalgiesyndroms bei beiden Geschlechtern in der Allgemeinbevölkerung. Die Prävalenz der Fibromyalgie war bei Frauen durchgehend höher als bei Männern, aber bei beiden Geschlechtern stieg sie bis zu einem Alter von ca. 70 Jahren ständig an. Für den sich anschließenden Abfall der Prävalenz gibt es derzeit keine Erklärung (nach Wolfe et al. 1995b).

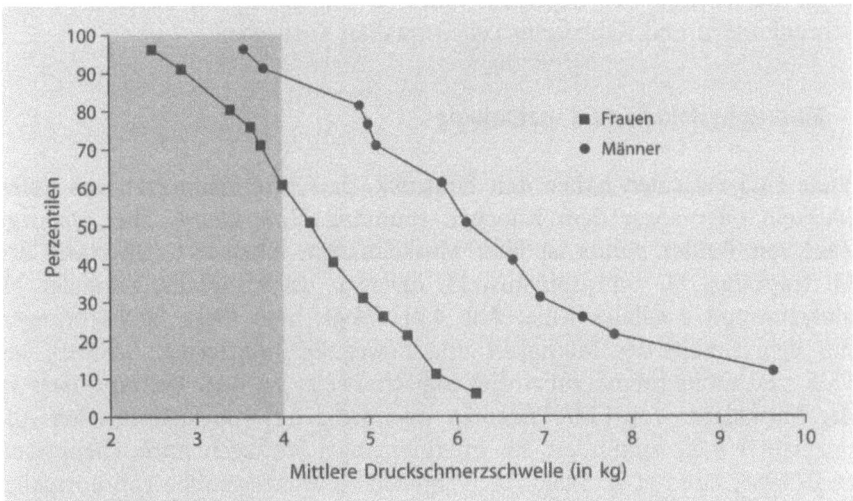

Abb. 4.4. Mittlere Druckschmerzschwelle bei beiden Geschlechtern in der Allgemeinbevölkerung. In jeder Perzentile weisen Frauen eine geringere Schwelle als Männer auf. Wenn die Grenze für eine normale Schwelle bei 4 kg festgesetzt wäre, würde man bei einem größeren Anteil von Frauen als Männern (nämlich bei denen, die sich innerhalb der schattierten Fläche befinden) eine abnormal niedrige Schwelle feststellen (nach Wolfe et al. 1995).

Inzidenz

Interessant ist die Beziehung zwischen Schleudertrauma und FMS. In einer Studie (Buskila et al. 1997) wurden Personen, die gerade bei einem Auffahrunfall ein Schleudertrauma der Halsweichteile erlitten hatten, mit einer Kontrollgruppe verglichen, die sich bei einem Arbeitsunfall eine Fraktur in der unteren Extremität zugezogen hatte. Bei der Nachuntersuchung 18 Monate später hatten fast 22% der Schleudertraumapatienten FMS entwickelt, verglichen mit weniger als 2% in der Kontrollgruppe (Kap. 6).

Psychologische Verbindungen

Manche Ärzte halten FMS für die somatische Manifestation einer affektiven Störung, für das Zeichen einer larvierten Depression oder nur für den abweichenden Ausdruck von Ängstlichkeit bei psychologisch gestörten Personen. Tatsächlich liegt eine höhere Prävalenz von affektiven Störungen in den Familien der FMS-Patienten vor.

Trotz ihrer ständigen Schmerzen erfüllen 40–60% der FMS-Patienten jedoch nicht die Kriterien für eine affektive Störung. Diese Tatsache allein lässt daran zweifeln, dass eine affektive Störung die initiale Ursache oder sogar ein perpetuierender Faktor für die schmerzhaften FMS-Symptome ist. Es ist daher wahrscheinlich, dass die bei FMS und RA überrepräsentierte Depression eine reaktive Depression darstellt. Die Depression ist dann als

Folge der chronischen Schmerzerfahrung, Schlaflosigkeit, physischen Einschränkungen und reduzierter Lebensqualität anzusehen.

Muskelphysiologie und -pathologie

Viele FMS-Patienten haben den Eindruck, dass ihre Schmerzen aus tiefen Muskeln oder sogar dem Knochen stammen. Eine kleine, aber wichtige Zahl von Tender points ist über Muskelmassen lokalisiert (Oberrand des M. trapezius, M. supraspinatus, M. extensor carpi radialis, kranialer M. glutaeus und mediales Knie; Abb. 4.2). Wenn man diese Beobachtungen mit dem Gefühl der Müdigkeit und bewegungsinduziertem Schmerz bei FMS zusammennimmt, führt dies logischerweise zu dem Konzept, dass in der Muskulatur von FMS-Patienten irgendeine Art von anatomischer Abnormalität oder zumindest ein Energiemangel vorliegen muss (Bengtsson et al. 1986, Lund et al. 1986). Im Vergleich zu Muskelgewebe von normalen Personen sind jedoch keine für FMS spezischen histologischen oder elektronenmikroskopischen Muskelveränderungen nachgewiesen worden (Yunus et al. 1989).

Genetische Veranlagung

Mehrere publizierte Studien (Pellegrino et al. 1989, Buskila et al. 1996) haben familiäre Erkrankungsmuster nachgewiesen und gehen von einem autosomal dominanten Erbgang für FMS aus.

Geschlechtsbevorzugung

Die deutlich höhere Prävalenz von FMS unter Frauen im Vergleich zu Männern hat zu Spekulationen in Bezug auf geschlechtsspezifische Ursachen geführt. Zum Beispiel zeigten in einer epidemiologischen Studie im mittleren Westen der USA (Wolfe et al. 1995a) die Kurven für die Schmerzschwellen bei Anwendung eines Druckreizes konstant niedrigere Werte für Frauen (Abb. 4.4).

Die für diesen geschlechtsspezifischen Unterschied in der Schmerzschwelle verantwortlichen Mechanismen werden erst unvollständig verstanden. Eine Gruppe kanadischer Radiologen (Nishizawa et al. 1997) untersuchte die zentralnervöse Synthese und den Abbau von 5-HT (Serotonin). Sie verabreichten gesunden Erwachsenen beider Geschlechter ein methyliertes Analogon des Tryptophans (5-methyl-TRP) und bestimmten die Geschwindigkeit seines Umbaus über markiertes 5-HT zu methylierter 5-Hydroxyindol-Essigsäure (methylated 5-hydroxyindole acetic acid – Me-5-HIAA). Die Umbaugeschwindigkeit des Liganden war bei Frauen signifikant niedriger als bei Männern, was eine mögliche Erklärung für die geschlechtsspezifischen Unterschiede in der antinozizeptiven Aktivität und damit der Schmerzempfindlichkeit liefert (Serotonin ist einer der Transmitter der schmerzhemmenden

ZNS-Bahnen). Darüber hinaus führte das Erzeugen eines Mangels an körpereigenem nicht markiertem TRP durch Verabreichung eines TRP-freien Aminosäurengemischs zu einem 7fachen Abfall in der 5-HT-Synthese bei Männern, aber zu einer 42fachen Senkung bei Frauen.

Neuroendokrine Funktionsstörung

Viele der Fibromyalgiesymptome ähneln denen, die bei Patienten mit Hormondefiziten beobachtet werden. Aus den Daten ist ein bestimmtes Muster erkennbar:

Einige Untergruppen von FMS-Patienten zeigen funktionelle Abweichungen der Hypothalamus-Hypophysen-Nebennieren-Achse, des Sympathikus-Nebennieren-Systems, der Hypothalamus-Hypophysen-Thyroidea-Achse oder der Hypothalamus-Hypophysen-Wachstumshormon-Achse. Das Wachstumshormon wurde untersucht, weil bekannt war, dass es während des Deltawellenschlafs produziert wird. Viele FMS-Patienten erreichen diese Schlaftiefe nicht oder haben zu wenig Deltaschlaf. Wachstumshormon ist schwierig zu messen; ein alternativer Weg zur Untersuchung der Synthese von Wachstumshormon ist die Messung des Plasmaspiegels an Insulin-like growth factor 1 (IGF-1). Ein Mangel an IFG-1 ist in einer großen Zahl von FMS-Patienten im Vergleich zu normalen Kontrollpersonen festgestellt worden (Bennett et al. 1997; Abb. 4.5).

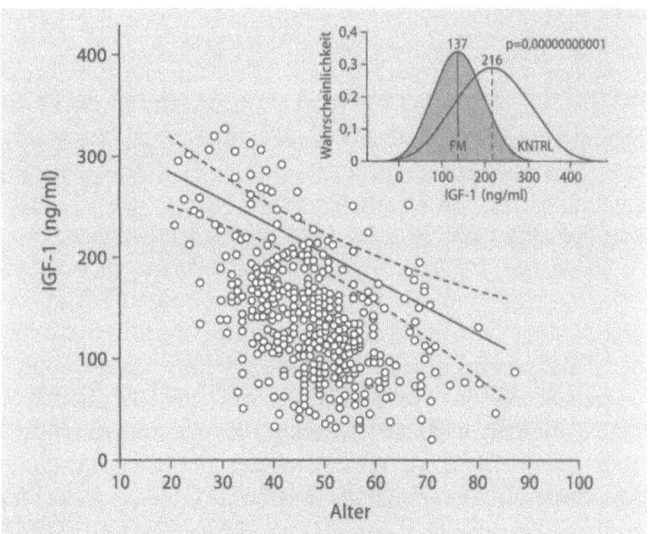

Abb. 4.5. Blutspiegel von Insulin-like growth factor 1 (IGF-1) bei FMS-Patienten im Vergleich zu alters- und geschlechtsangepassten Kontrollpersonen. Die durchgezogene Linie ist die Regressionsgerade für normale Kontrollpersonen, auf beiden Seiten befinden sich die 99% Konfidenzgrenzen (gestrichelt). Die Kreise stellen Messwerte für IGF-1 von einzelnen Patienten dar. Die große Mehrzahl der IGF-1-Werte unterhalb der Normalverteilung (s. Insert) (nach Bennett et al. 1997).

Es ist möglich, dass zentralnervöse Abweichungen der Verfügbarkeit von biogenen Aminen wie Noradrenalin oder Serotonin für die gestörte Steuerung einer oder mehrerer Komponenten des neuroendokrinen Systems verantwortlich sind. Hinzu kommt, dass diese Amine wichtige Transmitter im deszendierenden schmerzhemmenden System darstellen.

Neurochemische Substanzen und Nozizeption

Zwei an der Nozizeption beteiligte Faktoren scheinen wichtig für FMS zu sein, und zwar Serotonin (5-Hydroxytryptamin – 5-HT) und Substanz P (SP). Sowohl vom Menschen als auch aus Tierexperimenten liegen entsprechende Daten vor.

Serotonin

Nahrungsproteine werden in den Eingeweiden verdaut und das entstehende Tryptophan (TRP) wird durch die intestinale Schleimhaut resorbiert. TRP wird dann an Albumin gebunden zur Blut-Hirn-Schranke transportiert, wo es über einen energieabhängigen Prozess aufgenommen und an die Raphekerne des Hirnstamms weitergegeben wird. Ein wichtiger Kern in diesem Zusammenhang ist der Nucleus raphe magnus, der einen wichtigen Bestandteil des deszendierenden antinozizeptiven (schmerzhemmenden) Systems darstellt (Kap. 1). Die Rapheneurone dekarboxylieren TRP oxidativ zu 5-HT und verpacken das Produkt in Vesikel, aus denen es dann von Synapsen im Gehirn und Rückenmark freigesetzt wird. So wird 5-HT z. B. durch Rapheaxone im Hinterhorn auf allen Ebenen des Rückenmarks freigesetzt (Sorkin et al. 1993). Im Rückenmark hemmt 5-HT bekanntermaßen die Freisetzung von Substanz P durch afferente Neurone, die auf periphere Reize reagieren. Eine Funktionsstörung des deszendierenden antinozizeptiven Systems ist als ein möglicher Mechanismus für die Fibromyalgieschmerzen von Henriksson u. Mense (1994) diskutiert worden.

Schon vor 20 Jahren wurde angenommen, dass 5-HT die Schmerzwahrnehmung kontrollierte und tiefen, erholsamen Schlaf induzierte. Offensichtlich besteht eine klinische Korrelation zwischen den FMS-Schmerzen und der Plasmakonzentration der essenziellen Aminosäure TRP, die zu 5-HT umgebaut werden kann. Das Serum und der Liquor cerebrospinalis von FMS-Patienten enthielten niedrige Konzentrationen an TRP (Russell et al. 1989). Frühe Befunde einer geringen Serumkonzentration an 5-HT wurden von anderen Untersuchern bestätigt (Hrycaj et al. 1993; Abb. 4.6). Das niedrige Serum-5-HT bei FMS ist durch niedrige 5-HT-Spiegel in den peripheren Thrombozyten bedingt.

Die Spiegel an 5-HT im Liquor von FMS-Patienten sind noch nicht bekannt, aber die Werte für seinen direkten Vorläufer 5-Hydroxy-TRP und sein Stoffwechselprodukt 5-Hydroxy-Indolessigsäure (5-hydroxyindole acetic acid – 5-HIAA) sind es. Für beide wurden bei FMS niedrigere Liquor-

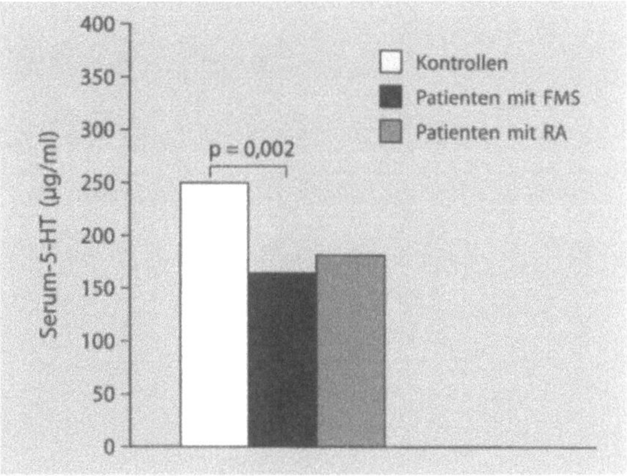

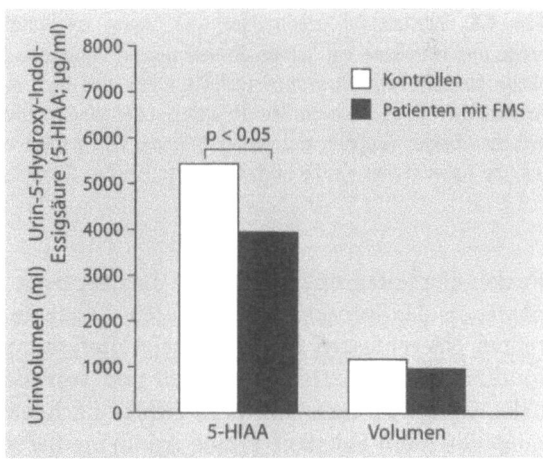

Abb. 4.6. Serotoninspiegel im Serum (Serum-5-HT) von Patienten mit Fibromyalgiesyndrom (FMS) im Vergleich zu Patienten mit rheumatoider Arthritis (RA) und normalen Kontrollpersonen (nach Russell et al. 1992).

Abb. 4.7. Urinvolumen und Ausscheidungsraten von 5-Hydroxy-Indolessigsäure (5-hydroxyindole acetic acid – 5-HIAA) im Urin bei FMS-Patienten im Vergleich zu gesunden normalen Kontrollpersonen (nach Kang et al. 1998).

konzentrationen gefunden als bei gesunden normalen Kontrollpersonen (Russell et al. 1992). Darüber hinaus war die Geschwindigkeit der 5-HIAA-Ausscheidung bei FMS signifikant geringer als bei normalen Kontrollen (Abb. 4.7). Diese Befunde sind ein Hinweis darauf, dass bei FMS im gesamten Körper die Produktion und/oder der Abbau von 5-HT fehlerhaft sind. Vielleicht die kritischste Stelle für eine solche Störung ist das ZNS, wo 5-HT benötigt wird, um die Nozizeption zu steuern.

Substanz P

Substanz P (SP) ist ein Neuropeptid, das wichtige Funktionen im Rahmen der Nozizeption hat. Nach der Freisetzung in den synaptischen Spalt bindet Substanz P an sein Rezeptormolekül Neurokinin 1 (NK-1). Das Neuropeptid fördert die Nozizeption durch Steigerung der Empfindlichkeit der

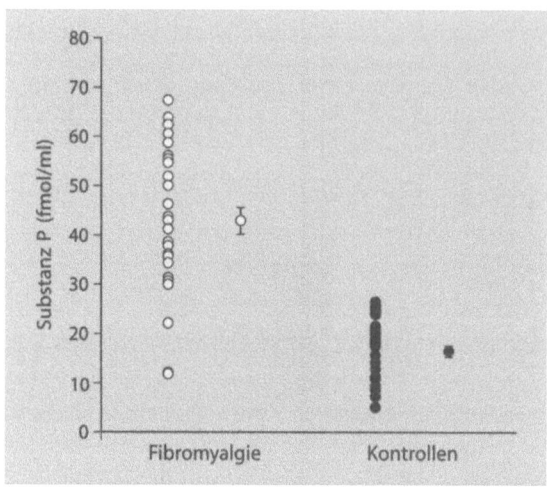

Abb. 4.8. Substanz-P-Konzentrationen im Liquor cerebrospinalis. Fibromyalgiepatienten (offene Kreise und Einzelkreis mit Standardfehler) zeigten signifikant ($p < 0{,}001$) höhere Mittelwerte als gesunde normale Kontrollpersonen (gefüllte Kreise und Kreis mit Standardfehler). Jeder Datenpunkt repräsentiert einen individuellen Patienten oder eine normale Kontrollperson. Die Überlappung zwischen beiden Gruppen war gering. 87% der FMS-Patienten wiesen Substanz-P-Werte im Liquor auf, die höher waren als die höchsten Werte bei den Kontrollpersonen (nach Russell et al. 1994).

Rückenmarksneurone gegenüber nozizeptiven Signalen, die aus der Peripherie in das Rückenmark einlaufen. Substanz P, die von den primär afferenten Nervenfasern in das spinale Hinterhorn freigesetzt worden ist, diffundiert in den Extrazellulärraum und von hier in den Liquor cerebrospinalis, wo sie als Substanz P im Liquor nachgewiesen werden kann. In Tiermodellen kann Substanz P eine Allodynie hervorrufen.

Substanz P weist im Serum und Urin von Personen mit FMS eine normale Konzentration auf. Im Gegensatz dazu ist die SP-Konzentration im Liquor von FMS-Patienten im Vergleich zu normalen Kontrollpersonen erhöht (ca. 3fach; Abb. 4.8). Bei verschiedenen chronisch schmerzhaften Krankheiten, wie z. B. Kreuzschmerzen, war der SP-Spiegel dagegen gesenkt oder normal (Gieu et al. 1993). Im Gegensatz dazu war Liquor-SP bei Patienten mit mittelgradig schmerzhafter Osteoarthritis der Hüfte gering erhöht und normalisierte sich, nachdem die Schmerzen weitgehend durch eine totale Hüftarthroplastik beseitigt worden waren (Nyberg et al. 1995).

Nervenwachstumsfaktor

Einige Personen mit primärem FMS weisen im Liquor einen erhöhten Spiegel von Nervenwachstumsfaktor (nerve growth factor – NGF) auf, nicht jedoch diejenigen mit einem assoziierten Schmerzzustand (sekundärem FMS; Giovengo et al. 1990). NGF fördert wahrscheinlich das Wachstum von SPhaltigen Neuronen und ist an neuroplastischen Vorgängen beteiligt. Aus diesen Gründen könnte NGF für den Beginn oder die Perpetuierung der schmerzhaften FMS-Symptome von Bedeutung sein.

Schlussfolgerungen bezüglich der Pathogenese

Für die Patienten, die früher als „depressive Somatisierer" betrachtet wurden, scheint das psychiatrische Modell nun eine unzutreffende Erklärung zu sein. Während die Pathogenese früher intensiv in „schmerzhaften Muskeln" gesucht wurde, scheinen die Symptome nun besser zu einem (zentralen) nozizeptiven Modell zu passen. Die neurochemischen Abweichungen sind derart, dass sie gut mit dem beim FMS beobachteten Symptomenmuster übereinstimmen (Abb. 4.9).

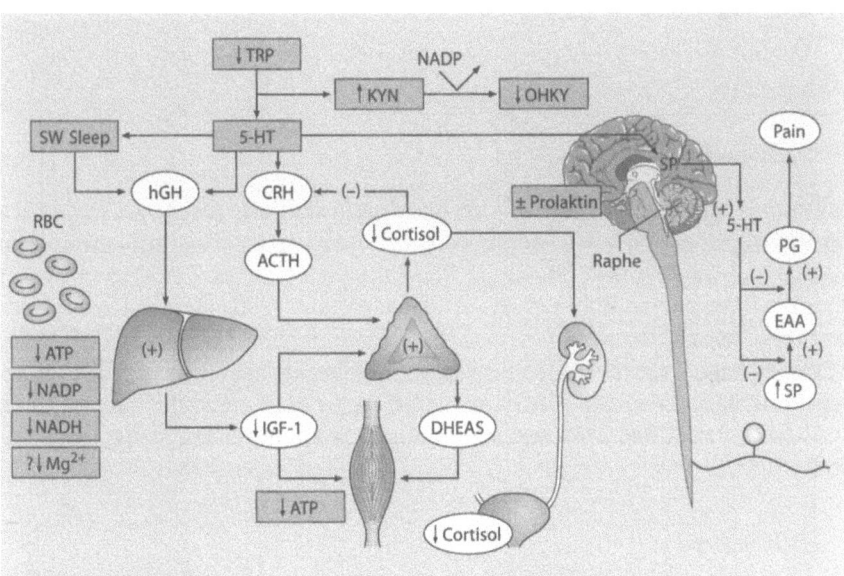

Abb. 4.9. Abnormale Laborwerte bei FMS. Für folgende Abweichungen bestehen Hinweise: zu geringe Konzentration an Tryptophan (TRP) im Liquor cerebrospinalis; gesteigerte Liquorkonzentration an Kynurenin (KYN); erniedrigte Liquorkonzentration an 3-Hydroxykynurenin (OHKY); zu geringe Werte für Adenin-Nukleotide in roten Blutkörperchen (red blood cells – RBC), wie z.B. Adenosintriphosphat (ATP); verminderte Synthese von Hypothalamus-Hypophysen-Hormonen, wie z.B. menschliches Wachstumshormon (human growth hormone – hGH), Corticotropin-releasing hormone (CRH) und adrenokortikotropes Hormon (ACTH); verminderte Synthese von Insulin-like growth factor 1 (IGF-1) in der Leber; verminderte Synthese von Dehydroepiandrosteronsulfat (DHEAS) und Cortisol in der Nebenniere; gesenkte ATP-Werte in bestimmten Gebieten des Skelettmuskels; und schließlich gesteigerte Werte an Substanz P (SP) im Liquor cerebrospinalis, die evtl. über eine gesteigerte Synthese von Prostaglandinen (PG) zu Schmerzen führen können (nach Russell 1996).

Diagnose

Palpation

Bei den meisten Patienten mit FMS werden fast alle Tender-point-Stellen symptomatisch und schmerzhaft bei Palpation sein. Gelegentlich wird ein Patient nur über Schmerzen in einer einzigen Gegend klagen („Brustschmerzen" und „Ischiasschmerzen"), aber bei der Untersuchung wird sich dann herausstellen, dass auch eine Druckschmerzhaftigkeit an fast allen anderen Tender points besteht, von der der Patient nichts gemerkt hat.

Labortests

Die Diagnose FMS wird über die typische Anamnese und Tender-point-Untersuchung gestellt. Der Wert von Routine-Laboruntersuchungen (z. B. Blutbild, Blutsenkung, Biochemie) besteht darin, dass sie bei der Suche nach anderen Störungen helfen, die eine separate Behandlung erfordern würden.

Therapie

Physikalische Therapien

Physische Tätigkeiten sind für die Erhaltung der körperlichen Funktionen bei Patienten mit FMS von entscheidender Bedeutung. Das Problem besteht darin, dass ungewohnte physische Belastungen bei einer FMS-Patientin für mehrere Tage starke Schmerzen auslösen können. Sich langsam steigernde Routine-Übungsprogramme wie Fahrradergometrie, Spazierengehen oder Wasserübungen werden üblicherweise gut toleriert. Die meisten Patientinnen berichten, dass Hitze in Form eines Bades eine günstige Wirkung hat, und auch vorsichtige Massageanwendungen werden als angenehm empfunden.

Medikamente

Es ist wichtig, dem Patienten von vornherein klarzumachen, dass eine Heilung nicht erwartet werden kann, aber dass eine gute Zusammenarbeit zwischen Arzt und Patient üblicherweise zu einer erheblichen und anhaltenden Linderung führt. In manchen Institutionen werden von Psychologen Biofeedbackmethoden angeboten.

Obwohl die meisten FMS-Patienten regelmäßig ein oder mehrere Medikamente oral einnehmen, kann man von keinem der üblicherweise verwendeten Präparate sagen, dass es wirklich effektiv wäre. Vielleicht werden die Medikamente der Zukunft das Thrombozytenserotonin steigern, das Serum-IGF-1 anheben, die SP-Konzentration im Liquor senken oder einfach eine bessere symptomatische Wirkung haben.

Die am häufigsten propagierten Behandlungsprogramme beinhalten die Anwendung von niedrig dosierten trizyklischen, sedierenden und Schlaf induzierenden Medikamenten sowie einer nicht steroidalen entzündungshemmenden Substanz (non-steroidal antiinflammatory drug – NSAID) in analgetischer Dosierung. Es gibt Hinweise auf eine günstige Wirkung von Amitriptylin, Cyclorprenzaprin (in den USA) und Alprazolam, die theoretisch die Verfügbarkeit von Serotonin steigern und die auch in placebokontrollierten Studien untersucht wurden. Eine geringgradige weitere Reduzierung der Schmerzen kann durch zusätzlichen Einsatz von einem NSAID erreicht werden, falls dieses gut vertragen wird. Ein typisches Behandlungskonzept könnte folgendermaßen aussehen: Amitriptylin (10–35 mg abends) oder Cyclobenzaprin (2,5–10 mg abends) zusammen mit Ibuprofen (400–800 mg 2-mal täglich) oder einem anderen NSAID.

Mehrere mögliche Nebenwirkungen können die Nützlichkeit einer Behandlung mit trizyklischen Medikamenten einschränken. Die meisten Patientinnen haben Probleme mit anticholinergen Effekten wie Mundtrockenheit, die durch kleine Schlucke Wasser behoben werden kann. Eine Tachykardie kann jedoch unerträglich sein. Ein häufig gemachter Fehler ist ein Therapiebeginn mit einer zu hohen Dosierung. Der chronisch müde FMS-Patient schläft u. U. nach einer einzigen Erstdosis von 10–25 mg Amitriptylin oder 5–10 mg Cyclobenzaprin ohne Unterbrechung 2 oder mehr Tage lang und wird dann die Medikation ohne einen weiteren Versuch absetzen. Eine Tachyphylaxie gegenüber Amitriptylin oder Cyclobenzaprin ist ein weiteres Problem, das meist nach 90–120 Tagen Dauertherapie auftritt. 2–4 Wochen „Ferien vom Medikament" können dann die Effektivität wiederherstellen. Während der „Ferien" von den trizyklischen Medikamenten oder falls sie schlecht vertragen werden, ist Alprazolam (0,5–1,0 mg abends) ein sinnvoller Ersatz. Clonazepam wird besonders dann empfohlen, wenn die Schlaflosigkeit durch nächtliche Myokloni bedingt ist. Die günstige Wirkung von Carisoprodol (Sanoma, 350 mg abends) könnte ebenfalls auf eine Sedierung zurückgehen.

Eine nicht rezeptpflichtige Kombination von Malinsäure und Magnesium (200 bzw. 50 mg pro Dosis) wurde beim FMS getestet und in relativ hohen Dosen als nützlich empfunden (600–1200 mg 2-mal täglich). Der limitierende Faktor in Bezug auf die Dosierung ist meist dünnflüssiger Stuhl wegen des Magnesiums. Vorsicht ist auch geboten, wenn Patienten mit Niereninsuffizienz Magnesium erhalten.

Die biologische Substanz 5-Hydroxytryptophan ist ein Zwischenprodukt bei der Umwandlung von TRP zu 5-HT. Man hat spekuliert, dass die orale Gabe dieses Stoffs die 5-HT-Spiegel erhöhen und die FMS-Symptome lindern könnte, falls ein Serotoninmangel zur FMS-Pathogenese beitrüge. Tatsächlich hat sich 5-Hydroxytryptophan bei einer Dosierung von 100 mg 3-mal täglich als wirksam herausgestellt (Caruso et al. 1990). Kürzlich wurde die Besorgnis geäußert, dass die meisten der kommerziell erhältlichen Präparate eine Unreinheit enthalten, die zur Entwicklung des Eosinophilie-Myalgie-Syndroms beitragen könnte.

Opioidanalgetika einschließlich Kombinationen von Codein mit nicht narkotischen Analgetika werden derzeit nicht für die Behandlung von FMS empfohlen, da man bei Patienten mit chronischen Schmerzen ein Risiko der Gewöhnung sieht.

5-HT$_3$-Rezeptorantagonisten (z. B. Tropisetron) sind derzeit in Europa mit teils durchaus positiven Resultaten in der klinischen Prüfung, können jedoch noch nicht abschließend bewertet werden.

Zusammenfassung

Das Fibromyalgiesyndrom (FMS) ist u. a. durch ausgedehnte Schmerzen und Druckschmerzhaftigkeit in Muskeln, Faszien und Sehnen gekennzeichnet. Die Druckschmerzhaftigkeit wird durch Palpation von multiplen anatomisch definierten Stellen festgestellt. Frauen sind als Betroffene stark überrepräsentiert. Die Symptome beeinträchtigen viele Aspekte des täglichen Lebens, da Komorbiditäten in Form von Depression, Ängstlichkeit, Schlaflosigkeit, Endokrinopathien, Reizdarm und Funktionsstörungen des autonomen vegetativen Nervensystems bestehen. Früher wurde FMS oft als Phantasieprodukt des Patienten angesehen, heute gilt es als Modellfall einer ausgedehnten Allodynie. Die Standardlaborwerte sind negativ, aber neuere Tests zeigen einen niedrigen Spiegel an Thrombozytenserotonin, erhöhte Werte für Substanz P und Nervenwachstumsfaktor im Liquor cerebrospinalis, eine gestörte Regulation von Cortisol und Wachstumshormon und eine verminderte regionale Durchblutung des Gehirns. Es besteht zunehmend die Ansicht, dass das klinische FMS ätiologisch heterogen ist. Multimodale Therapien einschließlich neuer Medikamente bieten Aussicht auf Schmerzreduktion und Funktionsverbesserung.

■ **Anmerkung:** Das Kapitel enthält Material aus einem Buch, das der Verfasser (S. M.) zusammen mit Prof. Simons geschrieben hat (Mense u. Simons 2001). Prof. Russell hat zu diesem Buch ein Kapitel über Fibromyalgie beigetragen, das der Verfasser mit Erlaubnis von Prof. Russell übersetzt und teilweise für das vorliegende Kapitel verwendet hat.

■ Literatur

Ahles TA, Khan SA, Yunus MB, et al (1991) Psychiatric status of patients with primary fibromyalgia, patients with rheumatoid arthritis, and subjects without pain: a blind comparison of DSM-III diagnoses. Am J Psychiat 148:1721–1726

Bengtsson A, Henriksson KG, Larsson J (1986) Reduced high energy phosphate levels in the painful muscles of patients with primary fibromyalgia. Arthritis Rheum 29:817–821

Bennett RM, Cook DM, Clark SR, et al (1997) Hypothalamic-pituitary-insulin-like growth factor-1 axis dysfunction in patients with fibromyalgia. J Rheumatol 24:1384–1389

Buskila D, Neumann L, Press J, et al (1995) Assessment of nonarticular tenderness of children in different ethnic groups. J Musculoskel Pain 3:83–90

Buskila D, Neumann L, Hazanov I, et al (1996) Familial aggregation in the fibromyalgia syndrome. Sem Arthritis Rheum 26:605–611

Buskila D, Neumann L, Vaisberg G, et al (1997) Increased rates of fibromyalgia following cervical spine injury: A controlled study of 161 cases of traumatic injury. Arthritis Rheum 40:446–452

Campbell SM, Clark S, Tindall EA, et al (1983) Clinical characteristics of fibrositis. I. A "blinded", controlled study of symptoms and tender points. Arthritis Rheum 26:817–824

Caruso I, Sarzi Puttini P, Cazzola M, et al (1990) Double-blind study of 5-hydroxytryptophan versus placebo in the treatment of primary fibromyalgia syndrome. J Int Med Res 18:201–209

Giovengo SL, Russell IJ, Larson AA (1999) Increased concentrations of nerve growth factor in cerebrospinal fluid of patients with fibromyalgia. J Rheumatol 1564–1569

Gowers WR (1904) Lumbago: Its lessons and analogues. Br Med J 1:117–121

Granges G, Littlejohn G (1993) Prevalence of myofascial pain syndrome in fibromyalgia syndrome and regional pain syndrome: A comparative study. J Musculoskel Pain 1:19–36

Guieu R, Tardy-Gervet MF, Giraud P, et al (1993) (Met-enkephalin and substance P. Comparison of CSF levels in patients with chronic pain based on a sampling procedure). (French). Rev Neurol 149:398–401

Henriksson K-G, Mense S (1994) Pain and nociception in fibromyalgia: clinical and neurobiological considerations on aetiology and pathogenesis. Pain Reviews 1:245–260

Hong C-Z, Hsueh T-C, Simons DG (1995) Difference in pain relief after trigger point injections in myofascial pain patients with and without fibromyalgia. J Musculoskel Pain 3 (Suppl 1):60

Hrycaj P, Stratz T, Müller W (1993) Platelet 3H-imipramine uptake receptor density and serum serotonin in patients with fibromyalgia/fibrositis syndrome. J Rheumatol 20:1986–1987

Kang Y-K, Russell IJ, Vipraio GA, et al (1998) Low urinary 5-hydroxyindole acetic acid in fibromyalgia syndrome: Evidence in support of a serotonin-deficiency pathogenesis. Myalgia 1:14–21

Kosek E, Ekholm J, Hansson P (1995) Increased pressure pain sensibility in fibromyalgia patients is located deep to the skin but not restricted to muscle tissue. Pain 63:335–339

Lund N, Bengtsson A, Thorborg P (1986) Muscle tissue oxygen pressure in primary fibromyalgia. Scand J Rheumatol 15:165–173

Mense S, Simons DG (2001) Muscle Pain. Understanding its Nature, Diagnosis and Treatment. Lippincott, Williams & Wilkins, Baltimore

Nishizawa S, Benkelfat C, Young SN, et al (1997) Differences between males and females in rates of serotonin synthesis in human brain. Proc Natl Acad Sci USA 94:5308–5313

Nyberg F, Liu Z, Lind C, et al (1995) Enhanced CSF levels of substance P in patients with painful arthrosis but not in patients with pain from herniated lumbar discs. J Musculoskel Pain 3 (Suppl 1):2

Pellegrino MJ, Waylonis GW, Sommer A (1989) Familial occurrence of primary fibromyalgia. Department of Physical Medicine, Ohio State University, Columbus. Arch Phys Med Rehabil 70:61–63

Russell IJ, Michalek JE, Vipraio GA, et al (1989) Serum amino acids in fibrositis/fibromyalgia syndrome. J Rheumatol 19 (Suppl):158–163

Russell IJ, Fletcher EM, Michalek JE, et al (1991) Treatment of primary fibrositis/fibromyalgia syndrome with ibuprofen and alprazolam. A double-blind, placebo-controlled study. Arthritis Rheum 34:552–560

Russell IJ, Vaeroy H, Javors M, et al (1992) Cerebrospinal fluid biogenic amine metabolites in fibromyalgia/fibrositis syndrome and rheumatoid arthritis. Arthritis Rheum 35:550–556

Russell IJ, Orr MD, Littman B, et al (1994) Elevated cerebrospinal fluid levels of substance P in patients with fibromyalgia syndrome. Arthritis Rheum 37:1593–1601

Russell IJ (1996a) Neurochemical pathogenesis of fibromyalgia syndrome. J Musculoskel Pain 1:61–92

Russell IJ (1996b) Fibromyalgia syndrome: approaches to management. Bull Rheum Dis 45:1–4

Smythe HA (1989) Fibrositis syndrome: a historical perspective. J Rheumatol 19 (Suppl):2–6

Sorkin LS, McAdoo DJ, Willis WD (1993) Raphe magnus stimulation-induced antinociception in the cat is associated with release of amino acids as well as serotonin in the lumbar dorsal horn. Brain Res 618:95–108

Starlanyl D, Copeland ME (2001) Fibromyalgia and Chronic Myofascial Pain, 2nd ed, New Harbinger Publications, Oakland

Wolfe F, Smythe HA, Yunus MB, et al (1990) The American College of Rheumatology 1990 Criteria for the Classification of Fibromyalgia. Arthritis Rheum 33:160–172

Wolfe F, Ross K, Anderson J, et al (1995a) Aspects of fibromyalga in the general population: sex, pain threshold, and fibromyalgia symptoms. J Rheumatol 22: 151–156

Wolfe F, Ross K, Anderson J, et al (1995b) The prevalence and characteristics of fibromyalgia in the general population. Arthritis Rheum 38:19–28

Yunus M, Masi AT, Calabro JJ, et al (1981) Primary fibromyalgia (fibrositis): Clinical study of 50 patients with matched normal controls. Semin Arthritis Rheum 11:151–171

Yunus MB, Kalyan-Raman UP, Masi AT, et al (1989) Electron microscopic studies of muscle biopsy in primary fibromyalgia syndrome: A controlled and blinded study. J Rheumatol 16:97–101

Die Rolle der Hormone

Endokrine und neuroendokrine Regulation bei Fibromyalgie

G. Neeck

Die Fibromyalgie (FM) ist eine nicht entzündliche Erkrankung mit dem Leitsymptom chronischer diffuser Schmerzen im muskuloskelettalen System, meist vergesellschaftet mit mannigfachen neurovegetativen Störungen, u. a. Obstipation, Kälteempfindlichkeit, hypotoner Kreislaufdysregulation, Dermographismus, Kopfschmerzen, Schlafstörungen sowie psychischen Symptomen wie Depressivität und Ängstlichkeit. Viele dieser Symptome werden auch bei verschiedenen endokrinen Erkrankungen gefunden, und in der Tat zeigen zahlreiche Untersuchungen erhebliche Abweichungen der endokrinen und neuroendokrinen Regulation, indem sämtliche endokrinen Achsen Veränderungen ihrer Feedbackmechanismen aufweisen. Somit dürften hormonelle Regulationsänderungen eine bedeutende Rolle in der Pathogenese der FM spielen. In Tabelle 4.4 sind Untersuchungsergebnisse zusammengefasst.

Biogene Amine

Catecholamine

Eher widersprüchliche Ergebnisse wurden bislang hinsichtlich der Sekretion von Catecholaminen erhoben. So fanden Værøy et al. (1989) eine reduzierte vasokonstriktorische Antwort im „cold pressure test" bei Patienten mit FM. Hamaty et al. (1989) bestimmten hohe Blutspiegel für Dopamin, hoch normale für Noradrenalin und niedrig normale für Adrenalin. Russel (1989) beobachtete eine erhöhte Urinausscheidung von Noradrenalin bei einem Teil der von ihm untersuchten FM-Patienten. Van Denderen et al. (1992) berichteten über niedrige Blutspiegel von Noradrenalin und Adrenalin bei FM-Patienten unmittelbar nach Beendigung einer definierten körperlichen Belastung. Zusammen mit einem ebenfalls geringeren Anstieg der Herzfrequenz im Vergleich zu Gesunden interpretierten dies die Autoren als eine reduzierte Reaktivität des sympathischen Nervensystems bei FM. Martinez-Lavin et al. (1998) dagegen untersuchten das Verhältnis der beiden Anteile des autonomen Nervensystems, des Sympathikus und des Vagus, indem sie über 24 Sunden die Herzfrequenz aufzeichneten. Sie fanden eine verminderte nächtliche Abnahme der Herzfrequenz als Ausdruck einer erhöhten sympathischen Beeinflussung des Sinusknotens während der Nacht. Torpy et al. (2000) sahen nach intravenöser Injektion von IL-6 bei FM-Patienten einen hoch signifikanten Anstieg von Noradrenalin im Blut, während gesunde Kontrollpersonen einen nur geringen bzw. gar keinen Anstieg aufwiesen. Zusätzlich stieg die Herzfrequenz nach der IL-6-Injektion bei FM signifikant deutlicher im Vergleich zu den Gesunden an. Die Autoren interpretieren diese Abweichungen auf einen physiologischen

Tabelle 4.4. Untersuchungen von Neuromediatoren und Hormonen beim FMS

Neuromediatoren, Hormone und hormonabhängige Metaboliten	Ergebnisse
Biogene Amine	
Noradrenalin (Serum)	niedrig (van Denderen et al. 1992)
Adrenalin (Serum)	niedrig (van Denderen et al. 1992)
Noradrenalin (Serum)	normal bis hoch (Hamaty et al. 1989)
Dopamin (Serum)	hoch (Hamaty et al. 1989)
Adrenalin (Serum)	niedrig bis normal (Hamaty et al. 1989)
Prostaglandin E_2 (Serum)	hoch (Hamaty et al. 1989)
Prostaglandin E_2 (Serum)	niedrig (Samborski et al. 1996)
Noradrenalin (24-h-Urin)	hoch (Russell 1989)
Serotonin (Serum)	niedrig (Moldofsky 1982)
Serotonin (Serum)	niedrig (Russell 1987)
Tryptophan (Serum)	niedrig (Moldofsky et al. 1982)
Tryptophan (Serum)	niedrig (Russell et al. 1989)
Tryptophan (Serum)	niedrig (Russell et al. 1992)
Serotonin (Serum)	niedrig (Russell et al. 1993)
Serotonin (Serum)	niedrig (Hrycaj et al. 1994)
Serotonin (Serum)	niedrig (Sprott et. al. 1995)
Tryptophan (Liquor)	niedrig (Russell et al. 1993)
3-Hydroxykynurenine (Liquor)	hoch (Russell et al. 1993)
Noradrenalin (Hypoglykämietest)	erniedrigt (Adler et al. 1999)
Noradrenalin (Serum)	erhöht (Torpy et al. 2000)
Noradrenalin (IL-6-Stimulation)	erhöht (Torpy et al. 2000)
Hypothalamus-Hypophyse-NNR-Achse	
Cortisol (Serum)	hoch (McCain u. Tilbe 1989)
Cortisol (Dexamethason-Suppressionstest)	normal bis hoch (McCain u. Tilbe 1989)
Cortisol (Dexamethason-Suppressionstest)	normal bis hoch (Ferracioli et al. 1990)
ACTH (CRF-Test)	hoch (Griep et al. 1993)
ACTH (Plasma)	normal (Samborski et al. 1996)
Cortisol (CRF-Test)	niedrig (Griep et al. 1993)
Cortisol (ACTH-Test)	normal (Griep et al. 1993)
Cortisol, frei (24-h-Urin)	niedrig (Crofford et al. 1994)
Cortisol, 8 Uhr (morgens) (Serum)	normal (Crofford et al. 1994)
Cortisol, 8 Uhr (abends) (Serum)	hoch (Crofford et al. 1994)
ACTH (CRF-Test)	normal bis hoch (Crofford et al. 1994)
Cortisol (CRF-Test)	normal bis niedrig (Crofford et al. 1994)
Arginin Vasopressin	normal (Crofford et al. 1994)
ACTH (CRH-Test)	erhöht (Griep et al. 1998)

Tabelle 4.4 (Fortsetzung)

Neuromediatoren, Hormone und hormonabhängige Metaboliten	Ergebnisse
Cortisol (CRH-Test)	normal (Griep et al. 1998)
Cortisol (24-h-Urin)	erniedrigt (Griep et al. 1998)
ACTH (CRH-Test)	erhöht (Riedel et al. 1998)
ACTH (Plasma)	erhöht (Riedel et al. 1998)
Cortisol (Serum)	erhöht (Riedel et al. 1998)
Cortisol (CRH-Test)	normal (Riedel et al. 1998)
Cortisol (24-h–Urin)	normal (Adler et al. 1999)
Cortisol (Serum)	normal (Adler et al. 1999)
ACTH (Plasma)	normal (Adler et al. 1999)
Cortisol (IL-6-Stimulation)	normal (Torpy et al. 2000)
ACTH (IL-6-Stimulation)	normal (Torpy et al. 2000)
Hypothalamus-Hypophyse-Schilddrüse-Achse	
Hypothyreose bei FMS	selten (Carette u. Lefrancois, 1989)
FMS bei Hashimoto-Thyroiditis	häufig (Becker et al. 1963)
T_3, basal (Serum)	niedrig normal (Simons u. Travell 1989)
T4, basal (Serum)	niedrig normal (Simons u. Travell 1989)
TSH, basal (Serum)	niedrig normal (Simons u. Travell, 1989)
TSH, basal (Serum)	normal (Samborski et al. 1996)
TSH (TRH-Test)	erniedrigt (Ferracioli et al. 1990)
TSH (TRH-Test)	erniedrigt (Neeck u. Riedel 1992)
TSH, basal (Serum)	niedrig normal (Neeck u. Riedel 1992)
T_3, basal (Serum)	niedrig normal (Neeck u. Riedel 1992)
T_4, basal (Serum)	niedrig normal (Neeck u. Riedel 1992)
fT_3, basal (Serum)	niedrig normal (Neeck u. Riedel 1992)
fT_4, basal (Serum)	hoch normal (Neeck u. Riedel 1992)
fT_3 (TRH-Test)	erniedrigt (Neeck u. Riedel 1992)
fT_4 (TRH-Test)	erniedrigt (Neeck u. Riedel 1992)
fT_3 (TRH-Test)	erniedrigt (Riedel et al. 1998)
TSH (TRH-Test)	erniedrigt (Riedel et al. 1998)
Parathormon, Calcitonin, Calcium	
Parathormon (Serum)	hoch normal (Neeck u. Riedel 1992)
Calcitonin (Serum)	niedrig (Neeck u. Riedel 1992)
Calcitonin (Serum)	niedrig (Samborski et al. 1996)
Calcium, gesamt (Serum)	niedrig (Neeck u. Riedel 1992)
Calcium, frei (Serum)	niedrig (Neeck u. Riedel 1992)
Calcitonin (Serum)	niedrig (Höcherl et al. 2000)

Tabelle 4.4 (Fortsetzung)

Neuromediatoren, Hormone und hormonabhängige Metaboliten	Ergebnisse
Wachstumshormon und Prolactin	
Somatomedin C (Serum)	niedrig (Benett et al. 1992)
Somatomedin C (Serum)	niedrig (Samborski et al. 1996)
Wachstumshormon (24-h-Urin)	normal (Jacobsen et al. 1992)
FMS bei Hyperprolaktinämie	häufig (Buskila et al. 1992)
Prolactin (TRH-Test)	hoch (Neeck u. Riedel 1992)
Prolactin (Serum)	hoch normal (Russell et al. 1993)
Prolactin (Serum)	hoch (Samborski et al. 1996)
Somatomedin C (Serum)	niedrig (Bennett et al. 1998)
Prolactin (TRH-Test)	erhöht (Riedel et al. 1998)
Prolactin (Serum, basal)	normal (Riedel et al. 1998)
Wachstumshormon (Serum, basal)	normal (Riedel et al. 1998)
Wachstumshormon (GHRH-Test)	leicht erhöht (Riedel et al. 1998)
Somatomedin C (Serum)	erniedrigt (Riedel et al. 1998)
Wachstumshormon (Serum)	erniedrigt (Leal-Cerro et al. 1999)
Wachstumshormon (Hypoglykämietest)	erniedrigt (Dinser et al. 2000)
Endorphine, Enkephaline, Substanz P, Oxytocin	
Endorphine (Serum)	hoch normal (Hamaty et al. 1989)
Enkephaline (Serum)	hoch normal (Hamaty et al. 1989)
Endorphine (Liquor)	hoch normal (Vaeroy et al. 1991)
Enkephaline (Liquor)	hoch normal (Vaeroy et al. 1991)
Substanz P (Liquor)	erhöht (Vaeroy et al. 1988)
Substanz P (Serum)	erhöht (Samborski et al. 1996)
Substanz P (Serum)	erhöht (Schwarz et al. 1999)
Oxytocin (Serum)	niedrig (Anderberg et al. 2000)

Stressor als Beleg dafür, dass es sich bei der FM um eine primäre Störung des Stresssystems des Menschen handelt. FM-Patienten zeigen nach diesen letzteren Befunden eine erhöhte Reaktivität der Catecholamine auf Stress.

Somit finden sich bei Untersuchungen der Catecholamine scheinbar widersprüchliche Ergebnisse, die für Belastungstests eher eine reduzierte Reaktivität des sympathischen Nervensystems vermuten lassen, während unter Ruhe- bzw. physiologischen Bedingungen eine Hyperaktivität gefunden wird. In jedem Fall scheint eine gestörte Adaptivität des sympathischen Nervensystems vorzuliegen. Das klinische Erscheinungsbild korrespondiert mit diesen Befunden, da oft in Ruhe oder bei banalen Reizen psychisch eine unerklärliche Übererregbarkeit vorliegt, während unter Belastung Schwäche und Adynamie bei FM-Kranken dominieren.

Serotonin

Die meisten Studien, die Serotonin (5-Hydroxytryptamin – 5-HT) im Serum bei FM-Patienten untersuchten, bestimmten niedrig normale Spiegel, allerdings mit einem großen Streubereich der Werte (Moldofsky 1982, Russell et al. 1987, Russell et al. 1992, Stratz et al. 1993, Samborski et al. 1996, Wolfe et al. 1997, Ernberg et al. 2000). Als eine mögliche Erklärung der reduzierten 5-HT-Spiegel wurden Befunde von Erniedrigungen von Tryptophan (5-HTP), dem Vorläufer von 5-HT vorgeschlagen (Moldofsky 1982, Russell et al. 1989, 1992). In der neueren Studie von Maes et al. (2000) waren die Aminosäuren Leucin, Isoleucin, Valin und Phenylalanin bei FM-Patienten niedriger als bei gesunden Kontrollen im Plasma. Russell et al. (1989) und Yunus et al. (1992) hatten bereits davor Erniedrigungen der Aminosäuren Histidin, Lysin, Threonin bei FM-Patienten gefunden. Diese Befunde könnten für eine inadäquate intestinale Resorption von Aminosäuren bei FM sprechen. Eine passagere Abnahme der Resorption von Aminosäuren wird auch in physiologischen Situationen der Schwangerschaft und der Menstruation gefunden, was auf eine hormonelle Beeinflussung der Resorptionsmechanismen deutet.

5-HT spielt eine herausragende Rolle bei der Regulation der Achse Hypothalamus-Hypophyse-Nebennierenrinde (HPA). Die mit Stressreaktionen verbundenen Anstiege von Adrenocorticotropinhormon (ACTH) dürften 5-HT-vermittelt sein. Denn Corticotropin-Releasinghormon (CRH) enthaltende Neurone des Hypothalamus erhalten synaptischen Input von serotoninhaltigen Neuronen der Raphe nuclei des Mittelhirns. So stimuliert 5-HT die Freisetzung von CRH aus dem Rattenhypothalamus (Fuller 1992). Eine Reihe von Substanzen einschließlich Tryptophan, Medikamente, die 5-HT freisetzen, wie Fenfluramin und solchen, die direkt an 5-HT-Rezeptoren ansetzen wie Ipsapiron, erhöhen die Blutspiegel von ACTH und Cortisol (Dinan 1996). Es gilt heute als weitgehend gesichert, dass diese Stimulation auf der Ebene des Hypothalamus geschieht. Dabei sind Kurzzeit- von Langzeiteffekten zu unterscheiden. Citalopram als ein selektiver Serotonin-Wiederaufnahmehemmer aktiviert die HPA-Achse kurzfristig, während die Langfristeinnahme zu einer Reduktion der Sensitivität der HPA-Achse auf stressorische Reize führt (Jensen et al. 1999). Dies unterstützt die Hypothese einer notwendigen Desensibilisierung der HPA-Achse in der Langzeitbehandlung der Depression. Bestimmungen von ACTH und Cortisol nach Gabe von 5-HT-Agonisten und -Antagonisten erlaubt daher indirekte Rückschlüsse auf den Tonus im serotonergen System des Gehirns (Fuller 1990). Der Nachweis einer veränderten Reaktivität der HPA-Achse bei FM-Patienten (s. u.) könnte deshalb nicht nur ein Hinweis für eine veränderte Reaktivität auf Stress sein, sondern gleichzeitig, und damit in Zusammenhang stehend, auch einen veränderten serotonergen Tonus im ZNS reflektieren.

Achse Hypothalamus-Hypophyse-Nebennierenrinde

Die Mehrzahl der Studien, welche die Funktion der HPA-Achse bei FM-Patienten untersuchten, fanden sowohl auf der Ebene der Hypophyse als auch der Nebennierenrinde Hinweise für eine erhöhte Aktivität. McCain u. Tilbe (1989) verglichen die morgendlichen und abendlichen Cortisolspiegel bei FM-Patienten mit jenen von Patienten mit rheumatoider Arthritis (RA). FM-Patienten zeigten eine Abflachung der zirkadianen Rhythmik bei hohen abendlichen Cortisolspiegeln, die durch eine folgende Dexamethasongabe nicht unterdrückt werden konnten. Diese Ergebnisse wurden in einer weiteren Studie mit ähnlichem Design von Ferraccioloi et al. (1990) bestätigt. Griep et al. (1993) untersuchten die Funktion der HPA-Achse mittels CRH-Stimulation. Sie fanden einen signifikant höheren Anstieg von ACTH bei FM-Patienten im Vergleich zu Gesunden, während die Cortisolanstiege nicht differierten. Vergleichbare Ergebnisse wurden von Riedel et al. (1998) gefunden, die ACTH und Cortisol vor und nach intravenöser Gabe von CRH bei FM-Patientinnen und einer gesunden Kontrollgruppe bestimmten. Die basalen Werte für ACTH und Cortisol, gemessen 1 Stunde und unmittelbar vor CRH-Stimulation, waren in der FM-Gruppe signifikant höher als bei den Gesunden. Aber nach der Stimulation erreichte die FM-Gruppe nur für ACTH (analog den Untersuchungen von Griep et al. 1993) höhere Werte, während die für Cortisol für beide Gruppen gleich war. Die erhöhte ACTH-Ausschüttung nach CRH-Stimulation ohne erhöhte Cortisolantwort könnte durch Mechanismen der Adaptation einer chronisch stimulierten Nebennierenrinde erklärt werden, ein lang bekanntes Phänomen endokriner Systeme, das durch adaptive Reduktion von Rezeptoren erklärt wird (Meerson 1975). Interessanterweise erinnert die bei FM gefundene Reaktivität der HPA-Achse auf intravenöse Gabe von CRH an psychiatrische Patienten, vor allem an solche mit bestimmten Formen der Depression (Heuser et al. 1994, Meller et al. 1995). Patienten mit schwerer Depression zeigen gehäuft erhöhte ACTH-Werte, einen aufgehobenen zirkadianen Rhythmus für Cortisol mit negativem Dexamethason-Suppressionstest (Modell et al. 1997). Als mögliche Ursache wird eine reduzierte Funktion oder Konzentration des Glucocorticoidrezeptors vermutet, was zu einer Verminderung der negativen Feedbackwirkung von Cortisol auf Hypophyse und Hypothalamus führt mit der Folge der Aktivierung der HPA-Achse. Untersuchungen zum Glucocorticoidrezeptor bei FM liegen noch nicht vor, möglicherweise gibt es aber hinsichtlich der HPA-Achse ähnliche Pathomechanismen wie bei bestimmten Formen der Depression.

Achse Hypothalamus-Hypophyse-Schilddrüse und Prolactin

Zahlreiche Dysfunktionen des autonomen Nervensystems wie abnorme Kälteempfindlichkeit, niedriger Blutdruck, Obstipation erinnern an Symptome einer Hypothyreose. Eine sehr frühe Studie von Becker et al. (1963) fand eine überdurchschnittliche Häufung von Hashimoto-Thyreoiditis und FM. In

Übereinstimmung damit fanden Aarflot u. Brusgaard (1996) eine hoch signifikante Korrelation von erhöhten Spiegeln von thyroidalen mikrosomalen Antikörpern und chronischen Schmerzsyndromen am Bewegungsapparat einschließlich FM in der norwegischen Bevölkerung. Wilke et al. (1981) fanden bei 8 Patienten mit FM eine Hypothyreose, nach Hormonsubstitution und Euthyreose verloren 6 der Patienten die Symptome der FM. Daraufhin untersuchten Carette u. Lefrancoise (1988) systematisch 100 Patienten mit Hypothyreose auf Symptome von FM, fanden aber lediglich bei 5 Patienten das Vollbild der Erkrankung. Umgekehrt testeten Simons u. Travell (1989) und McCain u. Tilbe (1989) die Blutspiegel der Schilddrüsenhormone bei FM-Patienten und fanden einen Trend zu niedrig normalen Werten für Trijodthyreonin (T_3) und Thyroxin (T_4) bei gleichzeitig niedrigem thyreostimulierendem Hormon (TSH). Ferracioli et al. (1990) fanden bei Patienten mit FM, aber zu einem geringeren Grad auch bei Patienten mit chronischem Rückenschmerz und RA eine reduzierte Antwort von TSH auf das Thyreotropin-Releasinghormon (TRH), korrelierend mit depressiven Symptomen. Neeck u. Riedel (1992) untersuchten ebenfalls die Schilddrüsenfunktion bei FM-Patientinnen im Vergleich zu gesunden Frauen im TRH-TSH-Test mit den Ergebnissen einer reduzierten TSH- und erhöhten Prolaktinantwort. Von den Basalwerten vor Stimulation waren in dieser Studie jene für freies T_4 in der Patientengruppe höher, für freies T_3, Gesamt-T_3, Gesamt-T_4 und TSH dagegen nicht verschieden von der gesunden Kontrollgruppe. Nach Stimulation mit TRH stiegen bei den Gesunden freies T_3 und freies T_4 signifikant an, bei den FM-Patienten dagegen konnte kein Anstieg gefunden werden. Das gleiche Ergebnis fand sich in einer weiteren Studie von Riedel et al. (1998). Vergleichbare Ergebnisse finden sich in Untersuchungen der Funktion der Schilddrüse bei Depressiven (Jackson 1998). So zeigen die meisten Patienten mit Depression erhöhte Basalwerte für T_4 sowie einen reduzierten Anstieg von TSH auf TRH im Vergleich zu Gesunden. Ganz wie bei der oben bereits beschriebenen Sollwertverstellung der HPA-Achse bei Depression scheinen die Verhältnisse bei der Schilddrüsenachse zu sein: Eine erhöhte Aktivität der hypothalamischen CRH-Neurone führt zu einer verstärkten Freisetzung von Somatostatin, was einen hemmenden Einfluss auf die TSH-Bildung in der Hypophyse ausübt und dies hat eine Aktivierung der TRH-Neurone auf der Ebene des Hypothalamus zur Folge. Diese Konstellation erklärt die Befunde sowohl bei Depression als auch bei FM einer reduzierten Antwort von TSH auf TRH mit erhöhter Antwort von Prolactin auf TRH (Gallhofer et al. 1993), da Somatostatin nur die thyreotropen, nicht aber die laktotropen Zellen der Hypophyse in ihrer Reaktivität hemmt. Für die peripheren Hormone ergibt sich das Muster erniedrigter Werte für freies und Gesamt-T_3 bei normalem oder sogar erhöhtem T_4. Dieses Muster ist in der Endokrinologie bekannt als „Low-T_3" oder „sick euthyroid syndrome" und wird als unspezifische Änderung der Schilddrüsenfunktion im Stress sowohl akuter als auch chronischer Erkrankungen beobachtet. Ihm liegt eine Konversionsstörung von T_4 nach T_3 zugrunde, wahrscheinlich durch erhöhtes Cortisol vermittelt (Herrmann et al. 1989).

Growth hormone und Insulin-like growth factor I

Die Sekretion von Wachstumshormon (GH) steht unter der Kontrolle von zwei hypothalamischen Peptiden, dem GH-Releasinghormon (GHRH) und Somatostatin. Die Sekretion wird durch Feedbackmechanismen und neuronal reguliert. Die pulsatile Freisetzung von GH korreliert eng mit dem Phase-4-Schlaf, in dem ca. 80% der Gesamtproduktion über 24 Stunden an diese Schlafphase gekoppelt sind. Als erste untersuchten Bennett et al. (1992) die Spiegel von Somatomedin C oder Insulin-like growth factor I (IGF-I), das in der Leber gebildet unter der Regulation von GH steht und ein Maß für die Produktion von GH über 24 Stunden ist. Benett et al. (1992) fanden erniedrigte Serumspiegel für IGF-I bei FM-Patienten. In Übereinstimmung damit fanden Griep et al. (1994) erniedrigte Spiegel für GH bei FM. Dagegen konnten Jacobson et al. (1996) in ihrem untersuchten Kollektiv keine signifikanten Unterschiede der GH- und IGF-I-Ausscheidung im Urin im Vergleich zu Gesunden finden. Bagge et al. (1998) wiederum sahen eine signifikant erniedrigte GH-Sekretion bei FM. Dies wurde durch Riedel et al. (1998) bestätigt. Sie bestimmten GH nach Stimulation durch GHRH bei FM-Patientinnen im Vergleich zu gesunden Frauen. Zwar fanden sich keine signifikanten Unterschiede basal und in der Stimulation für GH, IGF-I war aber bei der FM-Gruppe signifikant erniedrigt in Übereinstimmung mit den früheren Befunden von Bennett et al. (1992). Leal-Cero et al. (1999) untersuchten über 24 Stunden die GH-Spiegel im Blut, die Antwort von GH auf Stimulation von GHRH sowie die Spiegel von IGF-I und die Bindungsproteine von IGF-I vor und nach Behandlung mit rekombinantem humanem GH bei FM-Patienten. Zusammenfassend fanden sie eine Reduktion der GH-Sekretion bei FM, die durch GH-Behandlung korrigierbar war. Die Antwort von GH auf GHRH war analog den Ergebnissen von Riedel et al. (1998) nicht reduziert im Vergleich zu Gesunden. Die Autoren vermuteten deshalb eine Störung der Regulation von GH auf hypothalamischer Ebene. Dinser et al. (2000) bestimmten die Serumkonzentration von GH nach Stimulation mittels Insulin-induzierter Hypoglykämie. Bei einem Drittel der untersuchten FM-Patienten sahen sie eine reduzierte GH-Antwort. Landis et al. (2001) maßen die Serumkonzentrationen von GH stündlich um 20 Uhr abends beginnend bis morgens um 7 Uhr bei FM im Vergleich zu Gesunden und fanden erniedrigte GH-Spiegel in den frühen Schlafphasen. Eine Erklärung für die reduzierte Sekretion von GH könnten deshalb die Schlafstörungen bei FM-Patienten sein.

Eine weitere Möglichkeit der Erklärung sind die Mechanismen einer erhöhten Sensitivität von FM-Patienten auf stressorische Einflüsse. CRH reguliert als zentrales Stresshormon neben der HPA-Achse auch andere neuroendokrine Systeme. So stimuliert CRH die Somatostatin sezernierenden hypothalamischen und kortikalen Neurone (Peterfreund u. Vale, 1983, Wehrenberg et al. 1990). Hypothalamisches Somatostatin wird in die hypophysealen Portalgefäße sezerniert und dadurch zu den Zellen der Hypophyse transportiert, wo es die Freisetzung von GH hemmt. Die Abnahme von GH im Stress war schon früh durch den Anstieg von Somatostatin vermittelt vermutet worden (Ferland et al. 1976, Terry et al. 1976, Faria et al. 1989). Die vorliegenden Ergebnisse zur GH-Sekretion in Verbindung mit den Ergebnissen zur Funktion der HPA-Achse legen den Schluss einer CRH-vermittelten Zunahme der Somatostatinsekretion als Bindeglied der verschiedenen endokrinen Achsen auch bei FM nahe. Diese zentralen neuroendokrinologischen Veränderungen haben sowohl Auswirkungen auf höhere Zentren des ZNS als auch die Körperperipherie. So sind ausreichende Spiegel von IGF-I die Voraussetzung für den adäquaten Einbau der Aminosäuren in die Muskelzelle und zur Aufrechterhaltung der Muskelhomöostase. Myalgien nach Überlastung („Muskelkater") entstehen durch Mikroverletzungen in der Muskulatur, und es gibt eine Reihe von pathophysiologischen und histomorphologischen Befunden, die nahe legen dass Myalgien bei FM-Patienten unter dem Einfluss des IGF-I-Mangels auch teilweise durch ähnliche Mechanismen verursacht werden (Newham et al. 1986, Edwards et al. 1988, Jacobson et al. 1991, Jacobson 1998).

Parathormon, Calcitonin und Calcium

Neeck u. Riedel (1992) untersuchten erstmals die Serumspiegel von Calcium und der das Calcium regulierenden Hormone bei FM-Patienten im Vergleich zu Gesunden. Dabei zeigte sich stringent eine hoch signifikante Erniedrigung des gesamten und des freien Calciums. Calcitonin war bei den meisten Patienten nicht messbar und Parathormon im oberen Normbereich, allerdings im Unterschied zum Calcitonin statistisch nicht signifikant verschieden von der gesunden Kontrollgruppe. Diese Ergebnisse wurden in einer späteren Studie von Samborski et al. (1996) bestätigt. Vitamin-D-Spiegel wurden bislang bei FM-Patienten nicht untersucht. Bessette et al. (1998) behandelten Patienten mit FM mittels subkutaner Injektionen von Lachscalcitonin. 11 Patienten erhielten über 4 Wochen täglich 100 IU Lachscalcitonin bzw. isotonische Kochsalzlösung. Keine der überprüften Ausgangsparameter zeigten unter der Therapie Effekte, die denen unter Plazebo überlegen waren.

Die Ursachen der Hypokalzämie bei FM sind bislang unklar. Eine Hemmung der Calciumresorption und vermehrte Calciumausscheidung durch erhöhte Cortisolspiegel ist bekannt und könnte eine Ursache sein. Eine Hypothyreose ist mit Hypokalzämie verbunden und die Hormonsubstitution führt zur Normalisierung der Calciumspiegel. Eine kombinierte Störung der HPA-Achse und der Schilddrüsenachse könnte deshalb für die Hypokalzämie bei FM verantwortlich sein.

Pathophysiologisch ist die Hypokalzämie für die FM bedeutsam. Denn unter einer Hypokalzämie kommt es nicht nur zu psychischen Symptomen, sondern auch muskuläre Veränderungen wie reduzierte Kontraktionskraft bei ungenügender Fähigkeit zur Relaxation bei FM (Elert et al.) können dadurch erklärt werden.

Endorphine, Enkephalien und andere Neuromediatoren

Endogene Opiate, messbar im Plasma und Liquor, werden im Stress vermehrt gebildet, vor allem wenn der Stress mit Schmerz vergesellschaftet ist. Der Frage, ob die Hyperalgesie bei FM durch erniedrigte Spiegel von Endorphinen und Enkephalinen verursacht wird, gingen die Gruppen Hamaty et al. (1989) durch Messungen im Plasma und Værøy et al. (1991) im Liquor nach. Beide Gruppen fanden eher erhöhte bis normale Spiegel für Endorphine und Enkephaline bei FM. Anderberg et al. (1998) untersuchten die Blutspiegel von Nociceptin bei FM-Patientinnen. Tierexperimentelle Befunde sprechen für eine analgetische Wirkung des Neuropeptids Nociceptin. Die Ergebnisse zeigten erniedrigte Werte bei FM-Patientinnen im Vergleich zu gesunden Frauen. Messungen zu verschiedenen Zeitpunkten des Zyklus ergaben vor allem ein Absinken der Nociceptinspiegel während der Lutealphase bei den FM-Patientinnen. Die Autoren vermuten deshalb einen steuernden Einfluss von Sexualsteroiden und Stresshormonen auf die Sekretion von Nociceptin. Substanz P ist eine wichtige algetische Substanz sowohl peripher als auch zentral. Insgesamt wurden erhöhte Werte im Serum (Samborski et al. 1996, Schwarz et al. 1999) und im Liquor (Værøy et al. 1988) bei FM gemessen. Als eine mögliche Ursache der Hyperalgesie bei FM werden deshalb erhöhte Konzentrationen von Substanz P vermutet. Oxytocin ist ein Neuropeptid mit antinozizeptiver, aber auch anxiolytischer und antidepressiver Wirkung. Anderberg u. Uvnas-Moberg (2000) fanden erniedrigte Blutspiegel bei FM-Patientinnen, die mit dem Grad der Depression korrelierten.

Sexualhormone

Chronischer Stress führt häufig zur Hemmung des luteotropen Hormons (LH) (Metzger et al. 1997). Dabei hemmt CRH über verschiedene Mechanismen LH, u.a. mediiert über endogene Opiate (Frias et al. 1997, Roozendaal et al. 1997, Van Vugt et al. 1997). Auch Prolactin, das bei FM vermehrt gebildet wird, hemmt die pulsatile Sekretion von LH-Releasinghormon (LHRH). Im Kontext des oben Gesagten müssten bei FM-Patientinnen deshalb erniedrigte Sexualsteroide nachweisbar sein. Obwohl im Verhälnis von etwa 7:1 häufiger Frauen von FM betroffen sind, gibt es erstaunlich wenige Untersuchungen zu diesem Thema. Riedel et al. (1998) untersuchten eine kleine Gruppe von 6 menstruierenden Frauen mit FM gegen eine gesunde Kontrollgruppe altersmäßig und im Body-Mass-Index vergleichbar, synchronisiert im Zyklus jeweils in der Follikelphase. Die Autoren fanden tatsächlich eine signifikante Reduktion der Östrogene bei erhöhtem follikelstimulierendem Hormon (FSH) in der FM-Gruppe. Intravenöse Injektion von LHRH führte bei den FM-Patientinnen nicht zu einem Anstieg von LH, der aber bei den Gesunden signifikant nachweisbar war. FSH stieg nach LHRH-Stimulation in der FM-Gruppe dagegen deutlicher an. Im Unterschied zu diesen Befunden konnten Korzun et al. (2000) keine Abweichungen bezüglich FSH und LH bei Patientinnen mit FM feststellen.

Es ist eine geläufige klinische Beobachtung, dass Stress zu einer Dysfunktion der Achse Hypothalamus-Hypophyse-Gonaden führen kann, und es ist durch zahlreiche experimentelle Befunde zunehmend evident, dass CRH als zentrales Peptid in der Koordination der Stressantwort sowohl indirekt als auch direkt die Gonadenfunktion hemmen kann.

Neuroendokrines pathogenetisches Gesamtkonzept – Fibromyalgie als Stresserkrankung

In der Gesamtschau der referierten endokrinen und neuroendokrinen Befunde ergeben sich starke Argumente für einen zentralen Pathomechanismus einer Überaktivität von hypothalamischen CRH-Neuronen bei FM. Diese Überaktivität ist eine Folge von chronischem Stress, verursacht durch Hyperalgesie im schmerzverarbeitenden System und vermittelt über synaptische Verbindungen des serotoninergen Systems. Die primäre Ursache der

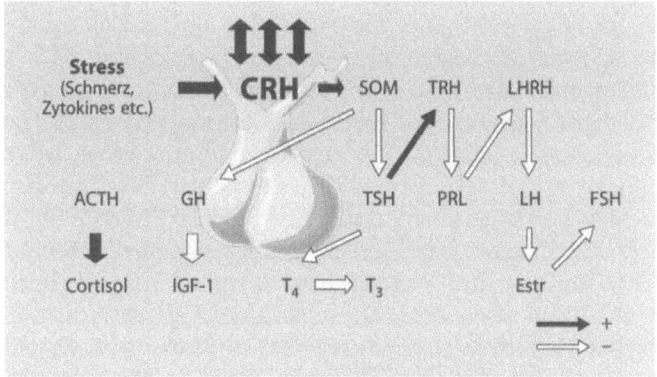

Abb. 4.10. Hypothetisches Modell CRH-gesteuerter hypothalamisch-hypophysärer Interaktionen bei Fibromyalgie als chronische Stressreaktion. Chronische Aktivierung von CRH-Neuronen im Hypothalamus über stressorische Einflüsse oder durch Sollwertverstellung des Regelkreises der HPA-Achse führt zur vermehrten hypothalamischen Sekretion von Somatostatin, was die hypophysäre Sekretion von GH und TSH hemmt. U.a. das vermehrt gebildete Prolactin hemmt seinerseits die Gonadenachse. Das Modell bildet nur einen Teil der bekannten und möglichen Interaktionen ab. Die Auswirkungen auf die peripheren Drüsen bewirken eine relative Aktivierung der HPA-Achse und Inaktivierungen der Achse GH-IGF-I, der Schilddrüsenachse und der Gonadenachse mit der Ausprägung einer Vielzahl von autonomen Dysfunktionen, die das klinische Bild der Fibromyalgie prägen. Die Interaktion von CRH-Neuronen mit höheren Zentren des ZNS erfolgt über die CRH-Rezeptoren und erhält selbst synaptischen Input z.B. aus dem serotoninergen System. Dazu bestehen Interaktionen weiterer Hormone mit dem Gehirn über entsprechende Rezeptoren, so des Cortisols über den im ZNS ubiquitär verteilten Glucocorticoidrezeptor (nicht dargestellt). Diese Interaktionen bilden die neurobiologische Grundlage der psychischen Symptome bei Fibromyalgie.

Hyperalgesie ist unbekannt. Nicht auszuschließen ist allerdings auch die Möglichkeit einer bidirektionalen Beeinflussung zwischen CRH-Neuronen und serotoninergem System. Eine Sollwertverstellung der CRH-Neurone selbst könnte dann zur Hyperalgesie führen und die FM wäre dann eine Variante einer Erkrankung des Stresssystems des Menschen. Im akuten Stress mit akutem Schmerz hat CRH starke analgetische Eigenschaften sowohl zentral als auch im entzündeten oder verletzten Gewebe (Lariviere u. Melzack 2000). Eine chronische Überaktivität der CRH-Neurone führt jedoch zu einer dauerhaften Sollwertverstellung der verschiedenen hormonellen Achsen (Abb. 4.10). Suppression der Schilddrüsenachse, der Achse GH-IGF-I, der Gonadenachse und die Hypokalzämie erklären zahlreiche psychische und periphere Symptome bei FM neben der Hyperalgesie. Auffallend ist die Parallelität zahlreicher endokriner Befunde bei FM und der Depression (Gold et al. 1988). Daraus zu schließen, dass die FM eine Variante der Depression ist, greift allerdings nicht, da die psychiatrischen Untersuchungen von FM-Kranken allenfalls eine leichte Depression bei FM ergeben und umgekehrt der Schmerz kein obligates Symptom der Depression ist. Möglicherweise ist die Überaktivität der CRH-Neurone eine übergeordnete Störung, die verschiedene Ausprägungen finden kann, so die FM oder die Depression. Danach wäre eine vermehrte Cortisolsekretion nicht die Folge der Erkrankung, sondern ihre Ursache (Neeck et al. 1990, Stenzel-Poore et al. 1994). Die Gründe dieser Sollwertverstellung könnten auf der Rezeptorebene liegen. Eine reduzierte Funktion oder Konzentration des Glucocorticoidrezeptors würde eine Abnahme der Feedbackwirkung des Cortisols bedeuten und damit die Überaktivität der CRH-Neurone erklären. Einen Beweis dafür gibt es allerdings bislang nicht. Jedoch zeigen tierexperimentelle Befunde, dass die Ausschaltung des Glucocorticoidrezeptors im Gehirn bei Mäusen die Angst vermindert (Tronche et al. 1999). Eine weitere Möglichkeit legen andere tierexperimentelle Befunde nahe: Auch der CRH-Rezeptor im Gehirn scheint zentral für die Vermittlung von Stress zu sein (Timpl et al. 1998, Ho et al. 2001). Bei Ausschaltung dieses Rezeptors zeigen Versuchstiere in stressorischen Situationen ebenfalls weniger Angst. Insgesamt ist es deshalb nicht unwahrscheinlich, dass die FM analog zu anderen Stresserkrankungen einschließlich der Depression durch Sollwertverstellungen der Feedbackmechanismen zwischen Peripherie, Hypophyse und Hirnstamm bedingt sind, wobei Änderungen in Rezeptorkonzentrationen eine bedeutende Rolle spielen.

Literatur

Aarflot T, Bruusgaard D (1996) Association between chronic widespread musculoskeletal complaints and thyroid autoimmunity. Results from a community survey. Scand J Prim Health Care 14:111-115

Adler KG, Kinsley BT, Hurwitz S, Mossey CJ, Goldenberg DL (1999) Reduced hypothalamic-pituitary and sympathoadrenal responses to hypoglycemia in women with fibromyalgia syndrome. Am J Med 106:534-543

Anderberg UM, Liu Z, Berglund L, Nyberg F (1999) Elevated plasma levels of neuropeptide Y in female fibromyalgia patients. Eur J Pain 3:19-30

Anderberg UM, Uvas-Moberg K (2000) Plasma oxytocin levels in female fibromyalgia syndrome patients. Z Rheumatol 59:373-379

Bagge E, Bengtsson BA, Carlsson L, Carlsson J (1998) Low growth hormone secretion in patients with fibromyalgie - a preliminary report on 10 patients and 10 controls. J Rheumatol 25:145-148

Becker KL, Ferguson RH, McConahey WM (1963) The connective tissue disease and symptoms associated with Hashimoto's thyroiditis. New Engl J Med 268:275-280

Bennett RM, Clark SR, Campbell SM, Burckhardt C (1992) Low levels of somatomedin C in patients with the fibromyalgia syndrome. A possible link between sleep and muscel pain. Arthritis and Rheumatism 35:1113-1116

Bennett RM, Cook DM, Clark SR, Burckhardt CS, Campbell SM (1997) Hypothalamic-pituitary-insulin-like growth factor-I axis dysfunction in patients with fibromyalgia. J Rheumatol 24:1384-1389

Bessette L, Carette S, Fossel AH, Lew RA (1998) A placebo controlled crossover trial of subcutaneous salmon calcitonin in the treatment of patients with fibromyalgia. Scand J Rheumatol 27:112-116

Buchwald D, Umali J, Stene M (1996) Insulin-like growth factor-I (somatomedin C) levels in chronic fatique syndrome and fibromyalgia. J Rheumatol 23:739-742

Carette S, Lefrancois L (1988) Fibrositis and primary hypothyroidism. J Rheumatol 15:1418-1421

Crofford LJ, Pillemer SR, Kalogeras KT et al (1993) Pertubations of hypothalamic-pituitary-adrenal axis function in patients with fibromyalgia. Arthritis Rheum 36 (Suppl 9):220

Dinser R, Halama T, Hoffmann S (2000) Stringent endocrinological testing reveals subnormal growth hormone secretion in some patients with fibromyalgia syndrome but rarely severe growth hormone deficiency. J Rheumatol 27:2482-2488

Edwards RHT (1988) Hypotheses of peripheral and central mechanisms underlying occupational muscle pain and injury. Eur J Appl Physiol 57:275-281

Ferraccioli G, Cavalierei F, Salaffi R et al (1990) Neuroendocrinologic findings in primary fibromyalgia and in other rheumatic conditions. J Rheumatol 17:689-873

Ferraccioli G, Guerra P, Rizzi V, Baraldo M, Salaffi F, Furlanut M, Bartoli E (1994) Somatomedin C (insulin-like growth factor 1) levels decrease during acute changes of stress related hormones. Relevance for fibromyalgia. J Rheumatol 21:1332-1334

Griep EN, Boersma JW, de Kloet ER (1993) Altered reactivity of the hypothalamic-pituitary-adrenal axis in the primary fibromyalgia syndrome. J Rheumatol 20:469-474

Griep EN, Boersma JW, de Kloet ER (1994) Pituitary release of growth hormone and prolactin in the primary fibromyalgia syndrome. J Rheumatol 21:2125-2130

Hamaty D, Valentine JL, Howard R et al (1989) The plasma endorphin, prostaglandin and catecholamine profile of patients with fibrositis treated with cyclobenzaprine and placebo: a 5-month study. J Rheumatol 16 (Suppl 19):164–168

Herrmann F, Hambsch K, Sorger D et al (1989) Low-T3-Syndrom und chronisch-entzündlicher Rheumatismus. Z Ges Inn Med 44:513–518

Ho SP, Takahashi LK, Livanov V, Spencer K, Lesher T, Maciag C, Smith MA, Rohrbach KW, Hartig PR, Arneric SP (2001) Attenuation of fear conditioning by antisense inhibition of brain corticotropin releasing factor-2 receptor. Brain Res Mol Brain Res 89:29–40

Höcherl K, Färber L, Ladenburger S, Vosshage D, Stratz T, Müller W, Grobecker H (2000) Effect of tropisetron on circulating catecholamines and other putative biochemical markers in serum of patients with fibromyalgia. Scand J Rheumatol (Suppl) 113:46–48

Jackson IM (1998) The thyroid axis and depression. Thyroid 8:951–956

Jacobsen S, Danneskiold-Samsøe B, Anderson RB (1991) Oral S-adenosylmethionine in primary fibromyalgia: Bouble-blind clinical evaluation. Scand J Rheumatol 20:294–302

Jacobsen S, Main K, Danneskiold-Samsøe B, Skakkebaek NE (1996) A controlled study on serum insulin-like growth factor-I and urinary excretion of growth hormone in fibromyalgia. J Rheumatol 23:194

Korszun A, Sackett-Lundeen L, Papadopoulos E, Bruecksch C, Masterson L, Engelberg NC, Haus E, Demitrack MA, Crofford L (1999) Melatonin levels in women with fibromyalgia and chronic fatique syndrome. J Rheumatol 26:2675–2680

Landis CA, Lentz MJ, Rothermel J, Riffle SC, Chapman D, Buchwald D, Shaver JL (2001) Decreased nocturnal levels of prolactin and growth hormone in women with fibromyalgia. J Clin Endocrinol Metab 86:1672–1678

Lariviere WR, Melzack R (2000) The role of corticotropin-releasing factor in pain and anagesia. Pain 84:1–12

Leal-Cerro A, Provedano J, Astorga R, Gonzalez M, Silva H, Garcia-Pesquera F, Casanueva FF, Dieguez C (1999) The growth hormone (GH)-releasing hormone-GH-insulin-like growth factor-1 axis in patients with fibromyalgia syndrome. J Clin Endocrinol Metab 84:3378–3381

McCain GA, Tilbe KS (1989) Diurnal hormone variation in fibromyalgia syndrome: a comparison with rheumatoid arthritis. J Rheumatol 16 (Suppl 19):154–157

McCleery JM, Goodwin GM (2001) High and low neuroticism predict different cortisol responses to the combined dexamethasone-CRH test. Biol Psychiatry 49:410–415

Moldofsky H (1982) Rheumatic pain modulation syndromes (1982) The interrelationships between sleep, central nervous system, serotonin and pain. Advanc Neurol 33: 51–57

Neeck G, Riedel W (1992) Thyroid function in patients with fibromyalgia syndrome. J Rheumatol 19:1120–1122

Neeck G (1998) From the fibromyalgia challenge toward a new bio-psycho-social model of rheumatic diseases. Z Rheumatol 57 (Suppl 2):A13–16

Newham DJ, Jones DA, Tolfree SE, Adwards RHT (1986) Skeletal muscle damage: a study of isotope uptake, enzyme efflux and pain after stepping. Europ J Appl Physiol 55:106–112

Riedel W, Layka H, Neeck G (1998) Secretory pattern of GH, TSH, thyroid hormones, ACTH, cortisol, FSH, and LH in patients with fibromyalgia syndrome following systemic injection of the relevant hypothalamic-releasing hormones. Z Rheumatol 57 (Suppl 2):81-87

Russell IH, Bowden CL, Michalek J, et al (1987) Imipramine receptor density on plateless of patients with fibrositis syndrome: Correlation with disease severity and response to therapy. Arthritis Rheum 30:63

Russell, IH (1989) Neurohormonal aspects of fibromyalgia syndrome: Rheum Dis Clin N Amer 15:149-168

Russell IH, Michalek JE, Vipraio GA, et al (1992) Platelet ^{3}h-imipramine uptake receptor density and serum serotonin levels in patients with fibromyalgia/fibrositis syndrome. J Rheumatol 19:104-109

Samborski W, Stratz T, Schochat T, Mennet P, Müller W (1996) Biochemische Veränderungen bei der Fibromyalgie. Z Rheumatol 55:168-173

Schwarz MJ, Späth M, Müller-Bardorff H, Pongratz DE, Bondy B, Ackenheil M (1999) Relationship of substance P, 5-hydroxyindole acetic acid and tryptophan in serum of fibromyalgia patients. Neurosci Lett 6:196-198

Selye H: The Physiology and Pathology of Exposure to Stress. Acta, Inc. Medical Publishers, Montreal (Canada)

Simons DG, Travell JG (1989) Myofascial pain syndromes, perpetuating factors. In: Wall PD, Malzak R (ed) Textbook of Pain. Churchill Livingstone, Edinburgh, pp 368-385

Torpy DJ, Papanicolaou DA, Lotsikas AJ, Wilder RL, Chrousos GP, Pillemer SR (2000) Responses of the sympathetic nervous system and the hypothalamic-pituitary-adrenal axis to interleukin-6: a pilot study in fibromyalgia. Arthritis Rheum 43:872-880

Tronche F, Kellendonk C, Kretz O, Gass P, Anlag K, Orban PC, Bock R, Klein R, Schütz G (1999) Disruption of the glucocorticoid receptor gene in the nervous system results in reduced anxiety. Nat Genet 23:99-103

van Denderen JC, Boersma JW, Zeinstra P, et al (1992) Physiological effects of exhaustive physical exercise in primary fibromyalgia syndrome (PFS): is PFS a disorder of neuroendocrine reactivity? Scand J Rheumatol 21:35-37

Værøy H, Helle R, Oestein F, Käss E, Terenius L (1989) Elevated CSF levels of substance P and high incidence of Raynaud phenomenon in patients with fibromyalgia: new features for diagnosis. Pain 32:21-26

Værøy H, Nyberg F, Terenius L (1991) No evidence for endorphin deficiency in fibromyalgia following investigation of cerebrospinal fluid (CSF) synorphin A and Met-enkephalin-Arg6-Phe7. Pain 46:139-143

Wilke WS, Sheeler LR, Makaronsky WS (1981) Hypothyroidism with presenting symptoms of fibrositis. J Rheumatol 8:6267-6331

Wolfe F, Anderson J, Harkness D, Bennett RM, Caro XJ, Goldenberg DL, et al (1997) A prospective, longitudinal, multicenter study of service utilization and costs in fibromyalgia (see comments). Arthritis Rheum 40:1560-1570

Störung der zentralen Schmerz- und Stressverarbeitung bei Fibromyalgie

U. T. EGLE und M.-L. ECKER-EGLE

Psychosomatische Aspekte bei Weichteilrheuma werden schon seit rund 50 Jahren diskutiert. Bis Anfang der 80er Jahre standen dabei vor allem psychoanalytisch geprägte Konzepte im Vordergrund, die explizit oder implizit ein konversionsneurotisches Geschehen zugrunde legten. Das Ausmaß der dabei hypostasierten Ausdruckshaltigkeit der multilokulären Schmerzsymptomatik wurde meist nur durch die Phantasiefähigkeit des Untersuchers begrenzt. Dem schloss sich dann in den 80er Jahren eine empirische Forschungsphase mit psychometrischen Fragebogenerhebungen an, in der vor allem Persönlichkeitsmerkmale, kritische Lebensereignisse, Krankheitsverarbeitung sowie Angst und Depression im Mittelpunkt wissenschaftlicher Studien standen. Durch die Enttabuisierung des sexuellen Missbrauchs von Kindern ab Mitte der 80er Jahre und unter dem Eindruck der vor allem in den USA relativ hohen Raten psychosexueller Traumatisierung wurde auch bei Fibromyalgiepatienten die Bedeutung solch früher Stresserfahrungen untersucht. Zeitlich parallel entwickelte sich in den 90er Jahren, die in den USA forschungsstrategisch zur Dekade der Hirnforschung mit entsprechender finanzieller Förderung ausgerufen wurden, ein rasch zunehmender Erkenntnisgewinn hinsichtlich zentraler Verarbeitungs- und Steuerungsmechanismen in den verschiedenen kortikalen und subkortikalen Strukturen. Dies eröffnet auch neue Möglichkeiten für ein psychosomatisches bzw. biopsychosoziales Verständnis der Fibromyalgie. Viele der zuvor eher unverbunden nebeneinander stehenden wissenschaftlichen Erkenntnisse der verschiedenen fachspezifischen Forschungsansätze können dadurch miteinander in Verbindung gebracht werden, sodass mosaikartig sukzessiv ein neues Bild vor allem hinsichtlich der Pathogenese dieses facettenreichen Syndroms entsteht. Dies soll im Folgenden in der vorgegebenen Kürze skizziert werden.

Stressverarbeitungssystem

Unter Stress versteht man den Zustand einer bedrohten biologischen Homöostase des Körpers (Chrousos u. Gold 1992). Ist die biologische Homöostase bedroht, werden genetisch determinierte neuronale, hormonelle und Verhaltensprogramme, die als „Stresssystem" zusammengefasst werden, mit dem Ziel aktiviert, sie wieder herzustellen. Eine Aktivierung dieser Programme kann sowohl durch körperliche Schädigungen (biologischer Stress) wie durch psychosoziale Belastungen (psychosozialer Stress) – vor allem wenn letztere die individuell zur Verfügung stehenden Bewältigungsmöglichkeiten überfordern – aktiviert werden. Diese phylogenetisch determinierten Stressbewältigungsprogramme können durch frühe Stresserfahrungen ontogenetisch modifiziert werden. Dies konnte vor allem von den Arbeitsgruppen um Hofer (Hofer 1994) und Meaney (z. B. Meaney et al. 1993) belegt werden.

Hofer (1994) konnte bei seinen tierexperimentellen Untersuchungen an Rattenbabys zeigen, dass eine 15-tägige Trennung von der Mutter – ein Tag bei Ratten entspricht 1–2 Monaten bei Menschenbabys – als Stressor zu weit reichenden Veränderungen in einer Reihe physiologischer Parameter führt. So kam es z. B. zu einem Abfall der Catecholamine, der Synthese von Proteinen und Nukleoproteinen, einer reduzierten Herz- und Atmungsaktivität von etwa 30%, einer reduzierten Bildung und Ausschüttung von Wachstumshormonen sowie der für die Hirnreifung wichtigen Ornithin-Decarboxylase, Beeinträchtigung des Schlafs sowie einer insgesamt erhöhten motorischen Aktivierung. All diese Veränderungen waren nach Rückkehr zur Mutter weitgehend irreversibel. Umgekehrt konnten Meaney et al. (1988) zeigen, dass ein besonderes Maß an Körperkontakt und Streicheln in der ersten Zeit nach der Geburt bei Ratten im späteren Leben zu einer wesentlichen Dämpfung der Stressantwort führt. Die Studien belegen, dass die frühe Umgebung die Sensitivität und Effizienz bestimmter neuroendokriner Systeme verstärken und damit die Antwort auf Stimuli, welche die Homöostase bedrohen, verbessern kann (Meaney et al. 1993, Caldji et al. 1998).

Hypophysen-Nebennierenrinden(HPA-)- und Locus-coeruleus-Norepinephrin(LC-NE-)-Achse sind die beiden zentralen Säulen des Stressverarbeitungssystems (Chrousos u. Gold 1992). Beide Systeme werden ganz wesentlich durch Corticotropin-Releasinghormon (CRH), das vor allem im Hypothalamus und der Amygdala, aber auch in anderen Bereichen des Gehirns gebildet wird, stimuliert. Aufgabe beider Systeme ist es, die körperlichen Voraussetzungen für eine adäquate Stressantwort zu schaffen und darüber die biologische Homöostase wieder herzustellen. Dazu ist zunächst ganz wesentlich die Bereitstellung von Energie, d. h. vor allem Glucosemobilisierung, für eine schnelle Stressantwort erforderlich. Mit Hilfe einer erhöhten kardiovaskulären Reaktion (Puls, Blutdruck) und einer verstärkten Atmung werden vermehrt Sauerstoff und Nährstoffe ins ZNS und zur aktivierten Körperregion transportiert. Darüber hinaus erfolgt eine Hemmung des Wachstums- und des Fortpflanzungssystems sowie eine Stabilisierung von Entzündungs- bzw. Immunreaktion. Neben dieser körperlichen Anpassungsreaktion kommt es auch zu einer psychischen: Es besteht eine erhöhte Alarmbereitschaft (arousal, alertness) mit fokussierter Aufmerksamkeit. Dazu erfolgt eine akute Öffnung adaptiver und gleichzeitige Hemmung nicht adaptiver neuronaler Verbindungen, unter anderem auch eine Supprimierung von Nahrungs- und Fortpflanzungsverhalten. Sowohl die körperliche als auch die psychische Anpassungsreaktion bei Stress besteht in einem zweiten Schritt in einer Stabilisierung, d. h. der Dämpfung einer überschießenden Stressreaktion (Chrousos u. Gold 1992). Auslöser solcher Stressreaktionen können sowohl biologische (z. B. Verletzungen) als auch psychosoziale Stressoren sein. Die Aktivierung des Stressverarbeitungssystems infolge auf periphere Körpersysteme einwirkender biologischer Stressoren erfolgt vor allem über die Bildung von Zytokinen (Interleukin-1 bzw. -6, γ-Interferon, Tumornekrosefaktor).

Bei der Stressverarbeitung werden drei Dimensionen unterschieden (Lewis 1992):

- Die Stressschwelle (threshold) entscheidet über die Stressreaktion in Abhängigkeit vom Ausmaß des Stressors.
- Die Stressdämpfung (dampening) beinhaltet die individuelle Fähigkeit, eine Stressreaktion bei Erreichen der Schwelle zu stoppen.
- Stressreaktivierung (reactivation) definiert das Ausmaß einer erneuten Erregung nach zunächst erfolgter Dämpfung der Stressreaktion.

In den letzten Jahren konnten die skizzierten tierexperimentellen Befunde auf den Menschen übertragen und gezeigt werden, dass eine in den ersten 18 Lebensmonaten durch die Reaktion der Hauptbezugsperson determinierte sichere bzw. unsichere Bindung schon bei Säuglingen und Kleinkindern mit einer besseren bzw. schlechteren Stressverarbeitung einhergeht. Bedeutsam für die frühe Entwicklung und die in dieser Zeit durch Umwelteinflüsse stattfindende Dämpfung der Stressreaktion ist ganz offensichtlich, dass neue Stimuli im Hinblick auf das Entwicklungsstadium des Säuglings bzw. Kleinkindes adäquat präsentiert werden, d.h. „save, nurturing, predictable, repetitive and gradual" (Perry u. Pollard 1998).

Trifft das biologisch determinierte Bindungsbedürfnis des Neugeborenen auf eine responsive Mimik der Mutter und insgesamt mütterliche Verfügbarkeit und Feinfühligkeit, so aktiviert dies nach den Ergebnissen psychobiologischer Studien dopaminerge Fasern im Hirnstamm. Es kommt zu einer Ausschüttung von Endorphinen, die den Säugling soziale Interaktion und soziale Affekte als angenehm erleben lässt. Darüber entwickelt sich ein sicheres Bindungsverhalten, das das Gehirn (vor allem Hippocampus und orbitaler Cortex praefrontalis) vor Schädigungen als Folge überschießender Stresshormonausschüttungen schützt. Auf diesem Weg führt eine sichere Bindung also zu einer Erhöhung der Stressschwelle und einer Dämpfung der Stressantwort über HPA- und LC-NE-Achse. Das Ergebnis ist eine lebenslang bessere kognitive wie affektive Stressbewältigung (Davidson 1994, Gunnar et al. 1996, Gunnar 1998).

Unsicheres Bindungsverhalten bzw. ungünstige Beziehungsschemata entwickeln sich dann, wenn entweder die Bezugsperson nicht erreicht werden kann, d.h., die primäre Bezugsperson konsistent nicht zugänglich ist, sich inkonsistent-unvorhersehbar verhält, oder wenn seitens der Hauptbezugsperson eine mangelnde Empathie in die primären Bedürfnisse des Säuglings besteht. In diesem sensiblen Entwicklungs„zeitfenster" überfordert dies die Bewältigungsmöglichkeiten des Säuglings und stellt damit einen frühen Stressor dar, der im Sinne der oben skizzierten psychobiologischen Kaskade dann lebenslang zu einer Einschränkung in der Stressverarbeitung führt.

Doch auch nach dieser frühen, besonders vulnerablen Entwicklungsphase kann das (kumulative) Einwirken biologischer oder psychosozialer Belastungsfaktoren in der Kindheit – über eine fehlende Hemmung von CRH-

Ausschüttung und HPA-Achse infolge glucocorticoidbedingter Schädigung des Hippokampus – eine erhöhte Stressvulnerabiltät im Erwachsenenalter bewirken (McEwen 1999). Heim et al. (2000) konnten zeigen, dass bei in der Kindheit sexuell oder physisch traumatisierten Frauen lebenslang eine vermutlich durch eine CRH-Hypersekretion bedingte Hyperreaktivität von HPA- wie LC-NE-Achse besteht, die bei Einwirken von biologischem oder psychosozialem Stress im Erwachsenenalter zu psychopathologischen Störungen disponiert. Die diesbezüglich in prospektiven Langzeitstudien wissenschaftlich gesicherten Kindheitsbelastungsfaktoren sind in Tabelle 4.5 aufgelistet (Egle et al. 2002a). Neben den psychobiologischen Auswirkungen sind auch verhaltensbezogene Konsequenzen, vor allem sog. Risikoverhaltensweisen, als Mediatoren für die Langzeitfolgen im Erwachsenenalter verantwortlich. Zwischen den psychobiologischen und den verhaltensbezogenen Auswirkungen kommt es biografisch im Sinn spiralartiger Prozesse zu Wechselwirkungen (biopsychosoziales Vulnerabilitätsmodell), die dann das Ausmaß der Vulnerabilität für Angst, Depression, Somatisierung,

Tabelle 4.5. Empirisch gesicherte Risikofaktoren mit potenziellen Langzeitfolgen

- Niedriger soziökonomischer Status
- Schlechte Schulbildung der Eltern
- Arbeitslosigkeit
- Große Familien und sehr wenig Wohnraum
- Kontakte mit Einrichtungen der „sozialen Kontrolle" (z. B. Jugendamt)
- Kriminalität oder Dissozialität eines Elternteils
- Chronische Disharmonie in der Primärfamilie
- Mütterliche Berufstätigkeit im ersten Lebensjahr
- Unsicheres Bindungsverhalten nach 12./18. Lebensmonat
- Psychische Störungen der Mutter/des Vaters
- Schwere körperliche Erkrankungen der Mutter/des Vaters
- Chronisch kranke Geschwister
- Alleinerziehende Mutter
- Autoritäres väterliches Verhalten
- Verlust der Mutter
- Längere Trennung von den Eltern in den ersten 7 Lebensjahren
- Anhaltende Auseinandersetzungen infolge Scheidung bzw. Trennung der Eltern
- Häufig wechselnde frühe Beziehungen
- Sexueller und/oder aggressiver Missbrauch
- Schlechte Kontakte zu Gleichaltrigen in der Schule
- Altersabstand zum nächsten Geschwister < 18 Monate
- Hohe Risikogesamtbelastung
- Jungen vulnerabler als Mädchen

aber auch für koronare Herzerkrankung, Schlaganfall, Diabetes, Virushepatitis oder Gewaltverhalten und Kriminalität im Erwachsenenalter determinieren (Egle et al. 2002b). Die Entwicklung multipler körperlicher Beschwerden (Somatisierung) erfolgt über die CRH-bedingte Aktivierung des LC-NE-Systems.

Schmerzempfinden und frühe Stresserfahrungen

Scarinci et al. (1994) konnten experimentell zeigen, dass die Schmerzschwelle bei in der Kindheit psychisch traumatisierten Frauen im Vergleich zu nicht traumatisierten deutlich herabgesetzt ist. Wie sehr frühe Schmerzerfahrungen das spätere Schmerzerleben und -verhalten prägen, konnte in einer Studie bei Jungen über die Auswirkungen von Beschneidungen im ersten Lebensjahr mit und ohne Narkose und der Schmerzwahrnehmung bei einer Impfung im zeitlichen Kontext der Einschulung eindrucksvoll belegt werden (Taddio et al. 1997).

Diese empirischen Befunde lassen sich heute auf dem Hintergrund neuerer psychobiologischer Erkenntnisse über die bei der zentralen Schmerzverarbeitung beteiligten Mechanismen besser einordnen (McDonald 1998, Price 2000). Nozizeptive Impulse aus der Körperperipherie erreichen die zugehörigen Areale des somatosensorischen Kortex. Von dort gibt es neuronale Verbindungen zur Amygdala, die eine zentrale Funktion in der Verarbeitung biologischer wie psychosozialer Stressoren hat und – in Zusammenarbeit mit Bereichen des Hippokampus – auch eine Art „Stressgedächtnis" darstellt (LeDoux 2000). Frühe Schmerzerfahrungen werden darüber als Stress gespeichert und später vermutlich wieder getriggert, wenn der Betreffende biologischem oder psychosozialem Stress ausgesetzt ist. Ein spezifischer nozizeptiver Input ist peripher dafür dann nicht mehr erforderlich. So lässt sich heute die Entwicklung einer somatoformen Schmerzstörung psychobiologisch erklären. Eine erhöhte CRH-Sekretion bedingt jedoch nicht nur die Aktivierung von HPA- und LC-NE-Achse, sondern ist auch für die Auslösung von Affekten (Angst, Depression) verantwortlich (Heim et al. 2001).

Eine erhöhte Rezeptorbindung von CRH erfolgt im Nucleus raphe und bewirkt dort eine reduzierte Aktivität serotonerger Neuronen (Ladd et al. 1996). Neben Rückwirkungen auf den orbitalen Cortex praefrontalis hat dies auch Auswirkungen auf die Funktion des deszendierenden antinozizeptiven Systems. Die periphere Schmerzsensibilität wird erhöht, d. h., es kommt zu einem verstärkten Schmerzempfinden. Die hemmenden deszendierenden Bahnen haben ihren Ursprung im periaquäduktalen Höhlengrau (PAG) im Mittelhirn und deszendieren zum Nucleus raphe und anderen Kernen im rostralen Teil der Medulla. Von Neuronen in der rostralen Medulla ist bekannt, dass sie Faserverzweigungen zu zahlreichen spinalen Segmenten aufweisen und damit das Schmerzempfinden in weiten Teilen des Körpers verändern können. Die inhibitorische Wirkung kann durch Neurone, die Endorphin oder Enkephalin als Transmitter verwenden, oder auch durch Einflüsse aus höher gelegenen Zentren, wie z. B. dem Hypothalamus und dem Cortex praefrontalis, verstärkt werden. Über diese Verbindung können psychische Faktoren und psychologische Prozesse, z. B. Aufmerksamkeit, Angst und Depression, auf die periphere Schmerzsensiblilität Einfluss nehmen (Behbehani 1995, Sandkühler 1996).

Stressverarbeitung bei Fibromyalgie

Klinische Beobachtungen zeigen, dass die Fibromyalgie häufig durch physischen oder psychischen Stress ausgelöst wird. Fibromyalgiepatienten geben ein hohes tägliches Stressniveau an (Dailey et al. 1990). Wie schlagen sich diese Befunde auf neuroendokriner Ebene nieder?

■ **CRH-Ausschüttung.** Croffort et al. (1996) postulierten eine Störung der CRH-Ausschüttung. Dabei ist die Befundlage allerdings uneinheitlich. Während die Ergebnisse einiger Studien eine eingeschränkte CRH-Funktion – ähnlich wie beim Chronic-fatigue-Syndrom (CFS) – nahelegen (Crofford et al. 1994), finden eine Reihe von Studien eine gesteigerte CRH-Aktivität (Neeck u. Croffort 2000, Riedel et al. 2002); Letztere würde auch das gehäufte Auftreten affektiver Störungen, vor allem Angst, erklären.

■ **Hypothalamus-Hypophyse-Nebennieren-(HPA-)-Achse.** Es findet sich eine Dysfunktion der HPA-Achse in Form einer gesteigerten ACTH-Ausschüttung bei Stress oder CRH-Stimulation und gleichzeitig unauffälliger, d. h. relativ eingeschränkter Cortisolausschüttung (Croffort et al. 1994). Cortisol ist im 24-Stunden-Urin erniedrigt, abends ist Cortisol im Serum erhöht, die zirkadiane Rhythmik ist aufgehoben (McCain u. Tilbe 1989, Griep et al. 1993, Croffort et al. 1994). Dieser Effekt zeigt sich um so deutlicher, je länger der Krankheitsverlauf ist (McCain u. Tilbe 1989). Ebenso findet sich ein geringerer Anstieg von Cortisol nach sportlicher Aktivität (van Denderen et al. 1992).

■ **Locus-coeruleus-Norephinephrin-(LC-NE-)-Achse.** Værøy et al. (1989) beschrieben eine Mikrozirkulationstörung der Haut, Clauw et al. (1995) einen verringerten Pulsdruck im Stehen sowie erhöhte Blutdruckwerte bei Rückkehr in die liegende Positon. Beides sind Hinweise auf eine Alteration des sympathischen Nervensystems. Neuropeptid Y, das zusammen mit Norepinephrin im sympathischen Nervensystem vorkommt und als Parameter für den sympathoadrenergen Output gilt, war im Serum erniedrigt (Croffort et al. 1994, Clauw et al. 1995). Dieser Effekt war auch nach Stimulation durch körperliche Aktivität stabil.

Bezüglich einer Hyper- bzw. einer Hypofunktion des sympathischen Nervensystems sind die Ergebnisse jedoch ebenfalls uneinheitlich. Während einige Studien eine eingeschränkte Funktion nahelegen (van Denderen et al.

1992, Croffort et al. 1996), sprechen die Ergebnisse anderer für eine erhöhte Ansprechbarkeit (Russell 1989, Anderberg 1999, Cohen et al. 2000, Thorpy et al. 2000), was die klinisch beobachtete erhöhte vegetative Reagibilität und die multiple psychovegetative Symptomatik auch erklären würde.

■ **Deszendierende Hemmung.** Aufgrund tierexperimenteller Befunde postuliert Mense (2000) eine Funktionsstörung des deszendierenden antinozizeptiven Systems, möglicherweise als Folge einer Störung des Serotoninstoffwechsels. Die fehlende Hemmung peripherer nozizeptiver Impulse (vor allem aus tieferen Gewebsstrukturen) bei ihrer Umschaltung auf die spinalen Hinterhornbahnen könnte für Spontanschmerzen (erhöhte Ruheaktivität), erhöhte Druckschmerzhaftigkeit und auch Hyperalgesie (im Sinn von verstärkter Antwort auf Schmerzreize) verantwortlich sein.

Frühe Stresserfahrungen bei Fibromyalgie

Zahlreiche Studien belegen inzwischen, dass Patienten, die später eine Fibromyalgie entwickeln, ähnlich wie Patienten mit funktionellen Abdominalbeschwerden (Drossmann 1995) oder somatoformer Schmerzstörung (Egle 1991, Egle u. Nickel 1998), in der Kindheit einem Familienklima ausgesetzt waren, das von körperlicher Gewaltanwendung, emotionaler Vernachlässigung und sexuellem Missbrauch geprägt war. Imbierowicz u. Egle (2003) fanden bei 48% der von ihnen untersuchten Fibromyalgiepatienten emotionale Vernachlässigung, bei 32% regelmäßige körperliche Misshandlung durch die Eltern und bei 10,5% schwere sexuelle Missbrauchserfahrungen und damit eine somatoformen Schmerzstörungen vergleichbare Rate schwerwiegender früher Stressoren. Der Gesamtbelastungsscore (unter Berücksichtigung 10 weiterer Belastungsfaktoren) entsprach ebenfalls dem einer somatoformen Schmerzvergleichsgruppe und unterschied sich signifikant von einer weiteren Vergleichsgruppe mit nozizeptiv bzw. neuropathisch determinierten Schmerzen. Van Houdenhove et al. (2001b) fanden bei 52% – und damit ebenfalls signifikant erhöht – emotionalen Missbrauch und Vernachlässigung in der Kindheit, jedoch keine höhere Rate sexuellen Missbrauchs im Vergleich zu einer organischen Vergleichsgruppe. Goldenberg et al. (1999) beschreiben bei 41% ihrer Fibromyalgiepatienten einen Alkoholabusus in der Herkunftsfamilie. Insgesamt haben Fibromyalgiepatienten höhere Lebenszeitprävalenzraten für alle Formen der Viktimisierung in Kindheit und Jugend (Walker et al. 1997), auch wenn die Angaben zu sexuellem Missbrauch und körperlicher Misshandlung (Boisset-Pioro et al. 1985, Walker et al. 1997, Alexander et al. 1998, Goldberg et al. 1999) stark variieren.

Übereinstimmend weist die Gruppe der traumatisierten Patienten auf:
- mehr Tender points und eine höhere Schmerzempfindlichkeit (Alexander et al. 1998, McBeth et al. 1999),
- mehr Begleitsymptome (Taylor et al. 1995, McBeth et al. 1999),

- mehr funktionelle Einschränkungen (Walker et al. 1997, Alexander et al. 1998),
- größeren Analgetikakonsum (Boisset-Piro 1995, Alexander et al. 1998),
- höhere Inanspruchnahme von Ärzten (Boisset-Piro 1995, Alexander et al. 1998),
- mehr psychische Symptome und ein höheres Ausmaß funktioneller Einschränkung (Walker et al. 1997).

Ingesamt war eine größere Gruppe von Fibromyalgiepatienten Traumatisierungen und anderen psychosozialen Stressoren in Kindheit und Jugend ausgesetzt, die mit Störungen in der Selbstwertentwicklung und im Bindungsverhalten einhergehen und die Vulnerabilität für psychische Störungen erhöhen. Einschränkend ist hinzuzufügen, dass es sich bei den untersuchten Fibromyalgiepatienten fast ausschließlich um Patienten der Tertiärversorgung handelt.

Persönlichkeitsmerkmale

Johnson et al. (1997) fanden bei der Hälfte der von ihnen untersuchten Fibromyalgiepatienten Störungen der Selbstwertregulierung. Diese Subgruppe hat ein geringes Selbstwertempfinden verbunden mit dem Bedürfnis, ihr Selbstwertgefühl über Kompetenz und Anerkennung durch andere zu stabilisieren. Diese Gruppe zeichnete sich durch hohe Anforderungen an sich selbst bei gleichzeitig geringer Selbstbehauptung und geringer emotionaler Offenheit aus. Die permanente Suche nach Anerkennung und die Neigung zu Hyperaktivität (action-proneness) wurde auch von van Houdenhove et al. (2001a) gefunden. Andere (nicht depressive) Fibromyalgiepatienten zeigen hingegen keine Störung der Selbstwertregulierung. Anderberg et al. (1999) fanden bei 82% der untersuchten Fibromyalgiepatienten Aggressionshemmung, die mit erhöhten Depressions- und Angstwerten verknüpft ist. Im Unterschied zu einer somatischen Kontrollgruppe weisen sie unreife Konfliktbewältigungsstrategien in Form von Projektion und Wendung gegen das Selbst auf (Egle et al. 1989).

Psychische Komorbidität

Ausgehend von der Studie von Hudson et al. (1985) wurde in den letzten 15 Jahren immer wieder die Frage diskutiert, ob die Fibromyalgie dem Spektrum der affektiven Erkrankungen zuzuordnen sei. Epstein et al. (1999) fanden erhöhte Prävalenzraten für Lifetime-major-Depression mit über 60% und eine zum Erhebungszeitraum bestehende Major-Depression bei 22% bei Patienten der Tertiärversorgung. Entgegen weit verbreiteter Vorstellung gibt es empirische Belege dafür, dass sich depressive Störungen unabhängig von den Kardinalsymptomen der Fibromyalgie entwickeln, sie jedoch den Umgang mit Schmerz und die Lebensgestaltung wesentlich beeinflussen (Okifuji et al. 2000).

Auch Angst spielt bei einer größeren Gruppe von Fibromyalgiepatienten in Genese wie Verlauf eine Rolle. Angsterkrankungen bestehen oft bereits vor Beginn der Fibromyalgie (Aaron et al. 1996). Die Anzahl der Schmerzpunkte korreliert mit dem Ausmaß an Angst. Auch das Ausmaß der funktionellen Einschränkungen hängt ganz wesentlich von einer bestehenden Angstsymptomatik ab (Ahles et al. 1991, Epstein et al. 1999). Ebenso korreliert die Schmerzstärke positiv mit einer ängstlichen Grundpersönlichkeit (Celiker et al. 1997). Fibromyalgiepatienten mit hohen Angst- und Depressionswerten geben – unabhängig von der Krankheitsdauer – viel Schmerz und Erschöpfung an. Dabei zeigen sich in der Gruppe mit den höchsten Angstwerten ohne Depression die höchsten Werte für Schmerz und Erschöpfbarkeit. In Subgruppen mit niedrigen Angst- und Depressionswerten ist es genau umgekehrt (Kurtze et al. 1998).

Krankheitsverhalten

Bei Fibromyalgiepatienten mit hohen Angstwerten findet sich die ausgeprägteste Selbstbeobachtung (Ferguson et al. 1998). Sie schreiben Symptomen und Begleiterkrankungen eine höhere Bedeutung zu als Patienten mit einem organisch bedingtem chronischen Schmerz und sind durch diese mehr gestresst (Wolfe u. Hawley 1999). Dies könnte auch die gefundenen hypochrondischen Neigungen (Egle et al. 1989) und das abnorme Krankheitsverhalten (Kirmayer et al. 1988, Egle et al. 1989) erklären, was letztlich zu einem erhöhten Inanspruchnahmeverhalten führt. Eine wesentliche Rolle spielt dabei die bei Fibromyalgiepatienten im Vergleich zu anderen Schmerzgruppen signifikant häufiger zu beobachtende Copingstrategie des Katastrophisierens (Martin et al. 1996, Hallberg u. Carlsson 1998, Hassett et al. 2000). Eine bestehende Angsterkrankung differenziert Fibromyalgiepatienten in tertiären Versorgungseinrichtungen hoch signifikant von solchen, die nicht in ärztlicher Behandlung sind. Angst ist dabei wesentlich bedeutsamer als Depression (Aaron et al. 1996).

Das Ausmaß an Selbstwirksamkeit, d.h. die subjektive Möglichkeit, auf seine Schmerzen Einfluss zu nehmen, ist mit geringerem Schmerzempfinden, geringeren körperlichen Einschränkungen und mehr körperlichen Aktivitäten verbunden (Buckelew et al. 1994, Goldenberg et al. 1995). Vergleicht man Fibromyalgiepatienten mit Patienten mit chronischen organischen Schmerzen, üben sie insgesamt weniger Kontrolle über ihre Schmerzen aus und fühlen sich signifikant hilfloser (Burckhardt u. Bjiell 1996).

Therapieprinzipien

Dieses Pathogenesemodell zeigt auch die jeweiligen Ansatzpunkte für die verschiedenen psychotherapeutischen und -pharmakologischen Interventionen auf:
- Häufig ist hier zunächst den nicht selten iatrogen mit induzierten Chronifizierungsfaktoren in Form psychoedukativer Interventionen (Krankheitsinformation, Aufmerksamkeitslenkung, Schmerzattributierung) Rechnung zu tragen.
- Fibromyalgiepatienten mit Angst oder Depression als Komorbidität ist ggf. zusätzlich ein Antidepressivum zu verordnen. Dabei hat sich – im Hinblick auf eine sonst oft erhöhte Nebenwirkungsrate – besonders das SSRI-Präparat Sertralin bewährt.
- Beim Nachweis einer erhöhten Stressvulnerabilität aufgrund emotionaler oder physischer Traumatisierungen in der Kindheit sollten über einfache Schmerzbewältigungsprogramme hinausgehende psychotherapeutische Maßnahmen durchgeführt werden, die auf eine erhöhte Stressresistenz abzielen. Dies kann in Form einer spezifischen kognitiv-behavioralen Stressimmunisierung oder psychodynamisch-interaktionellen Gruppenpsychotherapie (Nickel u. Egle 1999, 2001) geschehen.

Schlussfolgerungen

Aus den dargestellten wissenschaftlichen Ergebnissen ist abzuleiten, dass für eine größere Subgruppe von Fibromyalgiepatienten eine Störung der Stressverarbeitung sowohl psychobiologisch als auch psychologisch und biografisch heute als recht gut belegt angesehen werden kann. Die Uneinheitlichkeit der psychobiologischen Befunde ebenso wie die Ergebnisse psychologischer Studien und zur biographischen Vulnerabilität belegen gleichzeitig die Notwendigkeit einer sehr viel konsequenteren Differenzierung von Subgruppen bei diesem Syndrom. Auch der Einfluss der individuellen Stressvulnerabilität und der Stärke von Stressoren bei Krankheitsauslösung sowie der Krankheitsdauer scheint bisher bei den psychobiologischen Studien, die fast durchgehend an sehr limitierten Stichprobengrößen durchgeführt wurden, noch nicht hinreichend berücksichtigt worden zu sein. Für die Differenzierung von Subgruppen sprechen auch die Ergebnisse verschiedener Therapieansätze, auf die hier aus Platzgründen nicht genauer eingegangen werden kann. Auch bei einem Wirksamkeitsnachweis gegenüber einer Kontrollgruppe profitierte fast immer nur eine Subgruppe von 30–40%. Um deren jeweilige Ansatzpunkte im Rahmen der skizzierten biopsychosozialen Komplexität besser zu verstehen, wurde von uns an anderer Stelle (Ecker-Egle u. Egle 2002) der Versuch unternommen, ein pathogenetisches Modell zu entwickeln, in dem die dargestellten Faktoren zueinander in Verbindung gesetzt werden und dabei auch dem Postulat einer Differenzierung von Subgruppen in ersten Ansätzen Rechnung getragen wird. Dabei ist zwischen genetischen und umweltbezogenen Vulnerabilitäts-, biologischen und psychosozialen Auslöse- sowie patientenbezogenen und iatrogenen Chronifizierungsparametern zu unterscheiden.

■ Literatur

Aaron LA, Bradley LA, Alarcon GS, Alexander RW, Triana-Alexander M, Martin MY, Alberts KR (1996) Psychiatric diagnoses in patients with fibromyalgia are related to health care-seeking behavior rather than to illness. Arthritis Rheum 39:436–445

Ahles TA, Khan SA, Yunus MB, Spiegel DA, Masi AT (1991) Psychiatric status of patients with primary fibromyalgia, patients with rheumatoid arthritis and subjects without pain: A blind comparison of DSM-III diagnoses. Am J Psychiatry 148:1721–1726

Alexander RW, Bradley LA, Alarcon GS, Triana-Alexander M, Aaron LA, Alberts KR, Martin MY, Stewart KE (1998) Sexual and physical abuse in women with fibromyalgia: association with outpatient health care utilization and pain medication usage. Arthritis Care Res 11:102–115

Anderberg UM (1999) Fibromyalgia syndrome in women- a stress disorder. Neurobiological and hormonal aspects. Acta universitatis uppsaliensis, Uppsala

Behbehani MM (1995) Functional characteristics of the midbrain periaqueductal gray. Prog Neurobiol 46:575–605

Boisset-Pioro MH, Esdaile JM, Fitzcharles MA (1995) Sexual and physical abuse in women with fibromyalgia syndrome. Arthritis Rheum 38:235–241

Buckelew SP, Parker JC, Keefe FJ, Deuser WE, Crews TM, Conway R, Kay DR, Hewett JE (1994) Self-efficacy and pain behavior among subjects with fibromyalgia. Pain 59:377–384

Burckhardt CS, Bjelle A (1996) Perceived control: a comparison of women with fibromyalgia, rheumatoid arthritis, and systemic lupus erythematosus using a Swedish version of the Rheumatology Attitudes Index. Scand J Rheumatol 25:300–306

Caldji C, Tannenbaum B, Sharma S, Francis D, Plotsky PM, Meaney MJ (1998) Maternal care during infancy regulates the development of neural systems mediating the expression of fearfulness in the rat. Proc Natl Acad Sci USA 95:5335–5340

Celiker R, Borman P, Oktem F, Gokce-Kutsal Y, Basgoze O (1997) Psychological disturbance in fibromyalgia: relation to pain severity. Clin Rheumatol 16:179–184

Chrousos GP, Gold PW (1992) The concepts of stress and stress system disorders. Overview of physical and behavioral homeostasis. JAMA 267:1244–1252

Clauw D, Sabol M, Radulovic D (1995) Serum neuropeptides in patients with both fibromyalgia (FM) and chronic fatigue syndrome (CFS). J Musculoskel Pain 3 (Suppl):79 (abstract)

Cohen H, Neumann L, Shore M, Amir M, Cassuto Y, Buskila D (2000) Autonomic dysfunction in patients with fibromyalgia: application of power spectral analysis of heart rate variability. Semin Arthritis Rheum 29:217–227

Crofford LJ, Pillemer SR, Kalogeras KT, Cash JH, Michelson D (1994) Hypothalamic-pituitary-adrenal axis perturbations in patients with fibromyalgia. Arthritis Rheum 37:1583–1592

Crofford LJ, Engleberg NC, Demitrack MA (1996) Neurohormonal perturbations in fibromyalgia. Baillieres Clin Rheumatol 10:365–378

Dailey PA, Bishop GD, Russell AL, Fletcher EM (1990) Psychological stress and the fibrositis/fibromyalgia syndrome. J Rheumatol 17:1380–1385

Davidson R (1994) Asymmetric brain function, affective style and psychopathology: The role of early experience and plasticity. Develop Psychopathol 6:741–758

Drossman DA (1995) Sexual and physical abuse and gastrointestinal illness. Scand J Gastroenterol 30:90–96

Ecker-Egle M-L, Egle UT (2002) Fibromyalgie. In: Egle UT, Hoffmann SO, Lehmann KA, Nix WA. Handbuch Chronischer Schmerz, Schattauer, Stuttgart

Egle UT, Ecker-Egle M-L, Hoffmann SO, Konig K, Schofer M, Schwab R, von Wilmowsky H (1989) [Personality markers, defense behavior and illness concept in patients with primary fibromyalgia]. Z Rheumatol 48:73–78

Egle UT, Kissinger D, Schwab R (1991) Parent-child relations as a predisposition for psychogenic pain syndrome in adulthood. A controlled, retrospective study in relation to G.L. Engel's "pain-proneness". Psychother Psychosom Med Psychol 41:247–256

Egle UT, Nickel R (1998) Kindheitsbelastungsfaktoren bei Patienten mit somatoformen Störungen. Z Psychosom Med Psychother 44:21–36

Egle UT, Hardt J, Franz M, Hoffmann SO (2002a) Belastungen in der Kindheit und Gesundheit im Erwachsenenalter. Möglichkeit der Prävention in der Psychosomatischen Medizin. Psychotherapeut 47:124–127

Egle UT, Hardt J, Nickel R, Kappis B, Hoffmann SO (2002b) Early stress and the longterm effects on health. State of the art and implications for future research. Z Psychosom Med Psychother

Epstein SA, Kay G, Clauw D, Heaton R, Klein D, Krupp L, Kuck J, Leslie V, Masur D, Wagner M, Waid R,Zisook S (1999) Psychiatric disorders in patients with fibromyalgia. A multicenter investigation. Psychosomatics 40:57–63

Ferguson RJ, Ahles TA (1998) Private body consciousness, anxiety and pain symptom reports of chronic pain patients. Behav Res Ther 36:527–535

Goldberg RT, Pachas WN, Keith D (1999) Relationship between traumatic events in childhood and chronic pain. Disabil Rehabil 21:23–30

Goldenberg DL, Mossey CJ, Schmid CH (1995) A model to assess severity and impact of fibromyalgia. J Rheumatol 22:2313–2318

Griep EN, Boersma JW, Kloet ER (1994) Pituitary release of growth hormone and prolactin in the primary fibromyalgia syndrome. J Rheumatol 21:2125–2130

Gunnar M, Brodersen L, Nachmias M, Buss K, Rigatuso J (1996) Stress reactivity and attachment security. Develop Psychobiol 29:191–204

Gunnar M (1998) Quality of early care and buffering of neuroendocrine stress reactions: Potential effects on the developing human brain. Prevent Medicine 27:208–211

Hallberg LR, Carlsson SG (1998) Anxiety and coping in patients with chronic work-related muscular pain and patients with fibromyalgia. Eur J Pain 2:309–319

Hassett AL, Cone JD, Patella SJ, Sigal LH (2000) The role of catastrophizing in the pain and depression of women with fibromyalgia syndrome. Arthritis Rheum 43:2493–2500

Heim C, Newport DJ, Heit S, Graham YP, Wilcox M, Bonsall R, Miller AH, Nemeroff CB (2000) Pituitary-adrenal and autonomic responses to stress in women after sexual and physical abuse in childhood. JAMA 284:592–597

Heim C, Nemeroff CB (2001) The role of childhood trauma in the neurobiology of mood and anxiety disorders: preclinical and clinical studies. Biol Psychiatry 49:1023–1039

Hofer MA (1994) Hidden regulators in attachment, separation, and loss. Monogr Soc Res Child Dev 59:192–207

Imbierowicz K, Egle UT (2002) Childhood adversities in patients with fibromyalgia and somatoform pain disorder. Eur J Pain

Johnson M, Paananen ML, Rahinantti P, Hannonen P (1997) Depressed fibromyalgia patients are equipped with an emphatic competence dependent self-esteem. Clin Rheumatol 16:578–584

Kirmayer LJ, Robbins JM, Kapusta MA (1988) Somatization and depression in fibromyalgia syndrome. Am J Psychiatry 145:950–954

Kurtze N, Gundersen KT, Svebak S (1998) The role of anxiety and depression in fatigue and patterns of pain among subgroups of fibromyalgia patients. Br J Med Psychol 71:185–194

Ladd CO, Owens MJ, Nemeroff CB (1996) Persistent changes in corticotropin-releasing factor neuronal systems induced by maternal deprivation. Endocrinology 137:1212–1218

LeDoux JE (2000) Emotion circuits in the brain. Annu Rev Neurosci 23:155–184

Lewis M (1992) Individual differences in response to stress. Pediatrics 90:487–490

Martin MY, Bradley LA, Alexander RW, Alarcon GS, Triana-Alexander M, Aaron LA, Alberts KR (1996) Coping strategies predict disability in patients with primary fibromyalgia. Pain 68:45–53

McBeth J, Macfarlane GJ, Benjamin S, Morris S, Silman AJ (1999) The association between tender points, psychological distress, and adverse childhood experiences: a community-based study. Arthritis Rheum 42:1397–1404

McCain GA, Tilbe KS (1989) Diurnal hormone variation in fibromyalgia syndrome: A comparison with rheumatoid arthritis. J Rheumatol 16 (Suppl 19):154–157

McDermid AJ, Rollman GB, McCain GA (1996) Generalized hypervigilance in fibromyalgia: evidence of perceptual amplification. Pain 66:133–144

McDonald RJ (1998) Cortical pathways to the mammalian amygdala. Prog Neurobiol 55:257–332

McEwen BS (1999) Stress and the aging hippocampus. Front Neuroendocrinol 20:49–70

Meaney MJ, Aitken DH, van Berkel C, Bhatnagar S, Sapolsky RM (1988) Effect of neonatal handling on age-related impairments associated with the hippocampus. Science 239:766–768

Meaney MJ, Bhatnagar S, Larocque S, McCormick C, Shanks N, Sharma S, Smythe J, Viau V, Plotsky PM (1993) Individual differences in the hypothalamic-pituitary-adrenal stress response and the hypothalamic CRF system. Ann NY Acad Sci 697:70–85

Mense S (2000) Neurobiological concepts of fibromyalgia – the possible role of descending spinal tracts. Scand J Rheumatol (Suppl 113):24–29

Neeck G, Crofford LJ (2000) Neuroendocrine perturbations in fibromyalgia and chronic fatigue syndrome. Rheum Dis Clin North Am 26:989–1002

Nickel R, Egle UT (1999) Therapie der somatoformen Schmerzstörung. Schattauer, Stuttgart

Nickel R, Egle UT (2001) Manualisierte psychodynamisch-interaktionelle Gruppenpsychotherapie. Störungsspezifische Behandlung somatoformer Schmerzstörungen. Psychotherapeut 46:11–19

Okifuji A, Turk DC, Sherman JJ (2000) Evaluation of the relationship between depression and fibromyalgia syndrome: why aren't all patients depressed? J Rheumatol 27:212–219

Perry BD, Pollard R (1998) Homeostasis, stress, trauma, and adaptation. A neurodevelopmental view of childhood trauma. Child Adolesc Psychiatr Clin N Am 7:33–51

Riedel W, Schlapp U, Leck S, Netter P, Neeck G (2002) Blunted ACTH and cortisol responses to systemic injection of corticotropin-releasing hormone (CRH) in fibromyalgia: role of somatostatin and CRH-binding protein. Ann NY Acad Sci 966:483–490

Rossy LA, Buckelew SP, Dorr N, Hagglund KJ, Thayer JF, McIntosh MJ, Hewett JE, Johnson JC (1999) A meta-analysis of fibromyalgia treatment interventions. Ann Behav Med 21:180–191

Russell AL (1989) Neurohormonal aspects of fibromyalgia syndrome. Rheum Dis Clin N Am 15:149–168

Sandkühler J (1996) The organization and function of endogenous antinociceptive systems. Prog Neurobiol 50:49–81

Scarinci IC, McDonald-Haile J, Bradley LA, Richter JE (1994) Altered pain perception and psychosocial features among women with gastrointestinal disorders and history of abuse: a preliminary model. Am J Med 97:108–118

Sletvold H, Stiles TC, Landro NI (1995) Information processing in primary fibromyalgia, major depression and healthy controls. J Rheumatol 22:137–142

Taddio A, Katz J, Ilersich AL, Koren G (1997) Effect of neonatal circumcision on pain response during subsequent routine vaccination. Lancet 349:599–603

Taylor ML, Trotter DR, Csuka ME (1995) The prevalence of sexual abuse in women with fibromyalgia. Arthritis Rheum 38:229–234

Torpy DJ, Papanicolaou DA, Lotsikas AJ, Wilder RL, Chrousos GP, Pillemer SR (2000) Responses of the sympathetic nervous system and the hypothalamic-pituitary-adrenal axis to interleukin-6: a pilot study in fibromyalgia. Arthritis Rheum 43:872–880

Værøy H, Helle R, Forre O, Kass E, Terenius L (1988) Elevated CSF levels of substance P and high incidence of Raynaud's phenomen in patients with fibromyalgia: new features for diagnosis. Pain 32:21–26

van Denderen JC, Boersma JW, Zeinstra P, et al (1992) Physiolological effects of exhaustive physical exercise in primary fibromyalgia syndrome (PFS): Is PFS a disorder of neuroendocrine reactivity? Scand J Rheumatol 21:35–37

Van Houdenhove B, Neerinckx E, Onghena P, Lysens R, Vertommen H (2001a) Premorbid „overactive" lifestyle in chronic fatigue syndrome and fibromyalgia. An etiological factor or proof of good citizenship? J Psychosom Res 51:571–576

Van Houdenhove B, Neerinckx E, Lysens R, Vertommen H, Van Houdenhove L, Onghena P, Westhovens R, D'Hooghe MB (2001b) Victimization in chronic fatigue syndrome and fibromyalgia in tertiary care: a controlled study on prevalence and characteristics. Psychosomatics 42:21–28

Walker EA, Keegan D, Gardner G, Sullivan M, Katon WJ, Bernstein D (1997) Psychosocial factors in fibromyalgia compared with rheumatoid arthritis: I. Psychiatric diagnoses and functional disability. Psychosom Med 59:565–571

Walker EA, Keegan D, Gardner G, Sullivan M, Bernstein D, Katon WJ (1997) Psychosocial factors in fibromyalgia compared with rheumatoid arthritis: II. Sexual, physical, and emotional abuse and neglect. Psychosom Med 59:572–577

White KP, Carette S, Harth M, Teasell RW (2000) Trauma and fibromyalgia. Is there an association and what does it mean? Semin Arthritis Rheum 29:200–216

Wolfe F, Hawley DJ (1999) Evidence of disordered symptom appraisal in fibromyalgia: increased rates of reported comorbidity and comorbidity severity. Clin Exp Rheumatol 17:297–303

5 Die Muskulatur als Ursache von Rückenschmerzen

M. Schiltenwolf

■ Epidemiologie

Rückenschmerzen sind die häufigsten Schmerzen, die in Deutschland zur Arbeitsunfähigkeit führen; ca. 20% aller Fehltage am Arbeitsplatz werden durch Rückenschmerzen verursacht, mit steigender Tendenz. Die Gesamtkosten für Krankheit belaufen sich auf ca. € 20 Milliarden pro Jahr, wobei nur ein geringer Anteil für Behandlungen aufgewandt wird. Für weibliche Arbeitnehmer sind tiefe Rückenschmerzen mit 31% die häufigste, für Männer mit 25% die zweithäufigste Ursache einer Frühberentung in Deutschland (VDR 1988).

In Deutschland wird von einer Punktprävalenz von ca. 40%, von einer 1-Jahres-Prävalenz von über 70% und von einer Lebenszeitprävalenz von über 80% ausgegangen. Insgesamt wird keine Zunahme der Rückenschmerzen insgesamt, sondern eine Zunahme schwerer Verläufe mit nachhaltiger Beeinträchtigung der Arbeitsfähigkeit und verstärkter Chronifizierung festgestellt (Lenhardt et al. 1994, Dionne 1999). Bezogen auf Rückenschmerzen mit schweren Beeinträchtigungen kann eine Punktprävalenz von 8% für Männer und 14% für Frauen angenommen werden (Gesundheitsberichterstattung 1998). Menschen, die über lumbale Schmerzen klagen, haben auch häufig Schmerzen im Bereich des Beckens und der Hüften.

■ Was sind Rückenschmerzen

Örtliche Aspekte

Der Rücken erstreckt sich vom Hinterhaupt bis zum Kreuzbein (Töndury u. Tillmann 1987). Rückenschmerzen (Dorsopathien) im Weiteren umfassen also Nacken-, Rücken-, lumbale und Kreuzschmerzen. Die Bezeichnung „Rückenschmerz" ist trotz fehlender örtlicher Eingrenzung im deutschen Sprachraum gebräuchlich, meint aber im Allgemeinen Schmerzen im Bereich der Lendenwirbelsäule, die wiederum häufig als Kreuzschmerzen topographisch fehlplatziert werden. Im angelsächsischen Sprachgebrauch

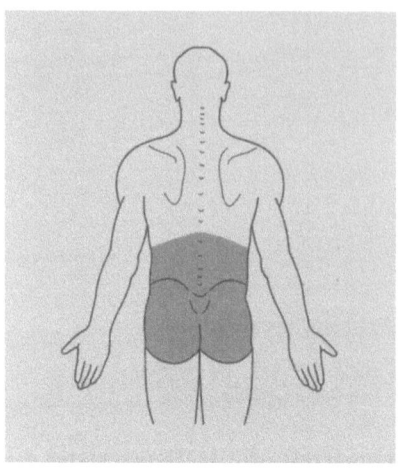

Abb. 5.1 Rückenschmerzen im engeren Sinn (aus Osti et al. 1992).

wird zwischen Neck pain (Nackenschmerz), Back pain (thorakaler Schmerz) und Low back pain (lumbaler Schmerz) unterschieden.

Zusätzlich werden noch Phänomene der Ausstrahlung berücksichtigt. Dabei wird zwischen radikulärer (Schmerzen im vollständigen Nervenverlauf, z. B. des N. ischiadicus bei Irritation der Nervenwurzeln L5 oder S1) und pseudoradikulärer Ausstrahlung (ausstrahlende Schmerzen nur ins Gesäß oder bis zur Kniekehle, Schmerzen nur im Bereich der Wade oder der Unterschenkelaußenseite als Ausdruck projizierter Schmerzen der lumbalen und lumbosakralen Bewegungssegmente) unterschieden.

Der lumbale oder tiefe Rückenschmerz (entsprechend Low back pain) übertrifft epidemiologisch und bezüglich schwerwiegender Beeinträchtigungen bei weitem Schmerzen im Nacken und im Bereich der Brustwirbelsäule. Diese tiefen Rückenschmerzen umfassen alle Schmerzen der Region, die etwa vom Unterrand der 12. Rippe bis zu den Glutäalfalten reicht (s. Abb. 5.1). Auf Schmerzen dieser Region werden die Ausführungen dieses Beitrags bezogen, auch wenn Ähnlichkeiten zu den zervikalen und thorakalen Rückenschmerzen bestehen.

Zeitliche Aspekte

Da die Behandlungseffekte insbesondere bezüglich des Kriteriums „zurück zur Arbeit", mit der Chronizität eng verknüpft sind, ist es hilfreich, Dauer und Vorgeschichte zur Beschreibung des Gesamtverlaufs zu berücksichtigen.

Verschiedene Klassifikationen dieser zeitlichen Aspekte sind bekannt, in der täglichen Praxis jedoch noch wenig gebräuchlich.

Nachemson u. Bigos (1984) haben eine vierstufige Klassifikation vorgeschlagen:

- akuter Rückenschmerz: Schmerzen, die kürzlich und plötzlich auftraten und nicht die Kriterien wiederkehrender oder chronischer Rückenschmerzen erfüllen;
- zeitweiliger Rückenschmerz: Schmerzen über 3 Monate ohne Rezidiv für weitere 12 Monate;
- wiederkehrender Rückenschmerz: Schmerzen an weniger als der Hälfte der Tage des zurückliegenden Jahres;
- chronischer Rückenschmerz: Schmerzen an mehr als der Hälfte der Tage des zurückliegenden Jahres.

Von Korff (1994) bezog sich im Wesentlichen auf diese Einteilung, fasste jedoch die Kriterien akut und zeitweilig zusammen, sodass eine dreistufige Klassifikation (neu erkrankt, mittelfristig und chronisch) resultierte. Diese Einteilung ist momentan die international gebräuchlichste.

Da Rückenschmerzen häufig mit weiteren Schmerzen und Beschwerden verbunden sind, zudem Behandlungs- und Medikamenteneinnahmeverhalten, durchgeführte Krankenhausbehandlungen und Operationen am Rücken neben der Schmerzhäufigkeit und Dauer die Krankheitschronifizierung beschreiben, wurde von Gerbershagen (1986) eine mehrdimensional begründete, dreistufige Klassifikation (Chronifizierungsstadien I, II, III) eingeführt.

Wie „muskulär" sind Rückenschmerzen?

Prinzipiell können alle nozizeptiv versorgten Strukturen des Rückens zu Schmerzen führen: die äußeren Anteile des Anulus fibrosus, das Periost der Wirbelkörper, Wirbelgelenkkapseln, Längsbänder, Spinalnervenwurzeln, Blutgefäße sowie Muskeln und Bändern (Deyo 1992); dazu sind noch die viszeralen Organe zu nennen, die in die Lumbalregion Schmerzen übertragen können (z. B. Urogenitalorgane). Die Benennung einer spezifischen Ursache erscheint deshalb in vielen Studien schwierig (Spitzer et al. 1987, Waddell 1987), egal ob dies klinisch oder apparativ versucht wird, zumal die Entsprechung zwischen Bildbefunden (Röntgen, Computer- und Magnetresonanztomographie) und Rückenschmerzen gering ist (Abenhaim et al. 2000, Harreby et al. 1995, van Tulder et al. 1997).

Wohl wegen der eingeschränkten Möglichkeiten, Rückenschmerzen nach naturwissenschaftlichen Gesichtspunkten spezifischen Ursachen zuzuordnen, etablierten sich ätiopathogenetische Modelle, wie Rückenschmerzen verursacht, ausgelöst und unterhalten werden. Diese Modelle gehen von Beobachtungen experimenteller Untersuchungen aus und übertragen die gewonnenen Erkenntnisse auf den Einzelfall; je nach experimentellem Ansatz werden eine Funktionsstörung, eine Organpathologie oder eine Verhaltensauffälligkeit zugrunde gelegt und Auswirkungen z. B. auf das Schmerzerleben und die Schmerzintensität untersucht. Das Zusammenwirken verschiedener Einflussfaktoren wird meist nicht berücksichtigt. Dies erklärt, warum die Plausibilität dieser Modelle im Einzelfall meist nicht belegt werden kann. Die experimentell und apparativ gewonnenen Erkenntnisse decken sich nur teilweise mit den klinischen Beobachtungen. Auch ist anzunehmen, dass verschiedene Rückenschmerzarten bei demselben Patienten zeitgleich vorkommen und sich das vom Patienten erlebte Schmerzbild mit der Dauer der Schmerzen sowohl funktionell und strukturell als auch sensorisch und affektiv ändert. Die Unsicherheit zu bezeichnen, welche Strukturen des Patienten bei dessen Rückenschmerz betroffen sind, spiegelt sich im Ergebnis einer eigenen Untersuchung wider, in der Fachärzte für Orthopädie Patienten nach der ersten Vorstellung wegen akuter Rückenschmerzen einer Diagnose zuordnen sollten. An 192 Patienten wurden 201 Diagnosen vergeben (Schiltenwolf et al. 2002b); diese Beobachtung entspricht einer früheren Studie von Fardon et al. (1993), die Wirbelsäulenchirurgen nach ihren vier häufigsten Rückenschmerzdiagnosen fragten und von 51 Befragten 50 Begriffe erhielten.

Die subjektive Lokalisation des Schmerzes ist wahrscheinlich häufig nicht deckungsgleich mit den Zuordnungen der objektiv naturwissenschaftlichen Befunde. Rückenschmerz ist somit eine phänomenologische Bezeichnung für Schmerzen in der oben bezeichneten Rückenregion mit uneinheitlicher oder unbekannter Ätiologie und Pathogenese und entspricht einem Symptomenkomplex oder einem Syndrom erster Ordnung. Auffallend ist dabei, dass die Muskulatur in den verschiedenen Rückenschmerzmodellen als gemeinsames Effektororgan berücksichtigt wird, jedoch mit unterschiedlicher Zuordnung zur Ätiologie oder Pathogenese.

Modelle mechanischer Rückenschmerzen

Akute mechanische Rückenschmerzen

Der akute mechanische Rückenschmerz wird durch eine Über- oder Fehlbelastung ausgelöst, im Volksmund wird der Begriff „Hexenschuss" verwendet. Modellhaft wird ein Wirbelgelenk durch Lastaufnahme beim Heben und/oder Tragen überlastet, reflektorisch wird die Segmentmuskulatur erregt. Heller Gelenkschmerz wird also durch dumpfen muskulären Schmerz im Verlauf abgelöst. Die zugeordnete schmerzhafte Irritationszone der erregten Segmentmuskulatur ergibt den Untersuchungsbefund des Manualtherapeuten, der hier eine funktionelle Bewegungsstörung feststellt (Dvorak et al. 1997). Zwar wird in der einschlägigen Literatur von einer „spezifischen Funktionsstörung" (Laser 1999) gesprochen, doch erscheint die Reproduzierbarkeit solcher manualdiagnostischer Befunde eingeschränkt (Nice et al. 1992, Maher u. Adams 1994, Hawk et al. 1999, French et al. 2000).

Neben der Wirbelgelenkstörung sind akute überschwellige Reizungen der Längsbänder, der Wirbel und/oder der dorsalen Anteile der Anuli z.B.

im Zusammenhang mit degenerativen Schädigungen (Bandscheibendegeneration, Spondylarthrosen) denkbar, um den Tonus der Referenzmuskulatur zu erregen. Weiterhin können originäre Muskelfunktionsstörungen zu fortgeleiteten (pseudoradikulären) Schmerzen mit Triggerpunkten führen (Melzack 1981, Fravell u. Simons 1983, Hubbard u. Berkoff 1993). Der Muskel, der einen Triggerpunkt trägt, ist geschwächt und verkürzt, sein zugehöriges Gelenk ist schmerzhaft bewegungseingeschränkt (Fravell 1981). Spondylogene Syndrome zeichnen sich also durch ein Nebeneinander von funktionellen Muskelstörungen und strukturellen Organschäden aus, sodass die kausale Verknüpfung zwischen möglichem Organschaden und schmerzhaftem Muskelbefund im Einzelfall kaum zu klären ist, soweit nicht eine akute Organschädigung (Wirbelfraktur, Luxation) belegt werden kann.

Das Modell des akuten mechanischen Rückenschmerzes weist also eine geringe Trennschärfe gegenüber originär muskulären Störungsbildern auf.

Chronische mechanische Rückenschmerzen

Chronische Störungen der Mechanik der Wirbelsäule betreffen die Gelenke und die Bandscheiben, gehen also mit Störungen der Stabilität der Wirbelsäule einher.

■ **Spondylolisthesis.** Der Aufbau der Wirbelsäule wird durch Spaltbildungen zwischen den Gelenkfortsätzen (Spondylolyse) dann beeinträchtigt, wenn im Spalt eine Ventralverschiebung des oberen gegenüber dem unteren Wirbel ermöglicht wird. Die Dislokation (Wirbelgleiten, Spondylolisthesis) ist unterschiedlich ausgeprägt: Ca. 6–8% der Bevölkerung weist eine geringfügige Spondylolisthesis meist der Segmente L4/L5 oder L5/S1 auf. Da der Anteil von Patienten mit geringfügigen Spondylolisthesen in Wirbelsäulenambulanzen keine Abhängigkeit vom Lebensalter aufweist (Fredrickson et al. 1984, Saraste 1987), geht man davon aus, dass dieser röntgenmorphologische Befund das Rückenschmerzrisiko nicht erhöht, oder Träger geringfügiger Spondylolisthesen haben häufig auch muskuläre Rückenschmerzen, die nicht durch die Störung des Wirbelsäulenaufbaus verursacht werden. Dies gilt nicht für höhergradige Spondylolisthesen des Segments L5/S1 mit Störung der physiologischen Lendenlordose; diese Befunde verändern die Biomechanik der Lendenwirbelsäule, sodass ggf. operativ eine Wiederherstellung der Lordose durch reponierende Spondylodese angestrebt wird.

■ **Bandscheibendegeneration.** Durch den Wasser- und Elastizitätsverlust und spätere Rissbildungen der Bandscheiben entstehen nach Jahren Anpassungen der Wirbelkörper (Osteochondrosen, Spondylosen) sowie der dorsalen Segmentanteile (Wirbelbögen, Ligg.flava sowie Wirbelgelenke; Osti et al. 1992, Papageorgiu et al. 1995). Die Bewegungssegmente verlieren Stabilität, wodurch translative und rotatorische Mehrbeweglichkeit resultieren können; degenerative Spondylolisthesen, vorwiegend des Segments L4/L5 sowie degenerative Skoliosen sind die Folge, der Spinalkanal wird durch die Anpassungen eingeengt mit dem Bild der spinalen Enge. Beinschmerzen (Claudicatio intermittens spinalis) werden häufig von Rückenschmerzen begleitet. Dennoch ist die Entsprechung von degenerativem Bildbefund und klinischer Symptomatik nur locker (Amundsen et al. 1995, Sasaki 1995, Herno et al. 1999a u. b), beheben versteifende Operationen der Lendenwirbelsäule den Rückenschmerz nur teilweise, sodass die Schmerzen nicht vollständig durch den Organschaden erklärt werden können (Abenhaim et al. 2000, Mayer 2001). Es ist anzunehmen, dass der Rückenschmerz, der die degenerative Wirbelsäule begleitet, auch durch muskuläre Schmerzen unterhalten wird.

Modelle muskulärer Rückenschmerzen

Modell der muskulären Funktionsstörung

Das Modell der schmerzreflektorischen Bewegungseinschränkung sieht einen Regelkreis zwischen Noxe (z.B. Gelenkschädigung) und Tonuserhöhung, um durch die erhöhte Muskelspannung das Gewebe zu schonen und den Schaden zur Heilung zu bringen. Reguliert sich jedoch die Muskelspannung nicht, resultieren muskuläre Hypoxie, Ausbildung von Triggerpunkten und nachfolgender Schmerz. Im Weiteren folgen Atrophie phasischer und Verkürzung tonischer Fasern. Aus dem Missverhältnis der Funktionen phasischer und tonischer Muskelgruppen entsteht das klinische Bild der muskulären Dysbalance.

Die Annahme des Modells der muskulären Dysbalance setzt jedoch einen reproduzierbaren klinischen Befund voraus, um unabhängig vom Untersucher und von der Untersuchungssituation das Schmerzbild des Patienten erklären zu können. Die meisten Untersuchungen zeigen, dass manualdiagnostische Befunde selbst erfahrener Chirotherapeuten nicht reliabel sind (Nice et al. 1992, Maher u. Adams 1994, Hawk et al. 1999, French et al. 2000). Die muskuläre Funktionsstörung ist nicht mit Wahrscheinlichkeit als pathologischer und somit schmerzerklärender Befund anzusehen. Die Bedeutung der Ausprägung von Triggerpunkten und myofaszialer Syndrome als Ausdruck chronischer muskulärer Schmerzbilder ist daher kritisch zu betrachten und sollte nicht Grundlage ätiologischer Einschätzung sein (s. Kap. 3).

Bei Rückenschmerzpatienten sind muskuläre Defizite und Verkürzungen der kurzen Rückensstreckmuskulatur bekannt (Laser 1999); Rückenschmerzpatienten gelten als dekonditioniert (Denner 1997, 1999), durch Dehnung der tonischen Muskelgruppen (z.B. oberer Anteil von M. trapezius, M. levator scapulae, oberflächliche Rückenstrecker, M. quadratus lumborum) und Auftrainieren der phasischen Gruppen (z.B. mittlerer und distaler Anteil des M. trapezius, M. serratus posterior superior, Mm. rhomboidei, Bauchmuskeln und Gesäßmuskeln) soll das Muskelgleichgewicht wieder hergestellt werden. Tatsächlich belegen viele Studien die Effektivität regelmäßiger Übungsprogramme für Rückenschmerzpatienten (Tulder et al. 1997, Kankaanpää 1999, Abenhaim et al. 2000). Diese Feststellungen sind jedoch nicht spezifisch; einerseits gibt es viele Menschen mit muskulären Defiziten ohne Rückenschmerz, andererseits ist die Steigerung der Kraft keine Conditio sine qua non für die Linderung des muskulären Rückenschmerzes (Hildebrandt et al. 1996, Mannion et al. 2001, Schiltenwolf et al. 2002 a). Auch ohne Kraftzuwachs sind Schmerzlinderung und Verbesserung der Selbsteinschätzung möglich.

Die therapeutischen Bemühungen, die sich an den muskulären Modellen der Rückenschmerzen orientieren – Chirotherapie und Physiotherapie – führen zu messbaren Effekten, jedoch nur zu geringer Effizienz, die Wirkungen halten nach Therapieende nicht an, es kommt zu Schmerzrezidiven (Skargren et al. 1998, Schiltenwolf 2002 a). Die Modelle der muskulären Dysbalance und der Dekonditionierung erklären also nur Teilaspekte des Rückenschmerzes und können die Problematik der Chronifizierung nur unzureichend abbilden. Über die somatisch orientierte Modellbildung der gestörten muskulären Leistungsfähigkeit wird das Patientenverhalten in die Beschreibung der Ätiopathogenese einbezogen, die Muskulatur des Rückens wird zum Effektororgan einer nicht somatischen Verursachung.

Verhaltensbezogene Modelle muskulärer Rückenschmerzen

Fear-avoidance-belief-Modell

Wenn muskulärer Schmerz zu Hilf- und Hoffnungslosigkeit führt, also zu katastrophisierenden Attributionen, so folgen auf Schmerz Angst und Vermeiden. Die Vermeidungsstrategie wiederum führt zum Verlust körperlicher und psychosozialer Funktionen, wodurch sowohl auf der körperlichen wie auch auf der psychischen Ebene die Anfälligkeit für Schmerzrezidive zunimmt (Hasenbring et al. 1994, Burton et al. 1995, Klenermann et al. 1995). Dieses Angstvermeidungsmodell kann eine verhaltensbezogene Erklärung der oben bereits erwähnten Feststellung muskulärer Dekonditionierungen bei Rückenschmerzpatienten bieten. Es kann auch erklären, wieso Kraftzuwachs nicht spezifisch für die Linderung des Rückenschmerzproblems ist, da eben auch psychosoziale Dekonditionierungen zur Krankheit des Rückenschmerzpatienten zählen. Das Angstvermeidungsmodell wird als evidenzbasiertes Chronifizierungsmodell für Rückenschmerzen angesehen (Hasenbring et al. 2001).

Stressdiathesemodell

Auch das zum Vermeiden gegenläufige Durchhalteverhalten ist ein evidenzbasierter Chronifizierungsfaktor von Rückenschmerzen. Die pathogenetische Verknüpfung beginnt mit dem akuten (Muskel-)Schmerz, der suppressiv verleugnet wird, wodurch einerseits eine gereizte Stimmung, andererseits eine muskuläre Überaktivität ausgelöst werden. Da das Durchhalteverhalten mit übermäßiger Bereitschaft zur Aktivität und zur Überforderung verbunden ist, können Stress, Muskelanspannung und Schmerz nicht mehr getrennt werden (Flor et al. 1985). Da zwischen dem Vermeidungs- und dem Durchhalteverhalten Übergänge möglich sind, hat sich auch der Begriff des Avoidance-endurance-Modells etabliert (Grebner et al. 1999).

Nicht somatische Modelle der Rückenschmerzen

Von einer anhaltenden somatoformen Schmerzstörung geht man aus, wenn die organische Erklärbarkeit für die beklagten Schmerzen nicht ausreichend ist. Die Problematik ergibt sich aus der Einschätzung der Wertigkeit organischer und apparativer Befunde (im Röntgenbild, im Muskelstatus): Welche Befunde korrelieren tatsächlich mit dem Schmerzbild, welche nicht? Aus der Schwierigkeit der Befundeinschätzung und aus der Notwendigkeit, auch bei organisch Kranken somatoforme Störungen beschreiben zu können, sollte auch das krankheitsbezogene Verhalten der Patienten in die Diagnostik einbezogen werden. Patienten mit einer Schmerzstörung gehen hartnäckig von einer ausschließlich somatischen Ursache ihrer Schmerzen aus, suchen die Hilfe beim somatisch orientierten Arzt, wünschen immer wieder diagnostische Abklärungen und brechen in ihrer Suche häufig ihre Arzt-Patient-Beziehung ab. Sie geben jedoch bei Nachfrage neben den Schmerzen auch Störungen der psychischen Gesundheit an, haben im Zeitverlauf häufig andere organisch nicht ausreichend erklärte Körperbeschwerden (Schröter et al. 2002). Im Fachgebiet der Orthopädie ist die Krankheit der Schmerzstörung nicht gebräuchlich, entsprechende Diagnostik findet nur selten statt. Es ist jedoch davon auszugehen, dass ein großer Anteil der chronischen Rückenschmerzpatienten die Symptome und das Krankheitsverhalten einer somatoformen Schmerzstörung aufweist (Henningsen 1998b), auch wenn bislang prospektive Studien fehlen, die die Rolle von Rückenschmerzen im Rahmen somatoformer Störungen untersuchen.

Gebräuchlich wurde auch im Fachgebiet der Orthopädie die aus der Rheumatologie stammende Bezeichnung „Fibromyalgie". Unter bestimmten Umständen kann ein lokaler Rückenschmerz in ein generalisiertes muskuläres Schmerzbild mit sog. Tender points chronifizieren. Doch gilt zu berücksichtigen, dass Tender points nicht spezifisch und zuverlässig sind, dass der Übergang vom lokalen zum generalisierten Schmerzbild nicht krankheitstypisch ist und dass bis heute der Nachweis einer nosologischen Entität nicht gelang. Zu stark sind die Überlagerungen zu affektiven und somatoformen Störungen, auch die anzunehmende und aus vielen Befunden abzuleitende Störung der körpereigenen Schmerzkontrolle ist nicht für die Fibromyalgie spezifisch. Es ist weiter davon auszugehen, dass die zentrale Repräsentanz des schmerzhaften Rückens – eventuell unter dem Eindruck biographischer Erfahrungen – verändert ist und somit die affektive wie auch sensorische Schmerzempfindung. So ist bekannt, dass frühe Trennungserlebnisse, Gewalt- und Bedrohungserfahrungen die Entwicklung eines chronischen (Rücken-)Schmerzbildes begünstigen können.

Die besondere Problematik dieser Patienten liegt also nicht in ihren funktionellen muskulären Defiziten. Wesentlich erscheint, tragfähige therapeutische Bündnisse zu etablieren, um das chronische Schmerzverhalten behandeln zu können (Hartkamp et al. 1998, Henningsen 1998a), die Erklärungsmodelle der Patienten und ihre oft frustrierenden Therapieerfahrungen so nutzbar zu machen, dass weitere Chronifizierung vermieden werden kann, nicht jedoch, die Diagnose „Fibromyalgie" zu sichern. Dabei gilt es auch zu verhindern, dass durch Stellung dieser Diagnose eine Verschiebung der Wesensgrundlage iatrogen begünstigt wird (Kap. 4).

Therapeutische Aspekte

Wichtigste therapeutische Vorgabe bei der Behandlung akuter Rückenschmerzen ist die Vermeidung iatrogener Chronifizierung, meist durch Somatisierung. Dies gilt besonders für alle jene Therapieformen, die bei (zumindest eingeschränkter) Evidenz schnelle Schmerzlinderung herbei führen können (van Tulder et al. 1997):
- Chirotherapie und vewandte manuelle Therapieformen,
- medikamentöse Therapie lokal oder systemisch mit nicht steroidalen Antirheumatika sowie Muskelrelaxanzien.

Alle vom Therapeuten abhängigen Therapieformen akuter Muskelschmerzen laufen Gefahr, externale Kontrollüberzeugungen zu fördern, d. h., der Patient lernt, dass schnelle Hilfe vom Arzt kommt, eigene Kompetenz der Schmerzlinderung wird dagegen nicht gefördert. Somit ist für den akuten Muskelschmerz neben schneller Schmerzlinderung eine zumindest ausreichende Beratung über die Gutartigkeit der Schmerzen und über die Bedeutung konsequenter und angemessener körperlicher Bewegung zu fordern (Nachemson u. Bigos 1984, Burton et al. 1999). Der Fähigkeit des Patienten selbst, die Heftigkeit der Rückenschmerzen durch sein Verhalten zu kontrollieren, seiner Bewältigungskompetenz im Umgang mit dem nicht abzuschaffenden Problem Rückenschmerz kommt wesentliche Bedeutung in der Chronifizierungsprophylaxe zu. Die medizinischen Möglichkeiten der Symptomlinderung sind dagegen von geringerm Gewicht.

Chronische Rückenschmerzen werden als biopychosoziales Problem interpretiert und benötigen wegen der Komplexität biologischer, psychologischer und sozialer Bedürftigkeit des Patienten multimodale Therapieansätze. Es gilt als belegt, dass nur durch die Erweiterung somatischer Therapiemodule (z. B. der verschiedenen Formen der Physiotherapie) um psychologische und psychotherapeutische Therapieapplikationen anhaltende Therapiewirksamkeit erreicht werden kann (Schiltenwolf et al. 2002a). Dabei muss zudem eine ausreichende Therapiedosis erreicht werden (ca. 50 Stunden und mehr), um die mehrdimensional zu verstehende Dekonditionierung des Patienten zu durchbrechen (Guzman et al. 2001). Wegen der aufwändigen Koordination und Organisation eignen sich für multimodale Therapiekonzepte als tagesklinische oder auch stationäre Therapieangebote.

Zusammenfassung

Rückenschmerz ist phänomenal definiert nach der subjektiven Lokalisation durch den Patienten, objektive Befunde werden im Allgemeinen reduziert auf Veränderungen am Ort der subjektiven Schmerzlokalisation. Aus der Nichtbeachtung des Unterschieds zwischen subjektivem Empfinden und konsekutiver objektiver Vor-Ort-Diagnostik rühren viele Quellen von Fehldiagnosen, des Überbewertens apparativer Zufallsbefunde oder des Übersehens psychischer Ursachen.

Die Muskulatur spielt beim Rückenschmerz eine wesentliche Rolle. Modelle muskulärer Erklärung von Rückenschmerzen erweitern die mechanischen Modelle um die Bedeutung funktioneller muskulärer Veränderungen. Muskuläre Schmerzmodelle leiden jedoch an der eingeschränkten Spezifität der Untersuchungsbefunde und sie lassen verhaltensbezogene wie auch biografische und affektive Aspekte außer Betracht. Wichtig wäre eine Gesamtschau organischer, funktioneller und psychosozialer Aspekte, um das Problem des Rückenschmerzpatienten mehrdimensional abzubilden und entsprechend auch multimodale Therapieansätze nach der individuellen Bedürftigkeit des Patienten gestalten zu können.

Literatur

Abenhaim L, Rossignol M, Valat JP, Nordin M, Avouac B, Blotman F, Charlot J, Dreiser RL, Legrand E, Rozenberg S, Vaitravers P (2000) The role of activity in the therapuetic management of back pain. Spine 25:1S

Amundsen T, Weber H, Nordal H, Magnaes B (1995) Lumbar spinal stenosis: clinical and radiologic features. Spine 20:1178–1186

Boden SD, Davis DO, Dina TS, Patronas NJ, Wiesel SW (1990) Abnormal magnetic-resonance scans of the lumbar spine in asymptomatic subjects. J Bone Joint Surg 72-A:403–408

Burton AK, Tillotson KM, Main CJ, Hollis S (1995) Psychosocial predictors of outcome in acute and subchronic low back trouble. Spine 20:722-728
Burton AK, Waddell G, Tillotson KM, Summerton N (1999) Information and advice to patients with back pain can have a positive effect. Spine 24:2484-2491
Denner A (1997) Muskuläre Profile der Wirbelsäule. Springer, Berlin
Denner A (1999) Die Trainierbarkeit der Rumpf-, Nacken- und Halsmuskulatur von dekonditionierten Rückenschmerzpatienten. Man Med 37:34
Deyo RA (1992) What can the history and physical examination tell us about low-back pain? JAMA 268:760-765
Dionne CE (1999) Low back pain. In: Crombie IK, Croft PR, Linton SJ, LeResche LI, Von Korff M (Ed) Epidemiology of Pain. IASP Press, Seattle
Dvorak J, Dvorak V, Schneider W, Spring H, Tritschler T (1997) Manuelle Medizin. Diagnostik. Thieme, Stuttgart
Fardon D, Pinkerton S, Balderston R et al (1993) Terms used for diagnosis by English speaking spine surgeons. Spine 18:274-277
Flor H, Turk DC, Birbaumer N (1985) Asessment of stress-related psychophysiological reactions in chronic back pain patients. J Consult Clin Psychol 53:354-364
Fredrickson BE, Baker D, McHolick WJ, Lubicky JP (1984) The natural history of spondylolysis and spondylolisthesis. J Bone Joint Surg 66-A:699-707
French SD, Green S, Forbes A (2000) Reliability of chiropractic methods commonly used to detect manipulable lesions in patients with chronic low-back pain. J Manipulative Physiol Ther 23:231-238
Gerbershagen HU (1986) Organisierte Schmerzbehandlung - Eine Standortbestimmung. Internist 27:459-469
Gesundheitsberichterstattung des Bundes (1998) Kapitel 5.11 Gesundheitsbericht für Deutschland 1998
Grebner M, Breme K, Rothoerl R, Woertgen C, Hartmann A, Thomè C (1999) Coping und Genesungsverlauf nach lumbaler Bandscheibenoperation. Schmerz 13:19-30
Guzman J, Esmail R, Karjalainen K, Malmivaara A, Irvin E, Bombardier C (2001) Multidisciplinary rehabilitation for chronic low back pain: systematic review. B Med J 322:1511-1516
Harreby M, Neergaard K, Hesselsøe G, Kjer J (1995) Are radiologic changes in the thoracic and lumbar spine of adolescents risk factors for low back pain in adults? Spine 20:2298-2302
Hartkamp N, Henningsen P, Sack M (1998) Somatoforme Schmerzsstörung: Diagnostik, Ätiologie, Behandlung. Z psychother Med 44:338-353
Hasenbring M, Marienfeld G, Kuhlendahl D, Soyka D (1994) Risk factors of chronicity in lumbar disc patients: a prospective investigation of biologic, psychologic and social predictors of therapy outcome. Spine 19:2759-2765
Hasenbring M, Hallner D, Klasen B (2001) Psychologische Mechanismen im Prozess der Schmerzchronifizierung. Schmerz 15:442-447
Hawk C, Phongphua C, Bleecker J, Swank L, Lopez D, Rubley T (1999) Preliminary study of the reliability of assessment procedures for chiropractic adjustment of the lumbar spine. J Manipul Physiol Ther 22:382-389
Henningsen P (1998a) Somatisierung und Affektregulation - Elemente eines interpersonellen Modells. In Rudolf G, Heningsen P (Hrsg.) Somatoforme Störungen. Schattauer, Stuttgart

Henningsen P (1998b) Schmerz und somatoforme Störungen: Somatisierung als Risikofaktor. In Riedel H, Henningsen P (Hrsg.) Die Behandlung chronischer Rückenschmerzen. Selbstverlag Stiftung Psychosomatik der Wirbelsäule, Blieskastel

Herno A, Airaksinen L, Saari T, Pitkänen M, Manninen H, Suomalainen O (1999a) Computed tomography findings 4 years after surgical management of lumbar spinal stenosis. Spine 24:2234-2239

Herno A, Partanen K, Talaslahti T, Turunen V, Suomalainen O, Airaksinen O (1999b) Long-term clinical and magnetic resonance imaging follow-up assessment of patients with lumbar spinal stenosis after laminectomy. Spine 24: 1533-1537

Hildebrandt J, Pfingsten M, Franz C, Saur P, Seeger D (1996) Das Göttinger Rücken Intensiv Programm (GRIP) – ein multimodales Behandlungsprogramm für Patienten mit chronischen Rückenschmerzen, Teil 1: Ergebnisse im Überblick. Der Schmerz 10:190-203

Hubbard DR, Berkoff GM (1993) Myofascial trigger points show spontaneous needle EMG-activity. Spine 18:1803-1807

Kankaanpää M, Taimela S, Airaksinen O, Hanninen O (1999) The efficacy of active rehabilitation in chronic low back pain. Effect on pain intensity, self-experienced disability and lumbar fatigability. Spine 24:1034

Klenermann L, Slade PD, Stanley IM, Pennie B, Reilly JP, Atchison LE, Troup JDG, Rose MJ (1995) The prediction of chronicity in patients with an acute attack of low back pain in a general practice setting. Spine 20:478-484

Laser T (1999) Muskelschmerz, 2. Auf, Thieme, Stuttgart

Lenhardt U, Elkeles T, Rosenbrock R (1994) Rückenschmerzen – Befunde epidemiologischer Forschung. Z Allg Med 70:561-565

Maher C, Adams R (1994) Reliability of pain and stiffness assessments in clinical manual lumbar spine examination. Phys Ther 74:801-809

Mannion AF, Müntener M, Taimela S, Dvorak J (2001) Active therapy for chronic low back pain. Part 1:Effects on back muscle activation, fatigability and strength. Spine 26:897-908

Mayer HM (2001) Diskogener Rückenschmerz und degenerative Spinalstenose. Schmerz 15:484-491

Melzack R (1981) Myofascial trigger points: relation to acupuncture and mechanisms of pain. Arch Phys Med 62:114

Nachemson A, Bigos SJ (1984) The low back. In Cruess J, Rennie WRJ (Ed) Adult Orthopedics. Churchill-Livingstone, New York, pp 843-937

Nice DA, Riddle DL, Lamb RL, Mayhew TP, Rucker K (1992) Intertester reliability of judgements of the presence of trigger points in patients with low back pain. Arch Phys Med Rehabil 73:893-898

Osti OL, Vernon-Roberts B, Morre R et al (1992) Anular tears and disc degeneration in the lumbar spine: a post mortem study of 135 discs. J Bone Joint Surg 74-B: 678-682

Papageorgiou AC, Croft PR, Ferry S, Jayson MIV, Silman AJ (1995) Estimating the prevalence of low back pain in the general population: evidence from the South Manchester Back Pain Survey. Spine 20:1889-1894

Rhyne AL, Smith SE, Wood KE et al (1995) Outcome of unoperated discogram-positive low back pain. Spine 20: 1997-2000

Saraste H (1987) Long-term clinical and radiogical follow-up of spondylolysis and spondylolisthesis. J Ped Orthop 7:631-638

Sasaki K (1995) Magnetic resonance imaging findings of the lumbar root pathway in patients over 50 years old. Eur Spine J 4:71–76

Schiltenwolf M, Heindl B, Reumont J, Eich W (2002a) Comparison of an biopsychosocial therapy programme to an only physically multimodal therapy of low back pain. Spine (in print)

Schiltenwolf M, Neubauer E, Junge A, Nentwig C, Seemann H (2002b) Abschlussbericht zum Forschungsvorhaben „Entwicklung eines Kurzfragebogens zur Früherkennung des Chronifizierungsrisikos bei akuten Rückenschmerzen, Heidelberger Kurzfragenbogen Rückenschmerz HKF–R10"

Schröter C, Fydrich T, Henningsen P, Schiltenwolf M (2002) Das Erklärungsmodell – Interview in der Diagnostik von orthopädischen Schmerzpatienten. Orthopäde (im Druck)

Skargren EI, Carlsson PG, Oberg BE (1998) One-year follow-up comparison of the cost and effectiveness of chiropractic and physiotherapy as primary management for back pain. Subgroup analysis, recurrency, and additional health care utilization. Spine 23:1875–1883

Spitzer WO, Leblanc FE, Dupuis M et al (1987) Scientific approach to the assessment and management of acitivity-related spinal disorders: a monograph for clinicians. Spine 12 (Suppl 7):S9–S59

Töndury G, Tillmann B (1987) Rumpf. In Tillmann B, Töndury G (Hrsg) Rauber/Kopsch. Anatomie des Menschen. Band I. Thieme, Stuttgart, S 178

Travell J (1981) Identification of myofascial trigger point syndromes: a case of atypical facial neuralgia. Arch Phys Med 62:100

Travell JG, Simons DG (1983) Myofascial Pain and Dysfunction. The Trigger Point Manual. Williams & Wilkins, New York

van Tulder MW, Assendelft WJJ, Koes BW, Bouter LM (1997) Spinal radiographic findings and nonspecific low back pain. Spine 22:427–434

van Tulder MW, Koes BW, Bouter LM (1997) Conservative treatment of acute and chronic nonspecific low back pian. A systematic review of randomized controlled trials of the most common interventions. Spine 22:2128

VDR (1988) Statistik Rentenzugang des Jahres 1987. Verband Deutscher Rentenversicherungsträger, Frankfurt

von Korff M (1994) Studying the natural history of back pain. Spine 19:2041S–2046S

Waddell G (1987) A new clinical modell for the treatment of low-back pain. Spine 12:632–644

6 Schleudertrauma

TH. ETTLIN

■ **Historische Kontroverse**

Die Vieldeutigkeit des Begriffs „Schleudertrauma" in Bezug auf Pathophysiologie, Organizität, Biomechanik und Simulation hat ihren historischen Vorgänger im Begriff des „Eisenbahnrückens" („railway spine"). In einer Monographie „Über die Verletzungen auf Eisenbahnen. Insbesondere der Verletzungen des Rückenmarks" warf J. Rigler (1879) nach Einführung eines Haftpflichtsystems bei den Preußischen Eisenbahnen 1871 die Frage auf, ob es sich bei den zunehmenden posttraumatischen Invalidisierungen um Kompensationsneurosen handle. Dem entgegnete z. B. der Londoner Chirurg J. Erichsen in seinem Buch „On Concussion of the Spine" (1882), dass auch leichtere Einwirkungen auf Kopf und Rücken aufgrund von molekularen Störungen oder Anämien des Rückenmarks schwere Behinderungen verursachen könnten. Vergleichbare Debatten halten bis heute an. Sie betreffen in den letzten Jahren in erster Linie Mutmaßungen aus Vergleichsuntersuchungen zwischen verschiedenen soziokulturellen Systemen (Balla 1982, Schrder et al. 1996, Cassidy et al. 2000), dass vorrangig der Versicherungsstatus und nicht pathoanatomisch begründete Verletzungen für die Chronifizierung von Beschwerden nach Heckkollisionen verantwortlich sei. Diesen Studien wiederum werden gravierende Mängel in der Studienmethodik (Freeman et al. 1996) oder Untersuchungen entgegengehalten, die aufzeigen, dass Kompensationszahlungen am Beschwerdeverlauf nichts ändern (Shapiro u. Roth 1993). In jüngster Zeit erhält vor allem im medikolegalen Kontext die Biomechanik ein besonderes Gewicht. Dabei entfachen sich um die Hauptfrage nach einer unteren, unfalltechnisch messbaren Harmlosigkeitsgrenze genauso lebhafte Kontroversen (Senn 2002). Parallel zu diesen polarisierenden Debatten hat sich zwischenzeitlich sowohl auf der Ebene des neurobiologischen und neuroanatomischen Grundlagenwissens als auch der klinischen Forschung eine bemerkenswerte Literatur angehäuft, die den naturwissenschaftlichen Zugang zu den spontanen und traumatisch verursachten muskuloskelettalen Schmerzsyndromen erleichtert (Mense et al. 2001).

Definition und Terminologie

Der im deutschsprachigen Raum gebräuchliche Terminus „Schleudertrauma" bezeichnet missverständlicherweise sowohl einen Unfallmechanismus als auch die Verletzungsfolgen an der Halswirbelsäule nach einer positiven und/oder negativen Beschleunigung des Rumpfes bei freischwingendem Kopf. Das Gleiche gilt für den angelsächsischen Terminus „whiplash", der erstmals 1945 in einem Artikel von Davis erscheint. Crowe hielt dazu in einem Symposium 1963 fest, dass er bereits 1929 vor der Western Orthopedic Association in San Francisco für Autounfälle mit Nackenverletzungen den Begriff „whiplash" angewandt habe, der fortan von Ärzten, Patienten und Rechtsanwälten leider nicht nur für den Unfallmechanismus, sondern auch für die Unfallfolgen benützt worden sei. In Frankreich ist der Begriff „coup du lapin", in Italien „colpo di frusta", in Spanien „latigazo" und in Portugal „chicotada" gebräuchlich. Zur Vermeidung dieser Begriffsvermischungen bestehen in den letzten Jahren Bestrebungen, terminologisch den Unfallmechanismus von den Unfallfolgen zu trennen. Im Angelsächsischen beginnt sich als Folge der 1995 in der Zeitschrift Spine publizierten Monographie der Quebec Task Force der Begriff „whiplash-associated disorders" durchzusetzen (Cassidy 1995). Darin hat die Quebec Task Force (QTF) auch eine Klassifikation der muskuloskelettalen und neurologischen Unfallfolgen eingeführt, die wissenschaftlich und klinisch brauchbar ist. Die Klassifikation in die Grade I–IV bezieht sich auf die klinischen Befunde innerhalb der ersten drei Tage nach dem Unfall (Tabelle 6.1).

Tabelle 6.1. Die Quebec-Klassifikation der whiplash-associated disorders (nach Cassidy 1995)

Grade	Klinische Präsentation
0	keine Nackenbeschwerden keine somatischen Befunde (no physical sign[s])
I	Nackenbeschwerden mit Schmerz, Steifigkeit oder nur Schmerzhaftigkeit keine somatischen Befunde
II	Nackenbeschwerden und muskuloskelettale Befunde [1]
III	Nackenbeschwerden und neurologische Befunde [2]
IV	Nackenbeschwerden und Fraktur oder Dislokation

[1] Die muskuloskelettalen Befunde schließen eine verminderte Beweglichkeit und punktuelle Druckschmerzhaftigkeit mit ein.
[2] Die neurologischen Befunde schließen abgeschwächte oder fehlende Muskeleigenreflexe, Muskelschwäche und sensible Ausfälle mit ein.

Bei allen Graden können weitere Symptome und Störungen auftreten wie Hörstörungen, Schwindeligkeit (dizziness), Tinnitus, Kopfschmerz, Gedächtnisstörungen, Dysphagie und Schmerzhaftigkeit der temporomandibulären Gelenke.

Bemerkenswert an der Quebec-Klassifikation ist der Einschluss der klinischen muskuloskelettalen Befunde und der Zusatzsymptome wie Hörstörungen, Schwindeligkeit, Tinnitus, Kopfschmerzen, Gedächtnisstörungen, Dysphagie und Schmerzhaftigkeit der temporomandibulären Gelenke.

Eine terminologische Klarstellung ist auch in Bezug auf die Vermischung von Unfallfolgen an der Halswirbelsäule mit Unfallfolgen an Kopf und Gehirn notwendig. Zum Beispiel lautet die Definition für „whiplash injury" im Websters's 3rd New International Dictionary, Ausgabe 1986 „injury of the cervical spine and cerebral concussion..." und im Roche Lexikon Medizin, 4. Auflage, Urban & Schwarzenberg 1998 „Halswirbelsäulen-, evtl. sogar Schädel-Hirn-Verletzung durch einen „Peitschenhiebmechanismus...". Wohl ist in der Literatur sowohl mit Tierversuchen (Ommaya et al. 1968) als auch mit Fallbeispielen beim Menschen (Barnsley et al. 1994) dokumentiert, dass eine Beschleunigung oder Verzögerung des Kopfes auch ohne Anprall zu einer Hirnverletzung führen kann. Es gibt aber bis jetzt keinen Beleg, dass ein Beschleunigungstrauma ohne Bewusstseinsstörung mit einer strukturellen Hirnverletzung einher gehen kann (Schnider et al. 2000). Nach dem heutigen Literaturstand ist es deshalb nicht zulässig, ohne unfallanamnestische Hinweise auf eine initiale Bewusstseinsstörung bei einem Beschleunigungsunfall ein Schädel-Hirn-Trauma zu postulieren. Wenn andererseits unfallanamnestische Hinweise oder neurologische Folgen für ein Schädel-Hirn-Trauma sprechen, ist dies diagnostisch zusätzlich zu den Verletzungsfolgen am muskuloskelettalen System klar zu deklarieren (Ettlin 2001). Aus all diesen Gründen empfiehlt es sich auch im deutschen Sprachgebrauch, den Begriff „Schleudertrauma" mit einer Terminologie zu ersetzen, die den Unfallmechanismus von den Unfallfolgen trennt und letztere mit medizinischen Diagnosen differenziert beschreibt.

Zur Beschreibung des Unfallmechanismus wird zunehmend der Begriff des „kraniozervikalen Beschleunigungstraumas" verwendet (Schnider et al. 2000). Der biomechanisch nicht kompetente Arzt muss sich bewusst sein, dass er bei Unfallbeschreibungen lediglich von ihm plausibel erscheinenden

Tabelle 6.2. Differenzialdiagnostische Terminologie

Heck-/Front-Heck-/Seitkollision/Sturz/anderes	Art des Unfalls
mit kraniozervikalem Beschleunigungstrauma	postulierte Biomechanik
mit HWS-Distorsion (QTF I-III)	klinische Differenzialdiagnose Anamnese/Befunde)
mit/ohne HWS-Fraktur/-Luxation (QTF IV) mit/ohne Kopfanprall mit/ohne traumatische Hirnverletzung mit/ohne psychopathologische Begleitkomplikationen	

QTF = Quebec-Task-Force-Klassifikation

biomechanischen Postulaten ausgeht, die ihn und den Patienten irreführen können. Die ärztliche Kompetenz muss sich deshalb in erster Linie auf die medizinische Einordnung der klinischen Symptomatik und Befunde beziehen. Einen Vorschlag zur differenzialdiagnostischen Terminologie zeigt die Tabelle 6.2

Epidemiologie

Die Häufigkeit von Unfallfolgen nach kraniozervikalem Beschleunigungstrauma kann aufgrund der uneinheitlichen Erfassungssysteme nur schätzungsweise angegeben werden. Wahrscheinlich bewegt sich die Inzidenz in den industrialisierten Ländern um 1/1000 Einwohnern (Barnsley et al. 1994). Die Prävalenz, bezogen auf die chronifizierten Verläufe, schwankt nach verschiedenen Literaturangaben um 10–40%, mit den häufigsten Schätzungen um 15–25% (Cassidy 1995). Die häufigste Unfallart ist die Heckkollision. Ein kraniozervikales Beschleunigungstrauma kann aber auch bei frontalen oder seitlichen Kollisionen oder bei Stürzen und anderen Unfallarten auftreten (Walz u. Meine 1994).

Pathophysiologie

Die Pathophysiologie der klinischen, vor allem der muskuloskelettalen Befunde in der Akutphase nach einem kraniozervikalen Beschleunigungstrauma scheint prima vista relativ unbestritten. Ein klinischer Befund, sofort oder wenige Tage nach einem Unfall mit einer diffus oder strangförmig verspannten Nacken- und Schultergürtelmuskulatur unter einer überwärmten Haut, mit einer segmental oder global eingeschränkten Beweglichkeit der Halswirbelsäule, begleitet von Ruhe-, Bewegungs- oder Belastungsschmerzen bei einem bis zum Unfall voll arbeitsfähigen, beschwerdefreien und psychisch unauffälligen Individuum wird kaum eine andere Interpretation zulassen als die einer akuten Distorsion, d.h. einer über die physiologischen Grenzen erfolgten Überdehnung bzw. Zerrung der betroffenen Weichteilsysteme. Finden sich keine neurologischen Ausfälle, wird man den klinischen Befund als einen Verletzungsgrad II der Quebec-Task-Force-Klassifikation einordnen (Cassidy 1995; Tab. 6.1). Die Schwierigkeiten beginnen bereits dann, wenn bei einem solchen Befund, nach radiologischem Ausschluss einer Fraktur oder Luxation, eine genauere Zuordnung der bestehenden Läsionen zu den verschiedenen Weichteilsystemen wie Muskulatur, Sehnen, Bänder oder Gelenkkapseln erfolgen soll. Es lässt sich klinisch nicht mit Sicherheit unterscheiden, ob akute Sekundärreaktionen auf tiefer liegende Verletzungen, z.B. der Bänder und Gelenkkapseln, vorliegen, ob ausschließlich die Muskulatur verletzt ist oder ob Verletzungen tieferer und oberflächlicher Weichteilstrukturen vorliegen. Noch schwieriger ist die pathophysiologische Zuordnung von Schmerzangaben ohne klinische muskuloskelettale Befunde (QTF I) oder die Zuordnung von z. B. Schwindelgefühlen, Tinnitus oder Konzentrations- und Gedächtnisstörungen, wenn weder muskuloskelettale Beschwerden bestehen (QTF 0) noch ein Schädel-Hirn-Trauma nachweisbar ist. Hier gilt es vorläufig zu akzeptieren, dass wir im Einzelfall nur differenzialdiagnostische Hypothesen bilden können, die mit klinischen Mitteln nicht beweisbar sind. Die Erarbeitung der Pathophysiologie von persistierenden muskuloskelettalen Beschwerden und Befunden ist eine besondere Herausforderung. Die Problemstellung betrifft zwei hauptsächliche Themen: 1. die Entwicklung von persistierenden Beschwerden (Chronifizierung) bei prinzipiell ausheilbaren muskuloskelettalen Läsionen und 2. die Entwicklung von persistierenden Beschwerden aufgrund von muskuloskelettalen Defektheilungen, die radiologisch nicht nachweisbar und somit nur bedingt belegbar sind. Wesentliche Hinweise zur ersten Frage bietet die neuere Literatur aus der neurobiologischen Grundlagenforschung u. a. zu den spinalen und zerebralen nozizeptiven Sensibilisierungsmechanismen, die sich im Rahmen der Neuroplastizität rasch nach peripheren muskuloskelettalen Läsionen entwickeln (Mense et al. 2001; Kap. 1). Es ist aber noch unklar, inwieweit sich die zumeist am Tier gewonnenen Erkenntnisse auf den Menschen übertragen lassen. Unklar ist auch die Pathophysiologie der wesentlichen Beobachtung, wie psychosoziale Stressoren, die jeden chronifizierenden Schmerzzustand begleiten, ein myofasziales Syndrom unterhalten oder gar markant verschlechtern können (Zautra et al. 1995). Zur zweiten Frage steht eine Literatur zur Verfügung, die sich entweder auf Tierversuche oder beim Menschen auf Einzelfallbeispiele mit radiologisch nachgewiesenen Strukturläsionen oder auf autoptische Befunde am Menschen bezieht. Bei experimentellen Beschleunigungsversuchen am Affen wurden retropharyngeale Hämatome und strukturelle zervikale Läsionen in der Muskulatur, in den Ligamenten, in den Bandscheiben, in den sympathischen Nervenverbindungen, in den Nervenwurzeln und im Spinalmark nachgewiesen (MacNab 1964). Bei Menschen, die in einem anderen Zusammenhang nach einem zuvor erlittenen kraniozervikalen Beschleunigungstrauma starben, wurden autoptisch Strukturläsionen im Anulus fibrosus der zervikalen Bandscheiben, in den longitudinalen Bändern der Halswirbelsäule und hämorrhagische Läsionen in den zervikalen Facettengelenken aufgezeigt (Sucher 1990). Inwiefern diese Befunde sich auf die eindrücklich hohen Prävalenzzahlen chronifizierender Verläufe einerseits und auf den klinischen Einzelfall andererseits übertragen lassen, lässt sich vorläufig naturwissenschaftlich nicht entscheiden. Ein zahlenmäßig fundierter Beleg für häufig an den zervikalen Facettengelenken stattfindende Läsionen nach kraniozervikalem Beschleunigungstrauma sind die Arbeiten von Barnsley et al. 1963. Mittels der einfach geblindeten Anwendung von diagnostischen Blocks fanden sich bei über 50% eines chronifizierten Patientenkollektivs schmerzhafte Funktionsstörungen an den Facettengelenken. Aufgrund solcher Befunde könnte postuliert werden, dass es bei persistierenden Beschwerdeverläufen eher zu tiefen, mit gängigen radiologischen Methoden nicht sichtbaren Strukturläsionen gekommen ist und bei begrenzten Beschwerdeverläufen eher zu Läsionen, die sich auf die Muskulatur beschränken. Unfalltechnische Daten belegen einen Zusammenhang zwischen der Schwere der muskuloskelettalen Befunde und der Unfallschwere für die Akutphase (MacLean 1995). Für persistierende Beschwerdeverläufe sind die unfalltechnischen Daten widersprüchlich (Olsson et al. 1990, Ryan et al. 1994). Hingegen wird das Argument, dass in erster Linie die organischen Verletzungsfolgen die Prognose bestimmen, durch die Mehrzahl der folgenden, in der Literatur gut belegten Risikofaktoren für einen persistierenden Beschwerdeverlauf untermauert:

- weibliches Geschlecht (McLean 1995),
- höheres Alter (McLean 1995, Radanov u. Sturzenegger 1996),
- initial hohe Intensität der Nacken- und/oder Kopfschmerzen (Radanov u. Sturzeneggger 1996),
- initial stark eingeschränkte Beweglichkeit der Halswirbelsäule (Radanov u. Sturzeneggger 1996),
- frühe Schlafstörungen (Di Stefano u. Radanov 1995),
- frühe Aufmerksamkeits- und Abrufstörungen (Radanov u. Sturzeneggger 1996),
- hoher Nervositätsscore (Radanov u. Sturzeneggger 1996),
- Anamnese mit früherem Kopfschmerz (Radanov u. Sturzeneggger 1996),
- Anamnese mit früherem Kopftrauma (Radanov u. Sturzeneggger 1996).

Die aufgelisteten Risikofaktoren wurden prospektiv erhoben. Sie korrelieren plausiblerweise mehrheitlich mit dem organischen Verletzungsgrad. Das erhöhte Chronifizierungsrisiko beim weiblichen Geschlecht wird heute in der Literatur durch die weibliche Anatomie mit einer relativ zum Kopfvolumen deutlich kleineren zervikalen Muskelmasse erklärt. Psychosoziale Faktoren sind nachgewiesenermaßen nicht primär verlaufsbestimmend (Radanov u. Sturzenegger 1996). Bei persistierenden Beschwerden lösen sie allerdings häufig einen Circulus vitiosus aus und verstärken den Chronifizierungsprozess (American Psychiatric Association 1994, Zautra et al. 1995)

Entstehungsmechanismus von myofaszialen Schmerzsyndromen nach kraniozervikalem Beschleunigungstrauma

Myofasziale Schmerzsyndrome im spezifischen Sinn werden definitionsgemäß durch Triggerpunkte und strangförmige Verhärtungen (taut bands) in der betroffenen Muskulatur verursacht. Nach einem kraniozervikalen Beschleunigungstrauma betrifft die Hauptlokalisation von Triggerpunkten und Taut bands die Nacken- und Schultergürtelmuskulatur, die Halsmuskulatur und die Kaumuskulatur und je nach traumatischer Einwirkung weitere Muskeln der thorakalen und lumbalen Wirbelsäule und des Beckens.

Zum zeitlichen Auftreten von Triggerpunkten und Taut bands nach dem Trauma gibt es keine systematischen Studien, sondern lediglich klinische Erfahrungsberichte mit variablen Angaben. In der Akutphase der ersten Tage präsentiert sich die betroffene Muskulatur eher diffus verspannt und schmerzhaft, die Haut ist überwärmt und das Unterhautgewebe ödematös verändert. Es ist nicht ausgeschlossen, dass bereits in dieser Phase strukturelle Veränderungen im Sinn von Triggerpunkten und Taut bands in der Muskulatur bestehen. Klinisch sind sie in dieser Phase wegen der schmerzhaft eingeschränkten Untersuchbarkeit der Patienten nur unsicher abgrenzbar. Für die Überlegungen zum Entstehungsmechanismus des posttraumatischen myofaszialen Schmerzsyndroms ist die klinische Beobachtung interessant, dass myofasziale Befunde einerseits nach Abklingen der akuten Gewebereaktionen in der direkt traumatisch betroffenen Muskulatur nachweisbar werden und andererseits bei persistierenden Beschwerden im Verlauf von weiteren Wochen bis Monaten auch in funktionell assoziierten Muskelsystemen. Ein weiteres interessantes Phänomen nach kraniozervikalem Beschleunigungstrauma sind die variierenden zeitlichen Latenzen. Einerseits beobachtet man bei manchen Patienten eine beschwerdefreie Latenz von Stunden bis einigen Tagen und andererseits steigen die muskuloskelettalen Beschwerden unabhängig vom sofortigen oder protrahierten Auftreten im Verlauf von 24–48 Stunden bis zu einer maximalen Intensität weiter an. Für den Zugang zum Verständnis dieser Abläufe lohnt es sich, etwas genauer auf die Frage einzugehen, wie lebendes Gewebe auf eine Schädigung reagiert (Robbins u. Kumar 1987). Der diesbezügliche Wissensstand beruht noch immer mehrheitlich auf tierexperimentellen Studien und am Menschen auf Untersuchungen der chirurgischen Wundheilung. Jedes lebende Gewebe reagiert auf jegliche Art von Schädigung mit lokalen vaskulären, humoralen und zellulären Vorgängen, die als „entzündlich reparative Gewebereaktion" bezeichnet werden. Die erste Phase entspricht einer stereotyp ablaufenden akuten Entzündungsreaktion, unabhängig davon, ob es sich bei der Schädigung um ein infektiöses Agens, Hitze, Kälte oder Strahlenenergie, eine elektrische oder chemische Schädigung oder wie im hier diskutierten Fall um eine mechanische Schädigung handelt. Das Ausmaß der Entzündungsreaktion ist abhängig vom Schweregrad der Schädigung und von den spezifischen Eigenschaften der betroffenen Gewebe. Die akute Entzündungsreaktion wird mit einem erhöhten lokalen Durchblutungsfluss eingeleitet mit arteriolärer Dilatation und Erweiterung des Kapillarbettes. Danach kommt es aufgrund einer erhöhten Gefäßpermeabilität und direkter endothelialer Zellschädigung zur Exsudation, d. h. zum Austritt von eiweißreichem Plasma ins extravasale Gewebe. Es folgt die Einwanderung von Leukozyten und Phagozyten. Alle diese Vorgänge werden durch humorale, chemotaktische Mediatoren gesteuert. Klinisch äußert sich die akute Entzündungsreaktion in den bekannten Kardinalzeichen von Rötung, Erwärmung, Schwellung, Schmerz und Funktionsverlust. Für den zeitlichen Ablauf und die Intensität der Exsudation sind experimentell drei unterschiedliche Reaktionsmuster nachweisbar: eine unmittelbare transiente Permeabilitätsreaktion bei sehr leichter Einwirkung ohne eigentliche Strukturschädigung des Gewebes; eine verzögerte, prolongierte Reaktion bei Einwirkungen mit Strukturschädigung und eine unmittelbare, prolongierte Reaktion bei schweren Gewebsschädigungen. Bei der verzögerten prolongierten Reaktion setzt die Exsudation mit einer Verzögerung von 30 Minuten bis zu 10 Stunden ein und erreicht ein Maximum zwischen 4 und 24 Stunden. Vorsichtig übertragen auf den Beschwerdeverlauf nach kraniozervikalem Beschleunigungstrauma ergeben sich aus diesen drei Reaktionsmustern Anhaltspunkte zur Erklärung der klinisch beobachteten beschwerdefreien Latenz und der verzögerten Zunahme der Initialsymptome bis zur maximalen Intensität. Klinisch sind die zeitlichen Symptomabläufe variabler als die Vorgänge im experimentellen Modell. Dazu ist zu bedenken, dass die muskulotendoligamentären Strukturen unterschiedliche Gewebseigenschaften haben und dass bei der Schmerzentstehung neben der exsudativen Ödembildung auch humorale Faktoren wie Bradykinin und Prostaglandin beteiligt sind. Überschneidend zur beschriebenen akuten entzündlichen Reaktion kommen reparative Mechanismen auf zellulärer und humoraler Ebene in Gang. Im Vordergrund der reparativen Prozesse bei Schädigungen von tendoligamentären und muskulären Strukturen steht die Fibroblastenaktivität mit Bildung von bindegewebigem Kollagen. Je nach Schweregrad der Schädigung resultiert eine weitgehende funktionelle Ausheilung oder ein narbiger Restzustand. Damit ist die entzündlich reparative Gewebereaktion abgeschlossen. Auf diesen pathoanatomischen Grundlagen aufbauend scheint die Arbeitshypothese erlaubt, dass Triggerpunkte und Taut bands im Verlauf der entzündlich reparativen Gewebereaktion nach mechanischer muskulotendoligamentärer Schädigung entstehen. Bei persistierenden myofaszialen Schmerzsyndromen neigen im Therapieverlauf die Triggerpunkte und Taut bands in der direkt traumatisierten Muskulatur fortwährend dazu, zu rezidivieren, während Triggerpunkte und Taut bands, die im Verlauf infolge einer Dysbalance in der assoziierten Muskulatur entstehen, eher mit anhaltender Wirkung therapierbar sind. Es fragt sich deshalb, ob die Rezidivneigung von Triggerpunkten vom Schweregrad der muskulären Strukturschädigung abhängt oder durch zusätzliche Schädigungen im Bereich von tiefer liegenden tendoligamentären Strukturen unterhalten wird. Zweifellos sind für das weitere pathophysiologische Verständnis des posttraumatischen myofaszialen Schmerzsyndroms eingehende Studien beim Menschen notwendig, wozu allein schon systematische klinische Untersuchungen des zeitlichen Auftretens der klinischen Symptome und deren exakte Korrelation zu den manualtechnischen muskuloskelettalen Befunden während der Akutphase außerordentlich hilfreich wären.

Klinische Symptomatik

Tabelle 6.3 zeigt die häufigsten klinischen Symptome im Akut- und Spätverlauf.

Die Symptomenlisten zeigen verschiedene Aspekte: Die Symptome entwickeln sich bis um den dritten Tag nach dem Unfall zu einem Maximum. Der Nackenschmerz ist das Leitsymptom. In einem sehr hohen Prozentsatz bestehen aber auch Kopfschmerzen, Schulterschmerzen und Schmerzausstrahlungen in die Arme. Bemerkenswert ist das Auftreten von Angst-

Tabelle 6.3. Häufigkeit der klinischen Symptome im Akut- und Spätverlauf

	Radanov et al. (1995)	Kischka et al. (1991)	Ettlin et al. (1992)		
	Akutphase	über 2 Jahre nach Unfall	sofort nach Unfall	3 Tage nach Unfall	1 Jahr nach Unfall
	n=117 %	n=52 %	n=21 Anzahl Patienten	n=21 Anzahl Patienten	n=17 Anzahl Patienten
Nackenschmerzen	92	44	16	20	6
Kopfschmerzen	57	61	14	18	7
Rasche Ermüdbarkeit	56	40	–	–	–
Armschmerzen	–	60	9	15	2
Schulterschmerzen	49	–	–	–	–
Angstgefühl	44	–	0	10	1
Depressive Symptome	–	37	3	9	2
Schlafstörungen	39	44	3	18	1
Rückenschmerzen	38	–	–	–	–
Neurovegetative Störungen	–	67	–	–	–
Lärmempfindlichkeit	29	–	–	–	–
Konzentrationsschwäche	26	–	5	13	5
Verschwommensehen	21	38*	3*	9*	0
Reizbarkeit	21	–	2	7	3
Lichtempfindlichkeit	20	–	–	–	–
Schwindel	15	72	8	16	4
Nausea	–	–	10	3	0
Menstruationsstörungen	–	–	0	5	0
Vergesslichkeit	15	–	1	10	4
Kognitive Störungen	–	50	–	–	–
Schluckstörungen	9	–	–	–	–

– nicht aufgeführt; * als visuelle Funktionsstörungen aufgeführt

gefühlen, depressiven Symptomen und Reizbarkeit bei einem Teil der Betroffenen bereits innerhalb weniger Tage nach dem Unfall. Diese frühe affektive Symptomatik ist psychoreaktiv nicht erklärbar. Sie beruht viel eher auf komplexen neuromodulatorischen Prozessen unter Einbezug limbischer Afferenzen im Rahmen der myofaszialen Reaktion (Mense et al. 2001). Ein weiterer wichtiger Aspekt ist, dass es sich sowohl bei den Initial- als auch Spätsymptomen um unspezifische Beschwerden handelt, die nur auf der Grundlage einer detaillierten Anamnese und klinischen Befunderhebung pathophysiologisch und ätiologisch eingeordnet werden können. So können eine schmerzhaft eingeschränkte Beweglichkeit der Halswirbelsäule, eine Druckschmerzhaftigkeit der Muskulatur, Kopfschmerzen, Brachialgien, Schwindelerscheinungen, Kau- und Schluckbeschwerden, visuelle Funktionsstörungen, vorzeitige Ermüdbarkeit, Konzentrations- und Gedächtnisstörungen, Depressivität, Reizbarkeit und Schlafstörungen sowohl Folge einer muskulotendoligamentären Distorsion der Halswirbelsäule als auch eines zusätzlichen Schädel-Hirn-Traumas sein. Vergleichbare Symptome bewirkt beim älteren Menschen auch ein akuter (traumatisch ausgelöster) Schub eines spondylarthrotischen Prozesses der Halswirbelsäule. Vorzeitige Ermüdbarkeit und schmerzhafte Muskelverspannungen kommen auch im Rahmen einer depressiven Erkrankung häufig vor (American Psychiatric Association 1994). Es empfiehlt sich daher, die Differenzialdiagnostik nach einem kraniozervikalen Beschleunigungstrauma systematisch nach den drei folgenden Ebenen aufzuarbeiten:
- Verletzungen an der Halswirbelsäule und ihren Weichteilen,
- zerebrale Beteiligung,
- psychische Verarbeitung.

Verletzungen an der Halswirbelsäule und ihren Weichteilen

Das klinische Bild bei QTF Grad I–III wird durch die muskuloskelettale Symptomatik dominiert. Beim Grad III kommen neurologische Symptome, meist infolge von radikulären Begleitläsionen, hinzu. Klinische und experimentelle Daten belegen, dass die Hauptlokalisation von distorsionellen Verletzungen der Nackenweichteile nach kraniozervikalem Beschleunigungstrauma die oberen Segmente bzw. den kraniozervikalen Übergang betrifft (Hülse et al. 1992). Daher ist die Anatomie des kraniozervikalen Übergangs die Grundlage zum Verständnis der klinischen Symptome, die aus Weichteilverletzungen dieser Region resultieren. Ligamente, Sehnen, Muskeln und Gelenkkapseln des kraniozervikalen Übergangs sind in komplexer Weise mit vestibulären, propriozeptiven, mechanorezeptiven, thermosensitiven sowie monoaminergen neuronalen Projektionen afferenziert (Hülse et al. 1992). Weil die verschiedenen Afferenzen in allen genannten Weichteilstrukturen vorkommen, ist eine genauere Lokalisation der klinischen Symptomatik zu einzelnen Strukturen klinisch in der Regel nur segmental und nicht strukturspezifisch möglich. Klinisch manifestieren sich Distorsionsverletzungen des kraniozervikalen Übergangs mit zervikookzipital betonten, häufig migräniformen Kopfschmerzen, manchmal begleitet von Reizneuropathien der großen Okzipitalnerven und mit vestibulären, vegetativen und visuomotorischen Funktionsstörungen. Klinisch ist es wichtig, dass eine Distorsion des kraniozervikalen Übergangs keine wesentliche Rotationseinschränkung des Kopfes aus der Ruhestellung heraus verursachen muss. Auch bei einer weitgehenden Rotationseinschränkung der kraniozervikalen Gelenke kann der Kopf über die Rotationsfähigkeit von C3–T3 eine praktisch normale Beweglichkeit aufweisen (Untersuchungstechnik s. u.). Nach Abklingen der Akutphase entspricht der muskuloskelettale klinische Befund einem charakteristischen myofaszialen Syndrom mit Triggerpunkten und strangförmigen Muskelverspannungen der Nacken-, Hals-, oberen Rumpf- und oft auch Kaumuskulatur (Kap. 3). Ein Teil der häufig vorhandenen Brachialgien (Tabelle 6.3) wird durch eine partielle Kompression des unteren Plexus brachialis im Verlauf durch die hintere Skalenuslücke verursacht. Klinisch manifestiert sich eine vorwiegend sensible Thoracic-outlet-Symptomatik mit einer Hypästhesie und Parästhesien an der ulnaren Vorderarmseite, ulnar an der Hand sowie an Ring- und Kleinfinger. Die Symptomatik lässt sich in diesen Fällen durch palpatorischen Druck auf die Skalenuslücke auslösen und bildet sich nach therapeutischer Detonisierung der Skalenusmuskeln zurück (Sucher 1990). In einer noch laufenden eigenen klinischen Studie zur Typisierung von myofaszialen Befunden bei verschiedenen Patientengruppen und Normalkontrollen zeichnet sich ab, dass die myofaszialen Veränderungen nach kraniozervikalem Beschleunigungstrauma im Vergleich zum nicht traumatischen Zervikalsyndrom vermehrt auch die Halsmuskulatur (M. sternocleidomastoideus, Mm. scaleni) und die Kaumuskulatur betreffen. Zudem zeichnen sich charakteristische Haltungsveränderungen des Nackens und Rumpfes ab, die sich in der Regel im Verlauf von mehreren Wochen nach dem Unfall entwickeln und vor allem bei jüngeren Patienten auffallend sind. Sie betreffen eine Protraktionshaltung des Kopfes bei hypertoner Halsmuskulatur, einen ein- oder beidseitigen Schulterhochstand bei hypertoner Schultergürtelmuskulatur und eine aufgehobene Kyphose der Brustwirbelsäule bis zum thorakalen Ansatz der unteren Trapeziusmuskulatur. Oft sind begleitend die Iliosakralgelenke ein- oder beidseitig nicht mobilisierbar und palpatorisch schmerzhaft. Ein besonderes Augenmerk ist der Streckhaltung der Brustwirbelsäule zu widmen. Man findet die entsprechenden thorakalen Segmente intersegmental und/oder thorakokostal schmerzhaft blockiert. In diesen Fällen gibt der Patient entweder punktförmige Schmerzen im Bereich der blockierten Thorakalsegmente oder ein- oder beidseitig in die Rippen ausstrahlende Schmerzen mit einer schmerzhaften Inspirationshemmung an. Nach Mobilisation der betroffenen Brustwirbelsäulensegmente verbessern sich oft auch die vegetativen Symptome wie intermittierende Tachykardien, Nausea und Nachtschweiß. Dieser Zusammenhang weist darauf hin, dass die Physiologie der Brustwirbelsäule wohl aufgrund des anatomisch eng anliegenden sympathischen Grenzstrangs für die vegetative Regulation ebenso wichtig ist wie die der Halswirbelsäule.

Zum diagnostischen Vorgehen in der Akutphase nach kraniozervikalem Beschleunigungstrauma (Strebel et al. 2002) empfehlen wir in allen Fällen eine Nativröntgenuntersuchung der Halswirbelsäule anterior/posterior, seitlich und eine transbukkale Densaufnahme. Eine Computertomographie scheint uns dann indiziert, wenn klinisch oder radiologisch der Verdacht auf eine unifazettäre Subluxation, Luxation oder Fraktur besteht und wenn der zervikothorakale Übergang auf den konventionellen Aufnahmen ungenügend dargestellt ist. Wir empfehlen nur dann eine MRT-Untersuchung der Halswirbelsäule, wenn neurologische Ausfälle bestehen (Schnider et al. 2000).

Zerebrale Beteiligung

Störungen der Aufmerksamkeit, der Konzentration und der Merkfähigkeit treten nach einem kraniozervikalen Beschleunigungstrauma häufig auf (Kischka et al. 1991, Ettlin et al. 1992, Radanov et al. 1995, Di Stefano 1999). Die häufigsten neuropsychologischen Funktionsstörungen sind Konzentrations-, Aufmerksamkeits- und Merkfähigkeitsstörungen, eine psychomotorische Verlangsamung, eine erhöhte mentale Ermüdbarkeit und (meist depressive) Störungen der Affektregulation (Ettlin 2001). Sie können zu einer eindrücklichen Beeinträchtigung der kognitiven und sozialkompetenten Fähigkeiten der Betroffenen führen. Es ist aber von großer Wichtigkeit, dass aus dieser psychomotorisch gewichteten Konstellation von neuropsychologischen Funktionsstörungen keine hirntraumatische Spezifität abgeleitet werden darf. Die gleiche Konstellation von neuropsychologischen Funktionsstörungen kann auch nach einem kraniozervikalen Beschleunigungstrauma mit einer ausschließlichen Distorsionsverletzung der Halswirbelsäule auftreten. Die Diagnose einer durchgemachten Hirnverletzung (meist im Sinn einer Commotio cerebri [milde traumatische Hirnverletzung, Mild traumatic brain injury]) begründet sich bei unauffälliger Bildgebung nicht durch unspezifische neuropsychologische Funktionsstörungen, sondern durch die anamnestische Evidenz für eine im Unfallablauf durchgemachte Bewusstseinsstörung (Mild traumatic brain injury committee 1993). Darunter fallen neben einer kurzen Bewusstlosigkeit auch kurze amnestische Lücken, Verwirrtheitszustände und andere Bewusstseinsveränderungen (Mild traumatic brain injury committee 1993). Davon abzugrenzen sind psychotraumatisch verursachte Bewusstseinsveränderungen wie z.B. bei Schreck- oder Panikzuständen (American Psychiatric Association 1994, Strebel et al. 2002). Die Erfassung einer komplizierenden traumatischen Hirnverletzung ist von Bedeutung, weil sie spezielle therapeutische Konsequenzen nach sich zieht. Psychomotorisch begründete neuropsychologische Funktionsstörungen nach einem kraniozervikalen Beschleunigungstrauma umfassen demnach eine breite ätiologische Differenzialdiagnose. Sie beinhaltet nozizeptiv bedingte Funktionsstörungen bei Kopf- und Nackenschmerzen, hirnorganische Funktionsstörungen bei einer zusätzlichen Hirnverletzung, pharmakologische Begleiteffekte bei zentral wirkenden Medikamenten, vegetative, visuomotorische oder vestibuläre Interferenzen sowie affektbedingte Funktionsstörungen im Rahmen von psychopathologischen Vorzuständen, Anpassungsstörungen oder posttraumatischen Belastungsstörungen. Oft lassen sich unspezifische neuropsychologische Funktionsstörungen erst im Behandlungsverlauf differenzierter zuordnen, wenn sich z.B. mit der Rückbildung von Schmerzen oder einer begleitenden Depression auch die damit korrelierten neuropsychologischen Defizitanteile verbessern.

Psychische Verarbeitung

Eine eingehende Abhandlung möglicher psychopathologischer Begleitkomplikationen im Verlauf nach kraniozervikalem Beschleunigungstrauma ist im Rahmen dieses Kapitels nicht möglich. Es ist aber wichtig, dass der Kliniker die Differenzialdiagnose solcher Komplikationen vor Augen behält, weil sie wesentliche Auswirkungen auf einen myofaszialen Schmerzzustand und auf die Schmerzverarbeitung haben können (Zantra et al. 1995). Die häufigsten psychopathologischen Begleitkomplikationen sind posttraumatische Anpassungsstörungen, somatoforme Störungen und posttraumatische Belastungsstörungen (American Psychiatric Association 1994). Oft wird vom Kliniker zu wenig bedacht, dass der psychiatrische Konsiliarius gerade bei diesen psychopathologischen Begleitkomplikationen für eine korrekte Differenzialdiagnose auf die vorige Abgrenzung bestehender neurologischer, orthopädischer und rheumatologischer Befunde angewiesen ist.

Als Anpassungsstörungen werden klinisch signifikante Affekt- und Verhaltensstörungen bezeichnet, die sich als Reaktion auf einen oder mehrere Stressoren wie psychosoziale Belastungen oder medizinische Zustände entwickeln. Bei medizinischen Residualzuständen mit anhaltenden Schmerzen oder psychosozialen Ereignissen mit anhaltend stressenden Konsequenzen können Anpassungsstörungen persistieren. Anpassungsstörungen werden aufgrund der vorherrschenden psychischen Symptomatik spezifiziert, z.B. Anpassungsstörung mit depressiver Stimmung, mit Angstsymptomen oder mit gemischten Symptomen. Anpassungsstörungen sind bei chronifizierend verlaufenden medizinischen Zuständen außerordentlich häufig.

Somatoforme Störungen sind Störungen mit somatischen und psychischen Symptomen, die sich auf dem Boden einer psychopathologischen Störung unbewusst entwickeln und nicht allein durch den gegebenen somatischen oder neuropsychologischen Zustand erklärbar sind. Die betonte Notwendigkeit der Abgrenzung somatischer und psychoorganischer Symptome ist für diese Kategorie psychopathologischer Störungen von eminenter Wichtigkeit.

Posttraumatische Belastungsstörungen werden oft nicht erkannt oder zu niederschwellig diagnostiziert. Das Hauptkriterium ist die Erfahrung einer Leib und Leben existenziell bedrohenden Unfallsituation. Heckkollisionen fallen nur selten in diese Kategorie von existenziell bedrohlichen Unfällen.

Ausnahmen sind z. B. Massenkarambolagen auf Autobahnen mit brennenden Fahrzeugen, Auffahrunfälle in Tunnels oder mit Beteiligung von Lastwagen oder das dramatische Erlebnis, einen Fußgänger auf einem Fußgängerübergang überfahren zu haben. Die Symptome der posttraumatischen Belastungsstörung sind das Flashback-artige Wiedererleben der Unfallerfahrung tagsüber oder in Alpträumen, die Vermeidungshaltung gegenüber ähnlichen Umgebungsbedingungen wie in der Unfallsituation und vegetative Überreaktionen, oft begleitet von einer depressiven Angststörung und einer verminderten neuropsychologischen Leistungsfähigkeit.

Klinische Untersuchung

Eine eingehende Anamneseerhebung und klinische Untersuchung sind nach einem kraniozervikalen Beschleunigungstrauma aus diagnostischer, therapeutischer und medikolegaler Sicht unumgänglich. Sie sind auch für die Verlaufsdokumentation unerlässlich. Ziel der ersten Untersuchung ist die Dokumentation des Unfallablaufs aus der Sicht des Patienten, die Erfassung der aufgetretenen Beschwerden und die Erhebung der klinischen Befunde anhand einer auf die wesentlichen Bereiche konzentrierten muskuloskelettalen und neurologischen Untersuchung.

Unfallhergang

Der Patient soll frei die Art des Unfalls, den Unfallhergang und die Unfallumstände schildern. Im häufigsten Fall einer Heckkollision soll erfragt werden, ob Kopfstützen vorhanden waren und die Sicherheitsgurte getragen wurden. Die Angaben des Patienten zu Geschwindigkeiten und Energiewirkungen widerspiegeln sein subjektives Erleben und sind keine unfalltechnische Interpretation.

Chronologische Befragung zum Unfallablauf

Auf die notwendige Abgrenzung einer zusätzlichen Hirnverletzung von den muskuloskelettalen Verletzungsfolgen am Nacken und Rücken wurde wiederholt hingewiesen. Zum Ausschluss einer zerebralen Traumatisierung muss der Arzt Klarheit über ein lückenloses Erinnerungsvermögen des Patienten an den Unfallablauf erhalten (Mild traumatic brain injury commettee 1993). Dazu empfiehlt sich eine schrittweise Befragung der chronologischen Abfolge der Ereignisse ohne mit Suggestivfragen einzuwirken. Es kann einleitend gefragt werden, was genau nacheinander passiert ist. Ein ununterbrochenes Erinnerungsvermögen und damit der Ausschluss eines zerebralen Traumas kann dann angenommen werden, wenn das Kollisionsgeräusch gehört wurde, die Einwirkung auf den Körper und ein Bewegungseffekt wahrgenommen wurde und das eigene Verhalten nach Stillstand des Wagens lückenlos beschrieben wird. Weiter kann ein uneingeschränktes Bewusstsein angenommen werden, wenn das Verhalten und die Reaktionen des Patienten am Unfallort der Situation entsprechend nachvollziehbar waren. In diesem Zusammenhang soll auch das psychische Erleben des Patienten exploriert werden. War der Patient in einem Angst-, Schreck- oder Panikzustand? Gab es andere Umstände als die zur Frage stehende zerebrale Traumatisierung, die ein evtl. lückenhaftes Gedächtnis oder einen veränderten Bewusstseinszustand erklären?

Angaben des Patienten zu den Beschwerden

Die Befragung beinhaltet die Art der Beschwerden, den Zeitpunkt ihres Auftretens und den Verlauf bis zur Konsultation. Es soll zwischen spontan angegebenen und erfragten Zusatzbeschwerden unterschieden werden. Dazu kann eine Checkliste hilfreich sein (häufigste Symptome s. o.). Frühe Aufmerksamkeits- und Gedächtnisstörungen, Schlafstörungen, vegetative Zeichen, ängstliche, dissoziative oder depressive Symptome werden von manchen Patienten nicht spontan angegeben. Weil sie ein erhöhtes Chronifizierungsrisiko anzeigen, empfiehlt es sich, in einem nicht suggestiven, kursorisch gehaltenen Stil nach solchen Beschwerden zu fragen. Falls solche Beschwerden vorhanden sind, sollen sie als wesentlicher Teil der frühen therapeutischen Führung mit dem Patienten im Rahmen des gesamten medizinischen Kontextes erklärend eingeordnet und im weiteren Verlauf beachtet werden.

Frühere Anamnese

Hier geht es um Angaben zu früheren Unfällen mit Wirbelsäulen- und/oder Kopfbeteiligung und Angaben zu früheren behandlungsbedürftigen Nacken- oder Rückenbeschwerden. Wichtig ist auch die Befragung über frühere Kopfschmerzen inklusive einer Familienanamnese. Weil psychosoziale Belastungen den Verlauf von Unfallfolgen erschweren können und bei der therapeutischen Führung beachtet werden müssen, soll man sich auch ein Bild über die familiäre und berufliche Situation des Patienten machen.

Muskuloskelettaler Status

Prinzipiell sollen während der ersten Wochen nur aktive, d.h. durch den Patienten selber auszuführende Beweglichkeiten geprüft werden. Bei der Inspektion des stehenden Patienten soll auf Fehlhaltungen wie Protraktion oder Lateralisation von Kopf und Hals, Schulterhochstand, Abflachung der physiologischen BWS-Kyphose und vorbestehende Haltungsanomalien der Wirbelsäule geachtet werden. Es folgt die Palpation mit der Beschreibung von Schmerzlokalisation und Tonuserhöhung im Bereich der Hals-, Nacken- Schultergürtel-, Interskapulär- und Lumbalmuskulatur. Der entsprechend ausgebildete Untersucher wird bei dieser Gelegenheit bereits nach den charakteristischen myofaszialen Muskelreaktionen suchen. Bei der aktiven Beweglichkeitsprüfung kann die Rotation und Lateralisation des Kopfes in Gradzahlen, die Flexion/Extension mit dem Kinn-Sternum-Abstand in Zentimetern gemessen werden. Wichtig ist die segmentale Prüfung der Kopfgelenksbeweglichkeit in der maximal möglichen Anteflexion des Kopfes. Dadurch werden die rotatorischen Mitbewegungen von C3 bis T3 blockiert, wozu ein maximaler Kinn-Sternum-Abstand von unter 4 Zentimetern gefordert wird. Die Extension und Seitneigung des Rumpfes kann als eingeschränkt/nicht eingeschränkt und die Anteflexion des Rumpfes mit dem Finger-Boden-Abstand in Zentimetern angegeben werden.

Neurologischer Status

Er umfasst die Prüfung der Hirnnerven, der Muskelkraft, der Reflexe, der motorischen Koordination und der Sensibilität. Die Hirnnervenprüfung kann kursorisch durchgeführt werden, mit Inspektion des Gesichts nach auffälligen Asymmetrien, Prüfung des Gesichtsfeldes, der Blickfolgebewegungen mit Frage nach Nystagmus, der mimischen Muskulatur, des groben Hörvermögens mittels Fingerreiben, der symmetrischen Gaumensegelinnervation und der Sensibilität im Gesicht. Bei unfallanamnestischen oder klinischen Hinweisen auf eine Hirntraumatisierung soll auch der Geruchssinn geprüft werden.

Bei der Prüfung der Kraft und Sensibilität empfiehlt sich an den oberen Extremitäten die Untersuchung der radikulären Kennmuskeln C5–C8 (M. deltoideus, M. biceps brachii, M. triceps brachii, M. hypothenar) und der entsprechenden radikulären Dermatome (inklusive C2 am Hinterkopf und C3/C4 am Nacken und Hals). An den unteren Extremitäten kann man sich im Normalfall auf die Prüfung des Fußspitzen- und Fersengangs und auf eine grobe Sensibilitätsprüfung beschränken. In der Akutphase kann es schwierig sein, schmerzbedingte von neurologisch verursachten Muskelschwächen zu unterscheiden.

Neben offensichtlichen äußeren Verletzungen sollte insbesondere im Bereich des Skalps auf kutane und subkutane Verletzungen geachtet werden.

Segmentale motorische und/oder sensible Ausfälle und/oder herabgesetzte/fehlende Muskeleigenreflexe weisen auf eine radikuläre Läsion oder eine Plexusläsion hin, Halbseitendefizite und/oder gesteigerte Muskeleigenreflexe weisen auf eine zerebrale oder medulläre Läsion.

Bei neurologischen Ausfällen und bei jeglichen Hinweisen auf eine auch nur leicht eingeschränkte quantitative oder qualitative Bewusstseinslage wie eine psychomotorische Verlangsamung, eine Benommenheit, eine Orientierungsstörung, ein auffälliges Schlafbedürfnis, ein agitiertes oder apathisches Verhalten muss eine neurologische Abklärung und/oder medizinische Überwachung erfolgen.

Therapie

Therapie in der Akutphase

Aus der jüngeren Literatur lassen sich für die Akutbehandlung evidenzgestützte Behandlungsprinzipien erkennen. Darauf basieren die Empfehlungen einer schweizerischen Arbeitsgruppe zum therapeutischen Vorgehen in der Akutphase nach einem kraniozervikalen Beschleunigungstrauma (Strebel et al. 2002). Die Mehrzahl der neueren Therapiestudien unterstützen das Konzept, den Patienten zu einem aktiven Alltagsverhalten innerhalb der schmerzauslösenden Grenzen anzuleiten. Mit diesem Auftrag empfehlen wir den frühzeitigen Beginn der Physiotherapie. Im Übrigen halten wir uns für die Akutphase der ersten drei Wochen nach dem Unfall an das Prinzip des "Hands off". Demnach sollen während der ersten drei Wochen keinerlei passiv mobilisierende bzw. manipulative Maßnahmen durchgeführt werden. Hingegen soll der Patient instruiert werden, sich im Alltag und am Arbeitsplatz ergonomisch richtig zu verhalten und Körperhaltungen zu vermeiden, die den akuten Schmerz reaktivieren. Zudem soll der Patient zur eigenständigen, regelmäßigen Durchführung von aktiven Nackenbewegungen und aktiven Mobilisation der Brustwirbelsäule im schmerzfreien Bereich angeleitet werden. Gestützt auf die Literatur und kongruent zum aufgezeigten Konzept empfehlen wir bei QTF Grad I und II grundsätzlich eine Behandlung ohne Kragen. Falls weiterhin Symptome bestehen, kann ab der 4. Woche mit spezifischen physiotherapeutischen bzw. manualtherapeutischen Massnahmen begonnen werden, wie z.B. der Behandlung von Gelenkdysfunktionen und von muskulären Dysbalancen oder der Anwendung von speziellen Weichteil- und Triggerpunkttechniken. Für einen evidenzgestützten Einsatz dieser Techniken besteht ein dringender Bedarf an kontrollierten Studien. Die Empfehlungen betonen auch die Wichtigkeit einer effizienten medikamentösen Schmerzbehandlung in der Akutphase. Aufgrund der rasch einsetzenden spinalen und zerebralen Sensitisierungsprozesse bei muskuloskelettaler nozizeptiver Stimulation (Mense et al. 2001), raten wir, Analgetika früh und genügend hoch dosiert einzusetzen. Sie sollten 24 Stunden wirksam abdecken. Wir empfehlen die fixe Verordnung einer Basismedikation mit zusätzlichen Reserveanalgetika, in einem limitierten Zeitrahmen falls nötig auch von Morphinagonisten. Unsicherheiten bestehen oft bei der Beurteilung der Arbeitsfähigkeit. Als Faustregel kann gelten, dass die Arbeitsfähigkeit nach dem Schweregrad der Verletzung einerseits und nach den konkreten beruflichen Leistungsanforderungen andererseits einzuschätzen ist. In der ersten Woche nach dem Unfall erscheint uns eine Arbeitsaufnahme unter der Voraussetzung möglich, dass keine Ruheschmerzen bestehen. Je nach Leistungsanforderung kann nach Abklingen der akuten inflammatorischen Phase die Arbeit auch bei mäßigem Ruheschmerz wieder aufgenommen werden, wenn die Patienten ergonomisch angeleitet worden sind. Bei Arbeitseinsätzen, die zu einer belastungsüberdauernden Symptomzunahme führen, sollte die Arbeitsfähigkeit wieder reduziert werden. Patienten, die mehrere der oben aufgelisteten Faktoren für ein Chronifizierungsrisiko aufweisen, müssen engmaschig ärztlich und physiotherapeutisch geführt werden. Den Empfehlungen der Quebec Task Force (Cassidy 1995) folgend, sollte bei persistierenden Beschwerden nach sechs Wochen eine interdisziplinäre fachärztliche Standortbestimmung durchgeführt werden, wenn immer möglich durch ein koordiniertes Team von Spezialisten.

Therapie bei anhaltenden Beschwerden

Ziel der interdisziplinären Standortbestimmung ist die differenzialdiagnostische Aufarbeitung anhaltender Beschwerden und Befunde sowie die Koordination und Supervision der weiteren therapeutischen Maßnahmen. Allerdings ist die Datenlage zur evidenzgestützten Wirksamkeit von Behandlungsmaßnahmen bei persistierenden Beschwerden noch spärlicher als für die Akutphase (Bogduk 2000). Der Mangel an evidenzgestützten Wirksamkeitsstudien bedeutet nicht, dass es keine wirksamen Therapiemethoden gibt. Vielmehr fordert die Situation dazu auf, kontrollierte Studien für die Behandlungskonzepte bei persistierenden Beschwerden durchzuführen. Zum Beispiel läuft an der Berner Universitätsklinik eine Vergleichsstudie zwischen Physiotherapie, interventioneller Schmerzanästhesie und kognitiver Verhaltenstherapie als Einzelmethoden und in verschiedenen Kombinationen. Nach vorläufiger Mitteilung lässt sich für jede Methode eine gewisse Wirksamkeit nachweisen und tendenziell eine überlegene Wirksamkeit für die Kombination von interventioneller Schmerzanästhesie und kognitiver Verhaltenstherapie. In einer eigenen, zur Publikation eingegebenen Studie haben wir im intraindividuellen Längsvergleich die Wirksamkeit eines multimodalen stationären Therapiekonzepts nachgewiesen, sowohl in Bezug auf die Schmerzsymptomatik, Lebensqualität und Alltagsbewältigung als auch auf die Arbeitsfähigkeit. Plausiblerweise wird für die Chronifizierungsphase, in der meistens multifaktorielle somatische und psychische Faktoren interaktiv den Verlauf bestimmen, eher ein multimodales Therapiekonzept als eine Einzelmethode wirksam sein.

Literatur

American Psychiatric Association (1994) Diagnostic and Statistical Manual of Mental Disorders, 4th Ed. American Psychiatric Association (DSM IV), Washington DC

Balla JI (1982) The late whiplash syndrome: a study of an illness in Australia and Singapore. Cult Med Psychia 6:191-210

Barnsley L, Lord SM, Bogduk N (1963) Comparative local anaesthetic blocks in the diagnosis of cervical zygapophyseal joint pain. Pain 55:99-106

Barnsley L, Lord SM, Bogduk N (1994) Whiplash injuries. Pain 58:293-307

Bogduk N (2000) Whiplash: "Why pay for what does not work?" J Muskuloskel Pain 1/2:29-53

Cassidy JD (1995) Scientific Monograph of the Quebec Task Force on Whiplash-Associated Disorders: Redefining "Whiplash" and its Management. Spine 20:8S

Cassidy JD, Carroll LJ, et al (2000) Effect of eliminating compensation for pain and suffering on the outcome of insurance claims for whiplash injury. NEJM 342:1179-1186

Crowe H (1964) A new diagnostic sign in neck injuries. Cal Med 100:12-13

Davis AG (1945) Injuries of the cervical spine. JAMA 127:149-156

Di Stefano G, Radanov BP (1995) Course of attention and memory after common whiplash: a two-years prospective study with age, education and gender pair-matched patients. Acta Neurol Scand 91:346-352

Di Stefano G (1999) Das sogenannte Schleudertrauma. Neuropsychologische Defizite nach Beschleunigungsmechanismus der Halswirbelsäule. Huber, Bern

Erichsen JE (1882) On Concussion of the Spine: Nervous Shock and Other Obscure Injuries of the Nervous System in Their Clinical and Medico-Legal Aspects. Longmans Green, London

Ettlin Th, Kischka U, et al (1992) Cerebral symptoms after whiplash injury of the neck: a prospective clinical and neuropsychological study of whiplash injury. J Neurol Neurosurg Psychiat 55:943-948

Ettlin Th (2001) Das Schleudertrauma: Pathophysiologie und Klinik. Relevanz und klinische Diagnose der leichten traumatischen Hirnverletzung: Stellenwert der neuropsychologischen Untersuchung. Akt Neurol, S 269-270

Freeman MD, Croft AC, Rossignol AM (1996) "Whiplash associated disorders: redefining whiplash and its management" by the Quebec Task Force. A critical evaluation. Spine 23:1043-1049

Hülse M, Neuhuber WL, Wolff HD (1992) Der kraniozervikale Übergang. Springer, Berlin

Kischka U, Ettlin Th, et al (1991) Cerebral symptoms following whiplash injury. Eur Neurol 31:136-140

MacNab I (1964) Acceleration injuries of the cervical spine. J Bone Joint Surg 46A:1797-1799

McLean AJ (1995) Neck injury severity and vehicle design. In: Griffiths M, Brown J (Eds). The Biomechanics of Neck Injury-Proceedings, Seminar Adelhaide, South Australia, 1995. Canberra. Institution of Engineers, pp 47-50

Mense S, Simons DG, Russell IJ (2001) Muscle Pain. Understanding its Nature, Diagnosis, and Treatment. Lippincott Williams & Wilkins, Philadelphia

Mild traumatic brain injury committee of the head injury interdisciplinary special interest group of the American Congress of Rehabilitation Medicine (1993) Definition of mild traumatic brain injury. J Head Trauma Rehabil 8:86-87

Olsson I, Bunketorp O, Carlsson G (1990) An in-depth study of neck injuries in rear-end collisions. In: Proceedings 1990 IRCOBI Conference on the Biomechanics of Impacts. Bron: International Reserach Council on Biokinetics of Impacts, pp 269

Ommaya AK, Faas F, Yarnell P (1968) Whiplash injury and brain damage – an experimental study. JAMA 204:295–299

Radanov BP, Sturzenegger M, Di Stefano G (1995) Long-term outcome after whiplash injury. A 2-year follow-up considering features of injury mechanism and somatic, radiologic and psychosocial findings. Medicine 74:291–297

Radanov BP, Sturzenegger M (1996) Predicting recovery from common whiplash. Eur Neurol 36:48–51

Rigler J (1879) Über die Verletzungen auf Eisenbahnen. Insbesondere der Verletzungen des Rückenmarks. Reimer, Berlin

Robbins SL, Kumar V (1987) Inflammation and repair. In: Basic Pathology 4th Ed. Saunders, Philadelphia, pp 28–61

Ryan GA, Taylor GT, Moore VM, Dolinis J (1994) Neck strain in car occupants: injury status after six months and crash-related factors. Injury 25:533–537

Schnider A, Annoni JM, Dvorak J, Ettlin Th, et al (2000) Beschwerdebild nach kraniozervikalem Beschleunigungstrauma ("whiplash-associated disorder"). Schweiz Ärztezeitung 81: 2218–2220

Schrader H, Obelieniene D, Bovim G, Surkiene D, et al (1996) Natural evolution of the late whiplash syndrome outside the medicolegal context. Lancet 347:1207–1211

Senn J (2002) Harmlosigkeitsgrenzen bei Unfällen mit HWS-/Hirnverletzungen?. AJP Akt Jurist Prax 3:274–284

Shapiro AP, Roth R (1993) The effect of litigation on recovery from whiplash injury. Spine. State Art Rev 7:531–556

Strebel HM, Ettlin Th, Annoni J-M, et al (2002) Diagnostisches und therapeutisches Vorgehen in der Akutphase nach kraniozervikalem Beschleunigungstrauma (sog. Schleudertrauma). Empfehlungen einer schweizerischen Arbeitsgruppe. Zur Publikation eingegeben April 2002

Sucher BM (1990) Thoracic outlet syndrome – a myofascial variant: Part 1. Pathology and diagnosis J Am Osteopath Ass 90:686–696

Taylor JR (1995) Cervical spine injuries in fatal motor vehicle trauma. In: Griffiths M, Brown J (Eds). The Biomechanics of Neck Injury-Proceedings, Seminar Adelhaide, South Australia, 1995. Canberra. Institution of Engineers, pp 11–19

Walz F, Meine J (1994) Aspects of biomécaniques des traumatismes cervicaux. Z Unfallchir Versich-Med 87:71–85

Zautra AJ, Marbach JJ, Raphael KG, et al (1995) The examination of myofascial face pain and its relationship to psychological distress among women. Health Psychol 14:223–231

7 Myoarthropathischer Schmerz des Kausystems

S. PALLA

■ Myoarthropathien des Kausystems

Der Begriff „Myoarthropathie des Kausystems" (MAP) umfasst verschiedene Probleme, die ihren Ursprung entweder in der Kaumuskulatur, in den Kiefergelenken oder in beiden haben. Diagnostiziert wird eine Myoarthropathie nicht anhand ihrer Pathophysiologie und -genese, sondern anhand folgender Zeichen und Symptome:
- Störungen bzw. Einschränkungen der Unterkieferbeweglichkeit,
- Schmerzen, Druckschmerzhaftigkeit der Kaumuskulatur,
- Kiefergelenkschmerzen und/oder -geräusche.

Die Myoarthropathie erzeugt kein präzise definiertes Schmerzbild. Der myoarthropathische Schmerz – also der Gesichtsschmerz mit Ursprung in der Kaumuskulatur (myogener oder tendomyopathischer Schmerz) oder im Kiefergelenk (arthrogener Schmerz) – wird nicht nur im Bereich der Kiefergelenke (präaurikulär), sondern auch, wenngleich seltener, im Gesicht und in den Zähnen empfunden. Ausstrahlung in Kopf und Nacken ist ebenfalls möglich. Somit hält sich der myoarthropathische Schmerz nicht an radikuläre bzw. segmentale Grenzen.

Der Schmerz ist meistens einseitig; wenn beidseitig, auf einer Seite betont. Er wird als dumpf, ziehend, stechend und gelegentlich auch als brennend beschrieben und kann von leichten Parästhesien begleitet sein. Meistens wird er durch Belastungen des Kausystems, wie etwa Kauen, leere Kieferbewegungen, Gähnen und gelegentlich auch Sprechen ausgelöst oder verstärkt, kann aber auch konstant und belastungsunabhängig sein (cave: Verwechslung mit einem atypischen Gesichtsschmerz oder einer atypischen Odontalgie). Der Schmerz kann morgens beim Erwachen am stärksten sein und im Lauf des Tages abnehmen. Das umgekehrte Zeitmuster – höchste Schmerzintensität am späteren Nachmittag – kann allerdings auch vorkommen.

Ursachen des Schmerzes sind vorwiegend tendomyopathische Veränderungen der Kaumuskulatur. Weniger oft sind degenerativ entzündliche Veränderungen oder mechanisch bedingte Irritationen der Kiefergelenke, wie im Fall einer Diskopathie, am Geschehen beteiligt. Die meisten Formen von Diskopathien, d. h. Diskusverlagerungen und Gelenkarthrosen (nicht aktivierte Arthrosen) sind dementsprechend nicht schmerzhaft und manifestieren sich nur durch Geräusche (Knacken bzw. Krepitation) und/oder Störungen der Unterkieferbeweglichkeit.

Im Gegensatz zum myogenen Schmerz ist der arthrogene Schmerz gut lokalisierbar und korreliert mehr mit Unterkieferbewegungen bzw. mit der mechanischen Gelenkbelastung. Für Einzelheiten über die Schmerz- und Entzündungsmediatoren im Kiefergelenk siehe Kopp (Kopp 2001).

Epidemiologie

Prävalenz

Obwohl MAP-Zeichen und -Symptome in der Bevölkerung weit verbreitet sind – die durchschnittliche Prävalenz der Symptome liegt bei 30%, diejenige der Zeichen bei 44% – ist die Myoarthropathie in der Mehrheit der Fälle schmerzfrei. Myoarthropathische Schmerzen werden von 3–10% der Männer und von 6–15% der Frauen angegeben. Frauen im gebährfähigen Alter sind also rund zweimal häufiger betroffen als Männer. In Behandlung finden sich interessanterweise hauptsächlich Frauen (rund 80%). Demgegenüber liegt die Prävalenz bei Kindern zwischen dem 7. und 17. Lebensjahr in Bereich von 1–4%, ohne Geschlechtsunterschied. Eine starke Zunahme zeigt sich während und nach den Pubertätsjahren, mit Höhepunkt zwischen dem 35. und 45. Lebensjahr. Somit ist die Alters- und Geschlechtsverteilung myoarthropathischer Schmerzen derjenigen der Fibromyalgie ähnlich und unterscheidet sich von der anderer muskuloskeletaler Störungen wie z. B. Nacken- und Rückenschmerzen.

Zusammenfassend kann gesagt werden, dass, selbst wenn die meisten MAP-Patienten schmerzfrei sind, der myoarthropathische Schmerz die häufigste Ursache von Gesichtsschmerzen ist. Rund 5–6% der Bevölkerung weist derart ernsthafte Schmerzen auf, dass eine Behandlung schließlich erforderlich ist. Bezüglich der Intensität, Persistenz und psychologischen Folgen ist der myoarthropathische Schmerz dem Rückenschmerz ähnlich (Von Korff et al. 1988).

Inzidenz

Die Inzidenz myoarthropatischer Schmerzen ist gering (2–4% pro Jahr), diejenige für Dauerschmerzen, d. h. für Schmerzen, die während mindestens 90 von 180 Tagen vorkommen, hingegen praktisch null (Drangsholt u. LeResche 1999; Le Resche 1997, 2001).

Komorbide Schmerzen

Patienten mit chronischen myoarthropathischen Schmerzen leiden oft auch unter diffusen Kopf-, Nacken-, Schulter- und Rückenschmerzen, und gelegentlich klagen sie auch über Parästhesien und Schwindel.

Fibromyalgie

Ein bis zwei Drittel der Fibromyalgiepatienten leidet auch an myoarthropathischen Beschwerden (Hedenberg-Magnusson et al. 1997, Plesh et al. 1996), und rund 20% der MAP-Patienten haben auch eine Fibromyalgie (Plesh et al. 1996). Offen bleibt somit, ob sich der myoarthropathische Schmerz in gewissen Fällen zu einem generalisierten Schmerzsyndrom ausweiten kann, denn auch viele Fibromyalgiepatienten haben anfänglich lokalisierte muskuloskelettale Schmerzen. Die Beziehung zwischen Myoarthropathie und Fibromyalgie ist bis heute nur ungenügend geklärt. Jedenfalls hat diese Assoziation klinische Auswirkungen: Patienten mit chronischen myoarthropathischen Schmerzen müssen auf das Vorliegen einer Fibromyalgie untersucht werden, auch wenn sie nur über Gesichtsschmerzen klagen. Es sei an dieser Stelle daran erinnert, dass Patienten dazu tendieren, nur über diejenigen Schmerzen zu berichten, die im Zuständigkeitsbereich des behandelnden Arztes liegen.

Nackenschmerzen

MAP-Patienten leiden oft auch unter Schmerzen und/oder Verspannungen der Nacken- und Schultermuskulatur (de Wijer et al. 1996, Hagberg 1991). Dies kann mit den Mechanismen der Schmerzübertragung, der Auslösung von Muskelverspannungen durch nozizeptive Afferenzen aus Triggerpunkten in einer benachbarten Muskelgruppe (Mense u. Simons 2001) und/oder mit der Co-Aktivierung der Kau- und Nackenmuskulatur bei parafunktionellen Aktivitäten zusammenhängen (Ehrlich et al. 1999). Unter Parafunktion versteht man das Zähneknirschen und -Pressen oder einfach die unbewusste Gewohnheit, die Zähne in Kontakt zu halten (okklusale Parafunktion), sowie viele orale Gewohnheiten wie Beißen auf einen Gegenstand, Lippen- oder Wangenbeißen, das Halten des Unterkiefers in einer abnormen posturalen Lage. Weiter können nozizeptive Afferenzen aus tiefen paraspinalen Geweben eine Tonuszunahme in der Nacken- und in der Kaumuskulatur auslösen, wie im Tierexperiment bewiesen (Hu et al. 1993).

Kopfschmerzen

Eine weitere häufige Assoziation besteht mit Kopfschmerzen. Patienten mit MAP leiden häufiger an Kopfschmerzen als solche ohne MAP. Es ist auch bekannt, dass das Zähnepressen viel häufiger Kopfschmerzen bei Patienten mit Spannungstypkopfweh oder Migräne als bei normalen Personen triggert.

Dieses Phänomen ist möglicherweise auf eine erhöhte Empfindlichkeit dieser Patienten auf afferente Reize zurückzuführen (Svensson u. Graven-Nielsen 2001). Hinzu kommt, dass sich der Spannungstypkopfweh oft nach einer MAP-Therapie bessert (Forssell et al. 1985).

Psychosoziale Merkmale

Wie bei allen anderen chronischen Schmerzformen ist auch der persistierende myoarthropathische Schmerz von affektiven, emotionalen und anderen Stimmungsveränderungen begleitet, die ein Schmerzbild besonders prägen. Diese Veränderungen treten öfter bei Patienten mit myogenen als arthrogenen Schmerzen auf. Die Patienten sind oft depressiv, ängstlich, sehr besorgt über die eigene Gesundheit, haben die Tendenz zur Somatisierung und leiden unter Schlafstörungen. Der Begriff Somatisierung wird hier nicht als psychiatrische Diagnose verwendet. Er beschreibt einen Verhaltensmodus, charakterisiert durch die Tendenz, über viele physische Symptome zu klagen, sie zu betonen und sich oft in ärztliche Therapie zu begeben (Dworkin 1994). Bezüglich der psychosozialen Folgen unterscheiden sich diese Patienten somit nicht von Patienten mit anderen chronischen Schmerzen, eine Tatsache, die in der Therapie unbedingt berücksichtigt werden muss. Es ist ferner bekannt, dass chronische myoarthropathische Schmerzen weniger als Kopf- und Rückenschmerzen die Arbeitstätigkeit stören. Allerdings schränken sie die Patienten in ihren gesellschaftlichen und Freizeitaktivitäten oft ein.

Ätiologie

Die Ätiologie der Myoarthropathie ist weitgehend ungeklärt, weshalb man von einer multifaktoriellen Ätiologie und von Risikofaktoren spricht. Diese Sachlage betont die Erkenntnis, dass verschiedene extrinsische Umwelteinflüsse und intrinsische biologische Faktoren an der Genese beteiligt sind. Bezüglich der Schmerzgenese muss sicher zwischen dem akuten, d.h. nicht chronischen, und dem chronischen myoarthropathischen Schmerz unterschieden werden. Dabei beruht der Unterschied chronisch – nicht chronisch in diagnostisch-therapeutischer Hinsicht primär nicht auf der Dauer der Beschwerden (>3 oder 6 Monaten), sondern vielmehr auf dem Vorliegen bzw. dem Fehlen somatosensorischer Störungen und begleitender affektiver, emotionaler und kognitiver Auffälligkeiten, d.h. von Verhaltens- und Befindlichkeitsstörungen.

Akute Schmerzepisoden werden wahrscheinlich durch Muskelläsionen und/oder Gelenkentzündungen ausgelöst und heilen in der Mehrheit der Fälle ab. In 15–20% der Patienten chronifiziert jedoch der Schmerz. Die Ursache der Chronifizierung ist auf die Interaktion neuromuskulärer, neurobiologischer und biopsychosozialer Faktoren zurückzuführen.

■ Risikofaktoren

In der Literatur sind verschiedene Risikofaktoren beschrieben: okklusale Parafunktion[1], weibliches Geschlecht, Alter, Depression, physische und emotionale Traumen, okklusale Störungen. Hier werden nur einige dieser Faktoren diskutiert (Einzelheiten bei LeResche 1997, Drangsholt u. LeResche 1999).

Parafunktion

Intensive isometrische Muskelkontraktionen, ungenügende Erholungszeit und tonische, länger anhaltende oder stereotype, repetitive Muskelkontraktionen können zu einer Muskelüberlastung und somit infolge Ischämie und/oder Muskelfaserläsionen zu Muskelschmerzen führen (Mense u. Simons 2001). Parafunktionelle Aktivitäten, d.h. Zähnepressen und -knirschen bzw. die Gewohnheit, die Zähne über längere Zeit in Kontakt zu halten, sind tonische, stereotype und repetitive Muskelkontraktionen isometrischer oder exzentrischer Natur.

Parafunktionen[2] werden mit myopathischen Schmerzen assoziiert. Dieser Zusammenhang stützt sich auf epidemiologische Daten, die Entstehung von Muskelschmerzen beim experimentellen Pressen oder Knirschen und auf die klinische Erfahrung, dass Personen mit Parafunktion im Schlaf mit Gesichtsschmerzen erwachen können.

Es gibt aber verschiedene und triftige Argumente, die gegen einen kausalen Zusammenhang zwischen Parafunktion und myogenem Schmerz sprechen:
- Nur wenige Individuen mit Parafunktion im Schlaf erwachen mit Schmerzen.
- Viele Patienten mit intensiver Parafunktion sind schmerzfrei, während andere mit geringer Parafunktion unter Schmerzen leiden.
- Der durch Parafunktion verursachte Schmerz ist beidseitig, während die meisten Patienten über einen einseitigen Schmerz oder Schmerzintensivierung auf einer Seite klagen.
- Der myoarthropathische Schmerz tritt häufiger bei Frauen als bei Männern auf.

---

[1] Unter Parafunktion versteht man das Zähnepressen und/oder -knirschen (okklusale Parafunktion); das Beißen auf Gegenstände, auf die Lippen, die Ausführung tickartiger Unterkieferbewegungen oder das Halten des Unterkiefers in einer abnormen posturalen Lage (orale Parafunktion). Die Gewohnheit, die Zähne tagsüber in Kontakt zu halten wird unter der okklusalen Parafunktion subsumiert.
[2] Grundsätzlich muss zwischen der Parafunktion im Schlaf und derjenigen im Wachzustand unterschieden werden, da die beiden verschiedene Ätiologien haben. Wahrscheinlich gehört die erste zum Arousal während die zweite mit oralen Gewohnheiten und/oder stressigen Umständen zusammenhängt.

Auch die Beobachtung, dass viele Patienten mit chronischen myoarthropathischen Beschwerden die stärksten Schmerzen im Lauf des Tages und nicht beim Erwachen spüren, wird oft als Gegenargument aufgeführt. Es ist jedoch möglich, dass diese Patienten tagsüber gewohnheitsmäßig die Zähne unwillkürlich in Kontakt halten und/oder unter Anstrengungen oder unter Stress mit den Zähnen pressen. Diese Patienten haben somit eine „unnötige Muskelspannung", ein Zustand, der ebenfalls zu Muskelschmerzen führen kann (Mense u. Simons 2001). Parafunktion im Wachzustand weist eine höhere Korrelation mit myoarthropathischen Schmerzen auf als Parafunktion im Schlaf.

Zusammenfassend kann folgende Hypothese aufgestellt werden: Lang dauernde okklusale Parafunktionen führen wahrscheinlich nicht zu myoarthropathischen Schmerzen, da sie einen Trainingseffekt auf die Muskulatur haben. Auch den durch exzentrische Kontraktionen hervorgerufenen Läsionen kann durch Muskeltraining zum größten Teil vorgebeugt werden (Palla 1998a). Fehlt hingegen die Adaptation der Muskulatur an die Belastung, etwa da die Parafunktion bei dem Patienten nur episodisch auftritt, beispielsweise nur unter negativen Stressoren, so wird die Belastungsgrenze überschritten und Schmerzen können auftreten.

■ **Parafunktion und arbeitsbedingte Myalgien.** Aufgrund der bestehenden Ähnlichkeit zwischen der Muskelaktivität bei Parafunktion und derjenigen bei wiederholten, stereotypen oder lang anhaltenden, starken isometrischen Muskelkontraktionen können die parafunktionell bedingten Schmerzen mit den arbeitsbedingten Muskelschmerzen verglichen werden. Allerdings kann die Myalgie auch bei Patienten auftreten, die scheinbar ihre Muskeln nicht überlasten. In diesen Fällen vermutet man einen Überlastungsschaden der Muskelfasern, die zu den motorischen Einheiten mit niedriger Reizschwelle gehören, und deshalb als erste, also bei einem niedrigen Kontraktionsgrad, aktiviert werden. Im M. trapezius findet man beispielsweise Ragged-red-Fasern nur unter den Typ-I-Fasern (Westgaard 1999). Ragged-red-Fasern können Zeichen einer lokalisierten Überlastung des Muskels sein, da sie unter ischämischen Bedingungen auftreten (Henriksson 1999).

Unabhängig von diesen auf biomechanischen Konzepten basierenden Hypothesen hat selbst die Arbeitsmedizin Schwierigkeiten, chronische myogene Beschwerden allein durch eine Muskelüberlastung zu erklären (van der Windt et al. 2000).

Weibliches Geschlecht

Wie bereits beschrieben, leiden mehr Frauen (insbesondere im gebährfähigen Alter) als Männer unter myoarthropathischen Schmerzen. Diese Beobachtung ist aber nicht spezifisch für den myoarthropathischen Schmerz. Im Allgemeinen leiden Frauen öfter an chronischen Schmerzen und klagen häufiger über stärkere und länger anhaltende Schmerzen als Männer. Die Beziehung Schmerz–Geschlecht ist jedenfalls sehr komplex, und die

Gründe für eine höhere Prävalenz gewisser Schmerzformen bei Frauen sind wohl auch deshalb weitgehend ungeklärt. Postuliert werden hormonelle und psychosoziale Faktoren, Stimmungsstörungen, Bewältigungsstrategien, Unterschiede in der zentralen Schmerzverarbeitung und -modulation sowie in der Bewertung der Gesundheit und des Gesundheitswesens (Dao 2001).

Östrogene könnten eine Rolle in der Entstehung des chronischen myoarthropathischen Schmerzes spielen. So ist das Risiko für die Entstehung myoarthropathischer Beschwerden höher bei Frauen unter Substitutionstherapie (rund 30%) bzw. bei Frauen, die orale Kontrazeptiva nehmen (20%). Die Mechanismen, die der Östrogenmodulation des Schmerzes zugrunde liegen, sind noch spekulativer Art und bis jetzt rein hypothetisch: die Interaktion zwischen Östrogenen und Monoaminen bzw. Opioiden; die Fähigkeit der Östrogene, die cholinerge Aktivität zu steigern, was zu einer erhöhten Aufmerksamkeit für Schmerzen führen könnte; die Wirkung der Östrogene auf das limbische System; die Interaktion zwischen den Östrogenen und dem Nervenwachstumsfaktor (nerve growth factor) und das Vorliegen östrogener Rezeptoren in den Spinalganglien, in der Muskulatur und wahrscheinlich auch im Kiefergelenk (Aloisi 2000a, 2000b).

Verschiedene Stimmungsstörungen wie Depression, Angst und Katastrophisieren überwiegen bei Frauen und könnten somit das Risiko für eine Schmerzchronifizierung erhöhen. Auch zeigen sich geschlechtsspezifische Unterschiede in Bezug auf die Reaktion auf Schmerzen. Eine Depression scheint beispielsweise bei Frauen mehr von der Schmerzintensität und bei Männern mehr vom Inaktivitätsgrad abhängig zu sein. Beim Schmerzadaptationsmechanismus zeigen sich Differenzen in Bezug auf Wahrnehmung der Intensität und Bedeutung des Schmerzes. Männer und Frauen gewichten die Gesundheit und das Gesundheitswesen in unterschiedlicher Art, verwenden verschiedene Schmerzbewältigungsstrategien und unterscheiden sich in der Art wie sie negative Erfahrungen äußern (Fillingim u. Maixner 2000). Die Geschlechtszugehörigkeit könnte somit eine wichtige Variable in der Schmerzwahrnehmung und -verarbeitung sein, die das Schmerzverhalten und somit die Schmerzchronifizierung bestimmt (Fillingim 2000).

Okklusion

Weitverbreitet ist die Auffassung, dass myoarthropathischen Schmerzen eine Malokklusion zugrunde liegt und dass okklusale Störungen Anlass zu Parafunktionen geben. Nach dieser Auffassung soll die Aktivierung der α-Motoneurone durch parodontale und/oder Kiefergelenkafferenzen zu verlängerten Kontraktionen der Elevatoren führen. In der Tat existieren neuroanatomische Verbindungen zwischen den α-Motoneuronen und den oben erwähnten Mechanorezeptoren, deren Aktivierung motorische Reflexe auslösen. Die Relation Okklusion-Parafunktion ist aber neurophysiologisch nicht erklärbar. 1. Motorische, segmentale Reflexe sind immer von sehr kurzer Dauer. 2. Parodontale Rezeptoren üben nur beim Kauen ein positives Feedback auf die Schließmuskulatur aus; im Übrigen führt deren Aktivierung zum Öffnungsreflex und zur Reduktion der Muskelkraft. 3. Die reflektorische Antwort auf einen peripheren Stimulus hin wird zentral moduliert und ist nicht stereotypisch. 4. Die Parafunktion im Schlaf ist Ausdruck einer Aktivierung des Zentralnervensystems (Arousal) und wird nicht durch peripheres Feedback ausgelöst. 5. Wichtigste Tatsache: segmentale Reflexe sind in Abwesenheit fördernder absteigender Antriebe nicht in der Lage, eine Dauerkontraktion auszulösen.

■ **Okklusale Hypervigilanz.** Afferenzen aus höheren Zentren wie z.B. Kortex und limbischem System können Dauerkontraktionen der Elevatoren auslösen. Von besonderer Bedeutung ist das emotionale motorische System mit Ursprung im limbischen System, da dieses dauerhafte Verspannungen der Schließmuskulatur verursachen kann. Es wird postuliert, dass die Antwort einer wachen Person auf eine okklusale Störung[3] von zwei Fakten abhängt: Die okklusale Veränderung muss als störend empfunden werden, und das emotionale motorische System muss sich in einem erhöhten Erregungszustand befinden. Demnach führt eine okklusale Störung bei einer Person mit niedrigem Aktivierungsniveau des emotionalen motorischen Systems nicht zu einer Verstärkung der Parafunktion. Im Gegensatz dazu kann bei Patienten mit einem hohen Erregungszustand auch die kleinste Interferenz eine Verspannung der Schließmuskulatur hervorrufen. Dieses hypothetische Modell setzt somit voraus, dass die Gewohnheit der Parafunktion bereits existiert und dass die Parafunktion unter bestimmten Umständen durch eine okklusale Störung verstärkt werden kann. Es sind also vor allem hypervigilante[4] und okklusionsaktive[5] Personen gefährdet, d.h. solche mit einer erhöhten Aufmerksamkeit für die Okklusion (Palla 1998a).

■ Somatosensorische und sensorimotorische Folgen myoarthropathischer Schmerzen

Wie andere Myalgien moduliert auch der myoarthropathische Schmerz die Somatosensorik und die Sensorimotorik. Diese Modulation, die auch in Arealen stattfindet, die von der primären Läsion weit entfernt sind, ist we-

---

[3] Als okklusale Störung wird eine Okklusion verstanden, die vom Patienten als störend empfunden wird.
[4] Unter Hypervigilanz versteht man eine veränderte Wahrnehmungsart, in der störende, nozizeptive Reize verstärkt werden, da die kognitiven Filtermechanismen, welche die Antwort auf störende Reize normalerweise dämpfen, nicht oder ungenügend wirksam sind (Rollman u. Lautenbacher 1993). Im Kontext der okklusalen Hypervigilanz verstärken Patienten parodontale Reize. Als Konsequenz reagiert der Patient auf die okklusale Störung mit einer Verstärkung der Parafunktion.
[5] Okklusal aktive Individuen sind solche, die im Wachzustand gewohnheitsmäßig die Zähne in Kontakt halten und pressen.

gen ihrer diagnostischen und therapeutischen Implikationen wichtig und wird hier deshalb kurz besprochen.

Somatosensorische Veränderungen

Die Applikation algesischer Substanzen in einen Muskel führt nicht nur zur Sensibilisierung der Muskelnozizeptoren, sondern verursacht auch übertragene Schmerzen und eine abnorme Sensibilität auf mechanische und elektrische Reize, die an der Haut über dem Gebiet des betroffenen Muskels appliziert werden. Diese Veränderungen äußern sich als Hypo-, Hyperästhesien und/oder Hyperalgesien, wobei die verstärkten Antworten überwiegen. Diese unter experimentellen Bedingungen beobachteten Empfindlichkeitsstörungen erfolgen nicht nur im Bereich der Läsion, sondern breiten sich auch in vom Läsionsort weit entfernte Hautareale aus. Sie werden häufig auch bei MAP-Patienten beobachtet. Dieses Phänomen ist auf die Sensibilisierung der sekundären nozizeptiven Neuronen im Subnucleus caudalis des Trigeminuskerns zurückzuführen.

Eine klinisch wichtige Beobachtung ist, dass die Ausdehnung des Ausbreitungsgebiets eines übertragenen Schmerzes von der subjektiven Schmerzintensität und -dauer sowie von der zeitlichen Summation der Reize abhängig ist. So führt die Applikation einer hypertonen NaCl-Lösung zu einer größeren Ausbreitung des übertragenen Schmerzes bei Patienten mit Fibromyalgie und chronischen Schmerzen nach Schleudertrauma als bei gesunden Personen. Weiter können MAP-Patienten eine generalisierte Hyperalgesie auf Reizung tiefer Gewebe (Tiefenschmerz) aufweisen. Diese letzten Beobachtungen zeigen, dass sich einige chronische Schmerzpatienten in einem Zustand genereller, zentraler Übererregbarkeit befinden, die zur Verstärkung übertragener Schmerzen führt. Zusätzlich zur Sensibilisierung der peripheren Nozizeptoren und der sekundären nozizeptiven Neuronen müssen bei diesen Patienten neuroplastische Veränderungen angenommen werden, die auf höherer Ebene stattfinden (wahrscheinlich Hemmung des deszendierenden antinozizeptiven Systems und/oder eine Förderung des deszendierenden nozizeptiven Systems).

Sensorimotorische Veränderungen

Myogene Schmerzen führen auch zu motorischen Antworten, d.h. zur Hemmung des homologen Muskels. So haben MAP-Patienten im Vergleich zu gesunden Probanden eine verminderte maximale Schließkraft. Nozizeptive Afferenzen führen beim Kauen zur Hemmung der agonistischen und zur Förderung der antagonistischen Motoneurone. Die Hemmung des homonymen Muskels kann als Adaptationsmechanismus betrachtet werden, indem sie den Muskel vor weiteren Läsionen schützt und somit den Heilungsprozess fördert (Lund et al. 1993). Ein ähnlicher Adaptationsmechanismus erfolgt durch nozizeptive Afferenzen aus den Gelenken. Eine Kiefergelenkentzündung führt in der Regel zur Co-Aktivierung der Agonisten und Antagonisten. Dadurch wird die Bewegung des Gelenks eingeschränkt, was seine Heilung fördert. Eine lang anhaltende muskuläre Anspannung kann auch durch noziceptive Afferenzen aus tiefen Geweben oder Triggerpunkten in benachbarten Muskeln provoziert werden (Lund et al. 1993, Sessle 2000, Mense u. Simons 2001).

Es wurde lange postuliert, dass Muskelschmerzen zu Muskelverspannungen führen, die wiederum ihrerseits Schmerzen verursachen. Experimentell provozierte Schmerzen im Masseter ergaben allerdings nur eine minimale Tonussteigerung. Die Erhöhung der Ruheaktivität war jedenfalls so klein, dass sie kaum einen Überlastungsschmerz verursachen konnte, umso mehr als die EMG-Erhöhung nicht mit dem subjektiven Schmerz korrelierte. Die Ruheaktivität der Elevatoren bei MAP-Patienten ist nicht generell erhöht; sie kann sogar verringert sein. Auch führten isometrische Kontraktionen der Kaumuskulatur, die täglich während fünf Tagen durchgeführt wurden, nicht zur Schmerzchronifizierung (Svensson u. Arendt-Nielsen 1996). Diese und die weiter oben beschriebenen sensorimotorischen Phänomene zeigen, dass die Hypothese eines „Schmerz-Spasmus-Schmerz"-Teufelskreises als Ursache des chronischen Schmerzes falsch ist.

Zusammenfassend darf man annehmen, dass episodische, akute myoarthropathische Schmerzen durch eine Muskelüberlastung hervorgerufen werden können, welche zu einer Sensibilisierung der Muskelnoziceptoren führen, die nun auch auf nicht noxische Reize wie Bewegungen und Palpationsdruck reagieren. In den meisten Fällen verschwinden diese Schmerzen innerhalb weniger Tage mit der Heilung der Läsion. Die mechanische Überlastung kann deshalb nicht allein zur Schmerzchronifizierung führen. Dafür sind neuroplastische Veränderungen auf segmentaler und suprasegmentaler Ebene zuständig, nämlich die Sensibilisierung der sekundären noziceptiven Neurone und die funktionelle Reorganisation (Neuverschaltung) auf segmentaler Ebene, die sich mit dem Phänomen des Übertragungsschmerzes und der mechanischen Allodynie manifestieren. Im Lauf der Chronifizierung kommt es weiter zu Veränderungen im deszendierenden hemmenden und/oder faszilitierenden Schmerzsystem, was schließlich zu einer verbreiteten Hyperalgesie führt. Gleichzeitig mit diesen somatosensorischen Veränderungen treten auch neuropsychologische Alterationen auf, die das Schmerzverhalten wesentlich prägen.

Noziceptive Impulse aus einem Muskel führen zur Hemmung der homonymen α-Motoneurone. Eine lang anhaltende muskuläre Anspannung kann hingegen durch noziceptive Afferenzen aus Triggerpunkten in den benachbarten Muskeln, aus den Gelenken und aus tiefen Geweben ausgelöst werden. Diese noziceptiven Afferenzen müssen rasch behandelt werden, da ihr Persistieren zur Schmerzchronifizierung beitragen kann (Sessle 2000, Mense u. Simons 2001, Svensson u. Graven-Nielsen 2001).

■ Diagnose

Die Diagnose chronischer myoarthropathischer Schmerzen stützt sich auf eine eingehende psychosoziale Anamnese und die Untersuchung des Kausystems, insbesondere der Kiefergelenke und der Kaumuskulatur, nach den in der Rheumatologie üblichen allgemeinen Gesichtspunkten der Inspektion, Palpation und Funktionsprüfung der Unterkiefermobilität. Im Speziellen geht es darum herauszufinden, ob Leitsymptome einer Myoarthropathie vorliegen. Es ist darauf zu achten, dass die Palpation der Kaumuskulatur nicht nur zur Beurteilung der Druckschmerzhaftigkeit, sondern auch der Konsistenz des Muskelgewebes (Vorliegen von verhärteten Muskelsträngen und Triggerpunkten) dient.

Die Schmerzanamnese bei Patienten mit chronischen myoarthropathischen Schmerzen darf sich nicht nur auf die Abklärung orofazialer Schmerzen konzentrieren; auch das Vorliegen anderer Körperschmerzen bzw. psychosomatischer Symptome muss geklärt werden. Dementsprechend muss auch der Nacken- und Schultergürtel untersucht und ein neurologischer Status aufgenommen werden. Der chronische myoarthropathische Schmerzpatient muss deshalb multiaxial (somatisch und psychosozial) beurteilt werden (Dworkin u. LeResche 1992).

Leider ist die Diagnose eines myoarthropathischen Schmerzes, vor allem wenn er nicht durch Belastungen des Kausystems ausgelöst oder verstärkt wird, nicht immer einfach, da die Zeichen und Symptome nicht pathognomonisch sind. Sie kommen auch bei anderen pathologischen Prozessen vor, was zur falschen Diagnose eines myoarthropathischen Schmerzes verleiten könnte. Das Vorliegen eines oder mehrerer Zeichen rechtfertigt nicht zwingend diese Diagnose. Sie darf nur dann gestellt werden, wenn das Schmerzbild durch die Leitsymptome wirklich erklärt werden kann.

■ Therapie

Grundsätzliches zur Therapie

Diese Abhandlung soll einen Versuch darstellen, die Behandlung des myoarthropathischen Schmerzes nach den Prinzipien der „evidence-based medicine" zu diskutieren. Sie beginnt deshalb mit einer kurzen Zusammenstellung einiger gesicherter Tatsachen, die im Entscheidungsfindungsprozess unbedingt berücksichtigt werden müssen.

- Myoarthropathieschmerzen fluktuieren kurz- und längerfristig; auf Perioden mit Schmerzen folgen schmerzfreie Intervalle.
- Der myoarthropathische Schmerz hat langfristig eine gute Prognose, die Schmerzen verschwinden oft spontan, und die Mehrheit der Patienten kann mit einfachen, nicht invasiven Maßnahmen therapiert werden. Vor allem leichte bis mäßig starke Schmerzen haben die Tendenz, spontan zu verschwinden.

- Mit Ausnahme einer Studie (Ekberg et al. 1998) konnten Kurz- und Langzeitvergleichsstudien die Überlegenheit einer bestimmten Behandlungsmethode gegenüber den anderen nicht demonstrieren; nach allen Therapien verbessert sich der Zustand bei der Mehrheit der Patienten.
- Zur Vermeidung einer Schmerzchronifizierung ist eine rasche Schmerzlinderung anzustreben.
- Sobald sich eine Schmerzchronifizierung eingestellt hat, muss die Behandlung multidisziplinär erfolgen. Die somatischen und die nicht somatischen, d.h. die affektiven, emotionalen, kognitiven und verhaltensbezogenen Schmerzkomponenten müssen gleichzeitig therapiert werden (Palla 2002).

Als Grundsatz gilt, dass die Therapie myoarthropathischer Schmerzen immer mit nicht invasiven, reversiblen und kostengünstigen Maßnahmen durchgeführt werden muss und dass sie mit den einfachsten Modalitäten begonnen werden sollte. Irreversible Maßnahmen, wie z.B. permanente Veränderungen an der Okklusion durch Einschleifen der Zähne, Rekonstruktionen, kieferorthopädische Therapien oder sogar chirurgische Eingriffe an den Kiefergelenken sind kontraindiziert.

Bis vor rund 15–20 Jahren wurden die Myoarthropathien hauptsächlich mit zahnmedizinischen Therapien behandelt. Die Erkenntnisse,
- dass myoarthropathische Schmerzen durch eine lokalisierte muskuloskelettale Störung ausgelöst werden,
- dass okklusale Fehler eine wenn überhaupt untergeordnete ätiologische Rolle spielen,
- dass die pathophysiologischen Mechanismen der Chronifizierung muskuloskelettaler Störungen überall im Körper gleich sind,
- dass die psychologische Reaktion der Patienten auf chronische Schmerzen nicht von der zugrunde liegenden Pathologie abhängt (Turk u. Rudy 1990),

haben dazu geführt, dass myoarthropathische Schmerzen heutzutage nach einem medizinischen Therapiekonzept behandelt werden, dem das biopsychosoziale Modell des Schmerzes zugrunde liegt. Für die Therapie der Myoarthropathien gelten somit dieselben Prinzipien wie für die Behandlung anderer akuter oder chronischer muskuloskelettaler Störungen.

Die Behandlung des myoarthropathischen Schmerzes muss individualisiert sein. Sie muss sowohl die Organpathologie (Muskel oder Gelenk) als auch die Schmerzqualität, -intensität, -dauer sowie die nicht somatische Komponente des Schmerzes berücksichtigen. Bezüglich der Organpathologie sollte man grundsätzlich zwischen der Therapie arthrogener und myogener Schmerzen unterscheiden. In der Praxis muss eigentlich nur zwischen aktivierten[6] und nicht aktivierten Formen unterschieden werden, da die ersten mit antiphlogistischen Analgetika behandelt werden müssen. Von noch

---

[6] Unter aktivierten Schmerzformen versteht man solche mit einer entzündlichen Schmerzgenese, wie im Fall der aktivierten Arthrose (Arthrose mit Synovialitis) oder der Diskopathie mit sekundärer Synovialitis/Kapsulitis.

wichtigerer therapeutischer Bedeutung ist der Unterschied zwischen chronischen und nicht chronischen myoarthropathischen Beschwerden, da die zwei Formen anders behandelt werden müssen.

Therapie nicht chronischer Formen

Ziel der Behandlung ist die Schmerzlinderung und die Wiederherstellung der Funktion. Die wichtigste Komponente der initialen Therapie ist die Patientenaufklärung, die mit der Instruktion über einige wenige physiotherapeutische Heimübungen ergänzt werden soll. Je nach Schmerzintensität können auch kurzfristig nicht opioide Analgetika verschrieben werden. Bei aktivierten Formen, d. h. beim Vorliegen einer entzündlichen Schmerzkomponente, wie bei der aktivierten Arthrose (Arthrose mit sekundärer Synovialitis) oder bei der schmerzhaften Diskopathie (Diskopathie mit Synovialitis oder Kapsulitis), sind antiphlogistische Analgetika indiziert. Diese Maßnahmen können durch eine Schienentherapie begleitet werden, in erster Linie ergänzend beim Vorliegen nächtlicher Parafunktion, einer Kiefergelenkarthrose (mit oder ohne sekundäre okklusale Veränderungen) oder einer schmerzhaften Diskopathie hilfreich sein kann.

Folgende Therapien werden von uns empfohlen:
- Patientenaufklärung,
- Selbstbeobachtung,
- physikalische Therapie und Krankengymnastik,
- pharmakologische Therapie,
- Entspannungstherapie,
- Schienentherapie.

Patientenaufklärung

Diese obligate Maßnahme steht ohne Zweifel im Zentrum der Behandlung myoarthropathischer Schmerzen. Sie ist so wichtig, dass der Erfolg weitgehend von ihr abhängen kann. Jeder Patient muss in einer für ihn verständlichen Sprache informiert werden über die Diagnose, die vermutete Ätiologie, die gute Prognose, mögliche Schmerz unterhaltende Faktoren sowie über die Schonung des Kausystems durch Vermeidung von Parafunktionen und das Erlernen einer korrekten posturalen – also zahnkontaktfreien – Unterkieferlage. Eine richtige Aufklärung des Patienten hat einen wichtigen Plazeboeffekt.

Selbstbeobachtung

Oft lässt die Anamnese vermuten, dass die Kaumuskulatur bei Myoarthropathiepatienten über längere Zeit angespannt bleibt. Der klinische Alltag bestätigt, dass sich die Patienten weder ihrer oralen Gewohnheiten noch deren Kausalbeziehung mit dem myoarthropathischen Schmerz normalerweise bewusst sind. Myoarthropathiepatienten scheinen eine gestörte Perzeption für den Kontraktionszustand ihrer Muskeln zu haben (Flor et al. 1992, Glaros 1996), weshalb sie kräftiger auf ihre Zähne pressen könnten, als sie meinen. Weiter, wie bereits angedeutet, ist die Parafunktion im Wachzustand wahrscheinlich mit einem höheren Risiko für myoarthropathische Schmerzen verbunden.

Ein weiteres Ziel der Aufklärung ist es somit, den Patienten zu motivieren, seine oralen Gewohnheiten, vor allem die okklusalen Parafunktionen, zu erkennen und ihren Bezug zu spezifischen Lebenssituationen aufzudecken. Er soll die Stimuli, welche die Gewohnheit auslösen und aufrechterhalten, identifizieren lernen. Ziel ist das aktive Vermeiden der Parafunktion. „Halte deine Zähne außer Kontakt" ist die Hauptinstruktion, die der Patient bereits in der ersten Sitzung erhalten muss.

Physikalische Therapie und Krankengymnastik

Die Anwendung physiotherapeutischer und physikalischer Maßnahmen in der Therapie muskuloskelettaler Störungen muss wissenschaftlich noch besser untersucht werden. Eine umfassende, nach wissenschaftlichen Kriterien durchgeführte Literaturstudie, die nicht nur auf die Therapie des myoarthropathischen Schmerzes beschränkt war, kam zu folgenden Schlussfolgerungen:
- Patienten kann durch die Mehrheit der physiotherapeutischen Maßnahmen geholfen werden, auch wenn der Langzeiterfolg der Physiotherapie nicht besser als der einer Plazebobehandlung ist.
- Der Therapieerfolg nimmt mit der Anzahl der Therapiesitzungen zu.
- Eine Physiotherapie ist besser als keine Therapie (Feine u. Lund 1997).

Trotz des fehlenden wissenschaftlichen Beweises für die Wirksamkeit bzw. für den Wirkungsmodus sind physikalische Maßnahmen und Krankengymnastik für die Behandlung fast aller rheumatischer Erkrankungen von großer Bedeutung. Auch bei uns hat die Selbstbehandlung mit physikalischen Maßnahmen und Krankengymnastik (Heimprogramm Selbstbehandlung) oder die professionell verabreichte Physiotherapie einen wichtigen Stellenwert. Mit der Selbstbehandlung wird der Patient von Anfang an aktiv in die Therapie und somit auch in die Verantwortung für seine Genesung mit einbezogen. Weiter ist diese Behandlung nicht invasiv und kostet wenig bis gar nichts (Heimprogramm). Im Zusammenhang mit Schmerzen, die oft spontan verschwinden, sind diese zwei Punkte extrem wichtig.

Vor allem bei myogenen Schmerzen sollten Patienten immer und von Anfang an in Selbstbehandlung instruiert werden. Die Kombination von Aufklärung und Selbstbeobachtung mit einem physiotherapeutischen Heimprogramm scheint eine etwas bessere Schmerzlinderung als die ersten zwei Therapien zu bringen (Michelotti et al. 2000).

Der Patient kann angewiesen werden, folgendes Heimprogramm durchzuführen: Anwendung von feucht-warmen Umschlägen (20 Minuten) 1- bis

2-mal am Tag, kombiniert mit der Massage schmerzhafter Stellen in den Masseteren und den Temporales (1 Minute pro zu massierender Stelle, einige Male am Tag). Dazu soll er Dehnübungen durchführen (den Mund 6-mal hintereinander während mindestens 10 Sekunden maximal offen halten und diese Übungen 6-mal am Tag wiederholen). Kontraindikation zu Dehnübungen: arthrogen bedingte schmerzhafte maximale Mundöffnung (Hansson et al. 1992, Pardamec et al. 1998).

Pharmakologische Therapie

Für die Therapie myoarthropathischer Schmerzen gelten grundsätzlich die gleichen pharmakologischen Prinzipen wie für die Therapie anderer muskuloskeletaler Störungen. Es wird zwischen der Behandlung aktivierter und nicht aktivierter d. h. nicht entzündlicher Zustände unterschieden. Bei nicht entzündlichen Zuständen können Analgetika, in erster Linie Paracetamol, verschrieben werden. Bei entzündlichen Zuständen müssen hingegen nicht steroidale, antiphlogistische Analgetika (NSAR) verordnet werden, um die Entzündung zu unterdrücken. Die Anwendung von NSAR ist somit bei nicht aktivierter Arthrose oder bei Tendomyopathien kontraindiziert.

Da die Differenzialdiagnose zwischen einer aktivierten und einer nicht aktivierten Kiefergelenkarthrose in der Praxis nicht immer einfach ist, dürfen NSAR beim Verdacht auf eine entzündliche Schmerzkomponente für kurze Zeit (maximal 7–10 Tage) verschrieben werden.

Bei Verdacht auf nächtliche Parafunktion können Myotonolytika verordnet werden. Diese Medikamente verursachen als Nebenwirkung u.a. Müdigkeit und Schläfrigkeit. Sie sollen deshalb abends, 30 Minuten vor dem Einschlafen, eingenommen werden und sollten nur kurzfristig eingesetzt werden. Tizanidin ist den Benzodiazepinen vorzuziehen, da es besser vertragen wird, eine kürzere Halbwertszeit hat und deshalb weniger Nebenwirkungen aufweist.

Entspannungstherapie

Diese Therapie (z.B. autogenes Training, progressive Relaxation nach Jacobson, Biofeedback) wird zur Behandlung myoarthropathischer Schmerzen oft mit Erfolg eingesetzt. Das Biofeedback, die am meisten verwendete und untersuchte Entspannungstechnik, ist gegen myoarthropathische Schmerzen wirksam; in fünf von sechs Studien, die mit Kontrollgruppe und -therapie angefertigt wurden, besserten die Schmerzen mit Biofeedback signifikant mehr als mit Plazebo (Crider u. Glaros 1999). Der Wirkungsmechanismus der Biofeedbacktherapie ist komplex und nicht spezifisch, denn die Wirkung tritt unabhängig von einer Tonusverminderung ein und ist wahrscheinlich kognitiver Art (Kröner-Herwig 1999).

Das Biofeedback kann auch dazu verwendet werden, denjenigen Patienten eine korrekte posturale Unterkieferlage beizubringen, die Mühe damit haben, nur durch Selbstbeobachtung die Elevatoren zu entspannen.

Schienentherapie

Okklusale Schienen werden seit langem routinemäßig mit Erfolg zur Behandlung myoarthropathischer Beschwerden angewendet. Ihre therapeutische Wirkung ist auch in der Literatur gut dokumentiert (Kreiner et al. 2001). Eine Schienentherapie ist nicht nur besser als keine Therapie, sondern sie führt in rund 70–80% der Fälle zu einer Schmerzlinderung bzw. Schmerzremission (Palla 1998a). Aus Kostengründen sollte die Behandlung des myoarthropathischen Schmerzes aber nicht mit einer Schienentherapie beginnen, denn eine Schmerzlinderung kann oft allein mit den oben erwähnten, kostengünstigeren Therapien erzielt werden (Magnusson u. Syren 1999, Michelotti et al. 2000). Die Schienentherapie sollte deshalb erst beim Ausbleiben eines Therapierfolgs verschrieben werden. Mögliche Ausnahmen sind:

- das Vorliegen von Gesichtsschmerzen bereits morgens beim Erwachen, die anamnestisch auf nächtliches Zähneknirschen und/oder Pressen zurückgeführt werden können – eine Schiene kann die Parafunktion im Schlaf reduzieren;
- die Korrektur einer sekundär zu einer Kiefergelenkarthrose aufgetretenen okklusalen Veränderung;
- evtl. die Therapie einer aktivierten Diskopathie oder Kiefergelenkarthrose in Verbindung mit der Einnahme von Antiphlogistika.

Trotz der in klinischen Studien nachgewiesenen Wirksamkeit ist der Wirkungsmechanismus der Schiene bis jetzt weitgehend ungeklärt. Okklusale Schienen haben einen komplexen Wirkungsmechanismus, und die therapeutische Wirkung darf nicht auf einen schienen-spezifischen Mechanismus zurückgeführt werden. Es ist anzunehmen, dass, wie auch bei anderen therapeutischen Interventionen, die Wirkung auf der Interaktion verschiedener Elemente beruht: spontane Remission, Interaktion Zahnarzt – Patient, Plazeboeffekt, Veränderung des oralen Milieus und Veränderung des kognitiven Bewusstseins des Patienten für das Kausystem (Dao u. Lavigne 1998, Palla 1998b, Kreiner et al. 2001).

Therapie chronischer Formen

Die Therapie dieser Schmerzform kann äußerst komplex sein, und das Ziel der Schmerzbeseitigung kann oft nicht erreicht werden. Häufig kann nur eine Schmerzlinderung und eine bessere Bewältigung des Schmerzes erwartet werden. Es ist deshalb wichtig, dass die Behandlungsziele mit dem Patienten von Anfang an klar besprochen werden, dass man keine unrealistischen Versprechungen macht bzw. dass der Behandler keine unrealistischen Ziele verfolgt.

Patienten mit persistierenden myoarthropathischen Beschwerden müssen immer einem spezialisierten Zentrum oder Zahnarzt überwiesen werden, sodass der chronische Schmerz multimodal therapiert werden kann. Denn jeder Versuch, nur die somatische Komponente des chronischen Schmerzes, z. B. durch Einsetzen einer Schiene, zu behandeln, führt nicht nur zu Misserfolgen, sondern unweigerlich auch zur Verschlechterung der Symptomatik. Deshalb ist eine korrekte Diagnose des chronischen Schmerzpatienten ein Muss. Die Empfehlungen zur standardisierten Diagnostik myoarthropathischer Schmerzen (Türp et al. 2000) können diesbezüglich eine gute Hilfe sein.

Die klinische Erfahrung zeigt, dass die große Mehrheit der Patienten mit chronischen myoarthropathischen Schmerzen bereits eine Reihe erfolgloser Therapien hinter sich hat, wenn sie in ein Zentrum überwiesen wird. Dies ist in erster Linie auf die ungenügenden Kenntnisse über die Komplexität des chronischen Schmerzes zurückzuführen. Der chronische Schmerz wird allzu oft als ein persistierender akuter Schmerz betrachtet und behandelt.

In der Tat können chronische Schmerzen nicht wie akute therapiert werden. Erstens bedingen neuroplastische Veränderungen auf synaptischer Ebene die Anwendung anderer Medikamenten als zur Therapie akuter Schmerzen. Zweitens sind NSAR bei der Behandlung dieser Schmerzformen kontraindiziert, da sie unwirksam sind und bei langfristiger Einnahme ernsthafte Nebenwirkungen hervorrufen können. Drittens muss die nicht somatische Schmerzkomponente genauso therapiert werden wie die somatische. Der Patient reagiert nämlich auf den persistierenden Schmerz mit Beteiligung der ganzen Persönlichkeit. Chronischer Schmerz verursacht emotionale Reaktionen und Gedanken, die das Verhalten des Patienten verändern und oft zu einer depressiven Verstimmung führen. Es wundert deshalb nicht, dass der Therapieerfolg bei persistierenden myoarthropathischen Schmerzen mehr durch günstige psychologische Faktoren und positive Bewältigungsstrategien als durch die Schwere der Erkrankung selbst bestimmt wird (Palla 2002).

Es sei noch erwähnt, dass die Gefahr der Schmerzchronifizierung nicht nur von der initialen Schmerzintensität (Dworkin 1997), sondern auch vom Vorliegen von Verhaltens- und Befindlichkeitsstörungen abhängt (Epker u. Gatchel 2000). So begünstigen starke Schmerzen, hohe Invaliditätswerte nach „Graded Chronic Pain Status" (Dworkin u. LeResche 1992) sowie hohe Werte für die unspezifischen Symptome der SCL-90-Skala die Chronifizierung des myoarthropathischen Schmerzes.

Patienten mit persistierenden myoarthropathischen Schmerzen müssen deshalb von Anfang an multimodal diagnostiziert und therapiert werden, um die verschiedenen somatischen, affektiven und emotionalen Aspekte des Schmerzes sowie anderer oft vorhandener komorbider Störungen/Krankheiten, wie z. B. Kopfschmerzen, atypische Gesichtsschmerzen, atypische Odontalgie, zervikales Syndrom oder eine Fibromyalgie, anzugehen. Die weiter oben beschriebenen Therapien müssen von kognitiv verhaltenstherapeutischen Maßnahmen und von pharmakologischen Interventionen mit Medikamenten begleitet werden, die spezifisch zur Therapie chronischer Schmerzen verwendet werden.

Kognitive Verhaltenstherapie

Die Therapie chronischer myoarthropathischer Schmerzen erfordert einen kognitiv verhaltenstherapeutischen Ansatz, der die Verhaltens- und Befindungsstörungen berücksichtigt.

Die kognitive Verhaltenstherapie, die für die Behandlung aller chronischer Schmerzen wirksam ist (Morley et al. 1999), wirkt auf zwei Ebenen: Sie hilft den Patienten durch Erlernen neuer Bewältigungsstrategien seine Reaktionsart auf Situationen, die den Schmerz auslösen oder verstärken, zu ändern, und sie lehrt sie den Aufbau einer positiven, bewältigenden Einstellung gegenüber dem Schmerz. Die Therapie hilft somit den Patienten auf schmerzunterhaltende Faktoren aufmerksam zu werden und vermittelt ihnen bessere Bewältigungsstrategien. Die Gefühle der Hilflosigkeit und der Unkontrollierbarkeit werden abgebaut und der Patient lernt die Schmerzen besser zu kontrollieren. Er erkennt, dass die affektiven, emotionalen, kognitiven und verhaltensbezogenen Komponenten des Schmerzes genau so wichtig sind wie der somatische Anteil. Primäres Ziel der Therapie ist somit nicht eine Schmerzreduktion, sondern eine bessere Schmerzbewältigung, d.h. eine bessere Lebensqualität trotz Schmerzen. Die Entspannung (autogenes Training, Jakobson-Übungen, Biofeedback usw.) ist ein wichtiger Bestandteil dieser Therapie, da er schmerzverstärkende Verspannungen reduziert, vom Schmerz ablenkt und ein Gefühl der Kompetenz vermitteln hilft (Flor u. Turk 1999).

Medikamentöse Therapie

Beim Vorliegen chronischer myoarthropathischer Schmerzen können von den trizyklischen Antidepressiva in erster Linie solche mit einer noradrenergen und serotonergen Wirkung verschrieben werden. Die medikamentöse Therapie mit NSAR muss vermieden werden. Die analgetische Wirkung der Antidepressiva, die auch in Abwesenheit einer Depression auftritt, ist gut dokumentiert. Sie sind auch bei chronischen orofazialen Schmerzen myogener Natur wirksam (Palla 2002). Die Schmerzremission tritt aber nicht sofort auf wie im Fall der klassischen Analgetika und ist oft unvollständig. Nicht alle Patienten reagieren gleich gut auf diese Medikamentengruppe und die Einnahme ist von Nebenwirkungen begleitet, die in erster Linie auf die anticholinergische Wirkung der Medikamente zurückzuführen sind. Da die Nebenwirkungen besonders zu Beginn der Therapie auftreten, empfiehlt sich ein einschleichender Dosisaufbau, bis die analgetische Wirkung erreicht wird. Die Antidepressiva der neuen Generation haben weniger Nebenwirkungen, sind aber auch in ihrer analgetischen Wirkung weniger/nicht wirksam. Der sedierende Effekt einiger Antidepressiva kann zur Besserung des Schlafs verwendet werden, der bei vielen chronischen Schmerzpatienten gestört ist.

Zusammenfassend müssen chronische myoarthropathische Schmerzen multimodal angegangen werden, um die somatische und die nicht somatische

Schmerzkomponente gleichzeitig zu therapieren. Die kognitive Verhaltenstherapie ist dabei nicht eine zusätzliche Therapie, sie ist vielmehr Bestandteil des Gesamtbehandlungsplans, d. h., sie muss von Anfang an und nicht, wie es oft der Fall ist, erst nach Misserfolg eines weiteren somatischen Therapieversuchs eingesetzt werden.

Zusammenfassung

Der myoarthropathische Schmerz ist eine häufige Ursache für Kopf-, Kiefer- und Gesichtsschmerzen, wobei der myogene Schmerz bei der Schmerzgenese im Vordergrund steht. Die Schmerzintensität fluktuiert oft abwechselnd zwischen schmerzfreien und schmerzhaften Perioden. Vor allem leichte bis mäßig starke myoarthropathische Schmerzen haben die Tendenz, spontan zu verschwinden. Jedenfalls können sie mit einfachen, reversiblen Maßnahmen (Aufklärung, Selbstbeobachtung, Analgetika, Physiotherapie und okklusalen Schienen) gelindert werden. Nur bei einem kleinen Teil der Patienten chronifiziert der Schmerz, sodass ein multimodaler therapeutischer Ansatz notwendig wird, um sowohl die somatische als auch die nicht somatische, d.h. die affektive, emotionale, kognitive und verhaltensbezogene Schmerzkomponente zu behandeln. Zur Behandlung der somatischen Komponente können trizyklische Antidepressiva eingesetzt werden, während die Therapie der nicht somatischen Komponente eine kognitive, verhaltensorientierte Therapie benötigt.

Literatur

Aloisi AM (2000a) Role of the limbic system in sex, gender, and pain. In: Devor M, Rowbotham MC, Wiesenfeld-Hallin Z (Ed) Proceedings of the 9th World Congress on Pain (Progress in pain research and management, Vol 16). IASP Press, Seattle, pp 567–579

Aloisi AM (2000b) Sensory effects of gonadal hormones. In: Fillingim RB (Ed) Sex, Gender, and Pain (Progress in pain research and management, Vol 17). IASP Press, Seattle, pp 7–24

Crider AB, Glaros AG (1999) A meta-analysis of EMG biofeedback treatment of temporomandibular disorders. J Orofac Pain 13:29–37

Dao TT, Lavigne GJ (1998) Oral splints: the crutches for temporomandibular disorders and bruxism? Crit Rev Oral Biol Med 9:345–361

Dao TT (2001) Pain and gender. In: Lund JP, Lavigne GJ, Dubner R, et al (Ed) Orofacial Pain. From Basic Science to Clinical Management. Quintessence, Chicago, pp 129–138

de Wijer A, Steenks MH, de Leeuw JR, et al (1996) Symptoms of the cervical spine in temporomandibular and cervical spine disorders. J Oral Rehabil 23:742–750

Drangsholt M, LeResche L (1999) Temporomandibular disorder pain. In: Crombie I, Croft P, Linton SJ, et al (Ed) Epidemiology of Pain. IASP Press, Seattle, pp 203–233

Dworkin RH (1997) Which individuals with acute pain are more likely to develop a chronic pain syndrome. Pain Forum 6:127–136

Dworkin SF, LeResche L (1992) Research diagnostic criteria for temporomandibular disorders: Review, criteria, examinations and specifications, critique. J Craniomandib Disord 6:302–355

Dworkin SF (1994) Somatization, distress and chronic pain. Qual Life Res 3 (Suppl 1):77–83

Ehrlich R, Garlick D, Ninio M (1999) The effect of jaw clenching on the electromyographic activities of 2 neck and 2 trunk muscles. J Orofac Pain 13:115–120

Ekberg EC, Vallon D, Nilner M (1998) Occlusal appliance therapy in patients with temporomandibular disorders. A double-blind controlled study in a short-term perspective. Acta Odontol Scand 56:122–128

Epker J, Gatchel RJ (2000) Coping profile differences in the biopsychosocial functioning of patients with temporomandibular disorder. Psychosom Med 62:69–75

Feine JS, Lund JP (1997) An assessment of the efficacy of physical therapy and physical modalities for the control of chronic musculoskeletal pain. Pain 71:5–23

Fillingim RB (2000) Sex, Gender, and Pain. IASP Press, Seattle

Fillingim RB, Maixner W (2000) Sex-related factors in temporomandibular disorders. In: Fillingim RB (Ed) Sex, Gender, and Pain (Progress in Pain Research and Management, Vol 17). IASP Press, Seattle, pp 309–325

Flor H, Schugens MM, Birbaumer N (1992) Discrimination of muscle tension in chronic pain patients and healthy controls. Biofeedback Self Regul 17:165–177

Flor H, Turk DC (1999) Der kognitiv-verhaltenstherapeutische Ansatz und seine Anwendung. In: Basler H-D, Franz C, Kröner-Herwig B, et al (Hrsg) Psychologische Schmerztherapie. Springer, Berlin, S 665–682

Forssell H, Kirveskari P, Kangasniemi P (1985) Changes in headache after treatment of mandibular dysfunction. Cephalgia 5:229–236

Glaros AG (1996) Awareness of physiological responding under stress and nonstress conditions in temporomandibular disorders. Biofeedback Self Regul 21:261–272

Hagberg C (1991) General musculoskeletal complaints in a group of patients with craniomandibular disorders (CMD). A case control study. Swed Dent J 15:179–185

Hansson TL, Christensen CA, Taylor DLW (1992) Physical Therapy in Craniomandibular Disorders. Quintessence, Chicago, pp 1–80

Hedenberg-Magnusson B, Ernberg M, Kopp S (1997) Symptoms and signs of temporomandibular disorders in patients with fibromyalgia and local myalgia of the temporomandibular system. A comparative study. Acta Odontol Scand 55:344–349

Henriksson KG (1999) Muscle activity and chronic muscle pain. In: Vecchiet L, Giamberardino MA (Ed) Muscle Pain, Myofascial Pain, and Fibromyalgia. Haworth Medical Press, New York, pp 101–109

Hu JW, Yu XM, Vernon H, et al (1993) Excitatory effects on neck and jaw muscle activity of inflammatory irritant applied to cervical paraspinal tissues. Pain 55:243–250

Kopp S (2001) Neuroendocrine, immune, and local responses related to temporomandibular disorders. J Orofac Pain 15:9–28

Kreiner M, Betancor E, Clark GT (2001) Occlusal stabilization appliances. Evidence of their efficacy. J Am Dent Assoc 132:770–777

Kröner-Herwig B (1999) Biofeedback. In: Basler H-D, Franz C, Kröner-Herwig B (Hrsg) Psychologische Schmerztherapie. Springer, Berlin, S 627–643

LeResche L (1997) Epidemiology of temporomandibular disorders: implications for the investigation of etiologic factors. Crit Rev Oral Biol Med 8:291–305

LeResche L (2001) Epidemiology of orofacial pain. In: Lund JP, Lavigne GJ, Dubner R, et al (Ed) Orofacial Pain. From Basic Science to Clinical Management. Quintessence, Chicago, pp 15–25

Lund JP, Stohler CS, Widmer CG (1993) The relationship between pain and muscle activity in fibromyalgia and similar conditions. In: Værøy H, Merskey H (Ed) Progress in Fibromyalgia and Myofascial Pain. Elsevier, Amsterdam, pp 311–327

Magnusson T, Syren M (1999) Therapeutic jaw exercises and interocclusal appliance therapy. A comparison between two common treatments of temporomandibular disorders. Swed Dent J 23:27–37

Mense S, Simons DG (2001) Muscle Pain. Understanding its Nature, Diagnosis, and Treatment. Lippincott, Williams & Wilkins, Philadelphia

Michelotti A, Parisini F, Farella M, et al (2000) Fisioterapia muscolare in pazienti con disordini temporomandibolari. Studio clinico controllato. [Muscular physiotherapy in patients with temporomandibular disorders. Controlled clinical trial]. Minerva Stomatol. 49:541–548

Morley S, Eccleston C, Williams A (1999) Systematic review and meta-analysis of randomized controlled trials of cognitive behaviour therapy and behaviour therapy for chronic pain in adults, excluding headache. Pain 80:1–13

Palla S (1998a) Myoarthropathien des Kausystems. In: Palla S (Hrsg) Myoarthropathien des Kausystems und orofaziale Schmerzen. Klinik für Kaufunktionsstörungen und Totalprothetik, Universität Zürich, Zürich, S 3–16

Palla S (1998b) Prinzipielles zur Therapie der Myoarthropathien. In: Palla S (Hrsg) Myoarthropathien des Kausystems und orofaziale Schmerzen. Klinik für Kaufunktionsstörungen und Totalprothetik, Universität Zürich, Zürich, S 145–157

Palla S (2002) Grundsätze zur Therapie des myoarthropathischen Schmerzes. Schmerz 16:373–380

Pardamec E, Genucchi R, Palla S (1998) Anhang: Physiotherapie, Selbstbehandlung. In: Palla S (Hrsg) Myoarthropathien des Kausystems und orofaziale Schmerzen. Klinik für Kaufunktionsstörungen und Totalprothetik, Zürich, S 161–165

Plesh O, Wolfe F, Lane N (1996) The relationship between fibromyalgia and temporomandibular disorders: prevalence and symptom severity. J Rheumatol 23:1948–1952

Rollman GB, Lautenbacher S (1993) Hypervigilance effects in fibromyalgia: pain experience and pain perception. In: Værøy H, Merskey H (Ed) Progress in Fibromyalgia and Myofascial Pain. Elsevier, Amsterdam, pp 149–159

Sessle BJ (2000) Acute and chronic craniofacial pain: brainstem mechanisms of nociceptive transmission and neuroplasticity, and their clinical correlates. Crit Rev Oral Biol Med 11:57–91

Svensson P, Arendt-Nielsen L (1996) Effects of 5 days of repeated submaximal clenching on masticatory muscle pain and tenderness: an experimental study. J Orofac Pain 10:330–338

Svensson P, Graven-Nielsen T (2001) Craniofacial muscle pain: review of mechanisms and clinical manifestations. J Orofac Pain 15:117–145

Turk DC, Rudy TE (1990) The robustness of an empirically derived taxonomy of chronic pain patients. Pain 43:27–35

Türp JC, John M, Nilges P, et al (2000) Schmerzen im Bereich der Kaumuskulatur und Kiefergelenke. Empfehlungen zur standardisierten Diagnostik und Klassifikation von Patienten. Schmerz 14:416–428

van der Windt DA, Thomas E, Pope DP, et al (2000) Occupational risk factors for shoulder pain: a systematic review. Occup Environ Med 57:433–442

Von Korff M, Dworkin SF, Le Resche L, et al (1988) An epidemiologic comparison of pain complaints. Pain 32:173–183

Westgaard RH (1999) Muscle activity as a releasing factor for pain in the shoulder and neck. Cephalalgia 19 (Suppl 25):1–8

8 Differenzialdiagnostik chronischer Muskelschmerzen

D. PONGRATZ

■ Allgemeines Vorkommen

Muskelschmerzen kommen sowohl bei Erkrankungen der Muskulatur als auch wesentlich häufiger als unspezifisches Phänomen sowohl bei vielen anderen körperlichen als auch bei psychischen Störungen vor.

■ Pathogenese und Symptomatik der Muskelschmerzen

Primärer Muskelschmerz

Der primäre oder lokale Muskelschmerz entsteht durch Aktivierung muskulärer Nozizeptoren und wird vom Patienten am Ort der Läsion empfunden. Dies ist ein deutlicher Unterschied zu den übertragenen Muskelschmerzen, die durch zentralnervöse Prozesse entstehen und subjektiv im gesunden Gewebe fernab der Muskelläsion empfunden werden (Kap. 1).

Die Muskelzellen selbst sind nicht mit nozizeptiven Nervenfasern versorgt; diese Fasern sind vorwiegend in der Adventitia der kleinen Gefäße (Arteriolen, Venolen) lokalisiert. Lokale Muskelschmerzen sind damit in aller Regel Ausdruck eines Mitbefalls der umgebenden mesenchymalen Strukturen der Muskelfasern sowie der Faszien und Sehnen.

Ursachen

Entzündliche Erkrankungen zeichnen sich morphologisch durch das Vorliegen von zellulären Infiltraten aus. Nach der Loksalisation werden unterschieden:
- interstitielle Myositis (Muskelparenchym nicht befallen),
- Herdmyositis (lokalisierter begleitender Untergang des Parenchyms),
- Polymyositis (diffuser Parenchymuntergang).

Infektiös:
- Viren (z. B. Influenza, Coxsackie),
- Bakterien (z. B. Staphylokokken, Leptospiren),
- Parasiten (z. B. Trichinen, Zystizerken, Toxoplasmen).

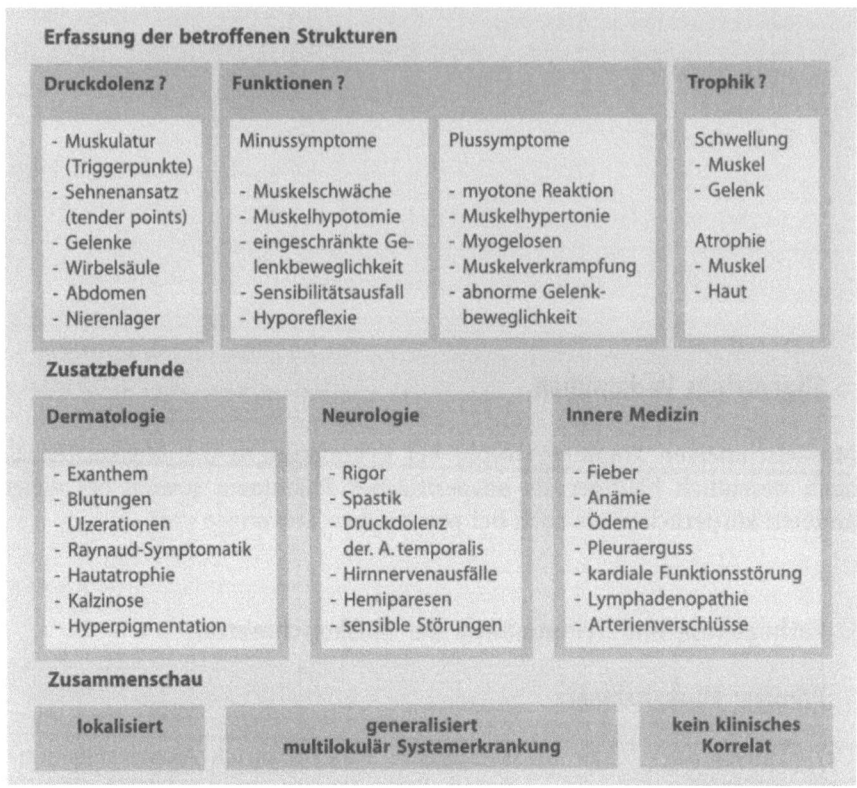

Abb. 8.1. Diagnostische Zuordnung von Muskelschmerzen.

Nicht infektiös (immunogen):
- Dermatomyositis,
- idiopathische Polymyositis,
- Einschlusskörpermyositis,
- Overlap-Syndrome.

Ischämische Myopathien

Myalgien bei ischämischen Erkrankungen der Muskulatur verstärken sich in der Regel bei Belastung. In Ruhe klingen sie, in Abhängigkeit vom Schweregrad der Ischämie, meist innerhalb von Minuten wieder ab.
- arterielle Verschlusskrankheit,
- Kompartmentsyndrome,
- entzündliche Gefäßerkrankungen.

Metabolische Myopathien

Die Beschwerden können in jedem beliebigen Muskel unter Belastung provoziert werden. Zum Teil treten Muskelkrämpfe und bisweilen Rhabdomyolysen gleichzeitig auf.

Beispiele für metabolische Myopathien sind Glykogenose Typ V (McArdle), Glykogenose Typ VII (Tarui), Myoadenylat-Desaminase-Mangel, Carnitinpalmitoyl-Transferase-Mangel.

Toxische Myopathien

Es besteht häufig eine diffuse Druckdolenz der betroffenen Muskulatur. Oft kommt es zum Untergang von Muskelparenchym. Morphologisch lassen sich dann Faseruntergänge bis Rhabdomyolysen feststellen.

Im Labor sind CK-Erhöhung und Myoglobinurie nachzuweisen.

Toxische Myopathien können auftreten bei Alkoholabusus und bei Heroinkonsum, auch von Statinen oder maligner Hyperthermie (Halothan, Succinylcholin) ausgelöst werden.

Muskelschmerz als Begleitsymptom anderer Erkrankungen

Die in der ärztlichen Praxis am häufigsten angetroffenen Muskelschmerzen gehen aus von einem gestörten Zusammenspiel des Bewegungsapparats. Es wirken viele Teilfaktoren wie Fehlbelastungen, physikalische Einflüsse und psychische Störungen zusammen. Leitsymptom sind Schmerzen in bestimmten Muskelgruppen.

Gelenkerkrankungen

Muskelschmerzen bei Gelenkerkrankungen werden oft in der benachtbarten Muskulatur empfunden. Bisweilen kommt es durch Fehlbelastung der gesamten Extremität zu einer pseudoradikulären Schmerzverteilung. Diagnostisch wegweisend ist der Gelenkbefund, z. B. bei Arthritis oder Arthrose.

Ossäre Ursachen

Muskelschmerzen bei Knochenerkrankungen werden häufig tief im Muskel sitzend empfunden. Die Schmerzen sind oft während der Nacht verstärkt. Sie treten auf z. B. bei entzündlichen Knochenkrankheiten, Osteoporose, degenerativen Skeletterkrankungen, Knochenmetastasen.

Projizierte Muskelschmerzen

Die Affektion des peripheren Nervs führt üblicherweise zu einer Schmerzempfindung im Innervationsgebiet des betroffenen Nervs. Sind zahlreiche vegetative Fasern mitbetroffen, kann der Schmerz auch über das Innervationsgebiet eines Nervs hinausgehen (z. B. Brachialgie beim Karpaltunnelsyndrom.

Die Projektion von Schmerzen geschieht über periphere Nerven bei Radikulopathie, Plexopathie, peripherer Nervenläsion, Polyneuropathie.

Übertragene Muskelschmerzen

Muskelschmerzen werden häufig an Stellen empfunden, die fernab vom Ort der Gewebsläsion liegen. Dieses Phänomen ist z. B. bei Triggerpunkten besonders ausgeprägt. Die Schmerzübertragung kann so bei Vorliegen von Triggerpunkten in den Nackenmuskeln zu Kopfschmerzen führen.

Entstehen Schmerzen im Bereich innerer Organe, werden die Impulse über den Ramus griseus des Grenzstrangs zur Hintersäule des Rückenmarks geleitet und dort auf segmentale nozizeptive Nervenfasern umgeschaltet. Die Schmerzempfindung wird dann oft in den Bereich der Muskulatur übertragen (z. B. Schulter-Arm-Schmerz bei Myokardinfarkt). Man kann diese Head-Zonen als Sonderfall der Schmerzübertragung sehen, die sich hier innerhalb eines Segments abspielt, was bei der Schmerzübertragung von Triggerpunkten oft nicht der Fall ist.

Schmerzen werden übertragen über autonome Fasern als „referred pain" bei Erkrankungen innerer Organe innerhalb desselben Segments (Head-Zonen) und über somatische Fasern als übertragene Muskelschmerzen, z. B. bei Triggerpunkten.

Psychische Erkrankungen

Klinische Diagnostik

Das Symptom Muskelschmerz stellt die gemeinsame Endstrecke einer Vielzahl von Erkrankungen dar. Eine ungezielte apparative Diagnostik zum Ausschluss sämtlicher oben angeführter Ursachen ist damit weder sinnvoll noch Erfolg versprechend. Zu einer sinnvollen diagnostischen Aufarbeitung sollte der Untersucher sich deshalb vier Fragen stellen.
- Welcher anatomischen Struktur lässt sich nach klinischen Kriterien das Symptom Muskelschmerz zuordnen?
- Handelt es sich um einen „örtlich" begrenzten Schmerz oder bestehen die Muskelschmerzen an mehreren Orten?
- Finden sich zusätzlich Auffälligkeiten im Bereich der Haut, des Nervensystems oder der inneren Organe?
- Sind die Muskelschmerzen damit Hinweise für eine mehrere Organsysteme betreffende Erkrankung?

Klinische Erfassung der unmittelbar Schmerz auslösenden Strukturen

Bei allen Patienten mit unklaren Myalgien sollten folgende Elemente des Bewegungsapparats klinisch untersucht werden:
- Gelenke einschließlich Bandapparat,
- Muskulatur,
- Gefäßversorgung,
- nervale Versorgung.

Im Folgenden sollen einige Besonderheiten bei Inspektion, Palpation und Funktionsprüfung aufgeführt werden.

Inspektion des Bewegungsapparats

Besonderes Augenmerk soll bei der Inspektion des Bewegungspparats auf die Harmonie des Bewegungsablaufs und auf Fehlstellungen der Gelenke und des Achsenskeletts gerichtet werden. Muskelatrophien sind ein unspezifischer Befund und können grundsätzlich bei sämtlichen Erkrankungen des Bewegungsapparats gefunden werden.

Palpation

Grundsätzlich sollte bei der Palpation auf Folgendes geachtet werden:
- Schwellungen von Gelenken und Muskulatur;
- Konsistenz von Haut, Unterhaut und Muskulatur;
- Druckdolenz von Gelenken, Sehnenansätzen, Schleimbeuteln und Muskulatur.

Funktionsprüfung

Die Hauptschwierigkeit bei der Erfassung funktioneller Störungen liegt darin, dass schmerzbedingte und Schmerz auslösende Funktionsdefizite oft kaum zu unterscheiden sind. Trotzdem sollte versucht werden, aktive und passive Beweglichkeit zu erfassen. Insbesondere beim Verdacht auf Insertionstendinosen sollte der Patient zudem angehalten werden, Schmerz auslösende Bewegungsabläufe zu simulieren.

Geprüft werden
- Gelenke: aktive und passive Beweglichkeit;
- Muskeln: Kraft;
- passive Beweglichkeit: Kontrakturen.

Außerdem werden über den Bewegungsapparat hinausgehende Störungen wie Hauterscheinungen und internistische Befunde erfasst.

Labor- und technische Untersuchungen

Laboruntersuchungen:
- Screeningmethoden,
- Kreatinkinase,
- BSG,
- CRP,
- Elektrolyte.

Erweiterte Labordiagnostik:
- Rheumaserologie,
- Schilddrüsenparamter,
- immunologische Untersuchungen,
- Porphyrine,
- serologische Untersuchungen auf Viren, Bakterien, Parasiten,
- ischämischer Arbeitsversuch,
- Liquorpunktion.

Technische Untersuchungen:
- Doppleruntersuchungen von Arterien und Venen.

Erweiterte technische Methoden bei gezielter Fragestellung:
- Skelettszintigraphie,
- Knochendichtemessung,
- Muskelbiopsie,
- Biopsie der A. temporalis.

Literatur

Engel AG, Franzini Armstrong C (1994) Myology, 2nd Ed, Vol 1 and 2. McGraw-Hill, New York
Fischer AA (1997) Physical Medicine and Rehabilitation. Clinics of North America. Saunders, Philadelphia
Karpati G, Hilton-Jones D, Griggs RC (2001) Disorders of Voluntary Muscle, 7th Ed, Cambridge University Press, Cambridge
Pongratz D, Müller-Felber W (1990) Muskelschmerzen. Der Internist 4/90:W41-W50
Pongratz D, Späth M (2001) Differentialdiagnose von Muskelschmerzen aus neurologischer Sicht. MSI - Muskelschmerz interdiszipl 1:2-8
Vecchiet L, Giamberardino MA (1999) Muscle Pain, Myofascial Pain and Fibromyalgia. Haworth Medical Press, New York

Sachverzeichnis

A
Akutphase, Therapie 141
Allodynie 5
Ansatz-TrP 54
Antidepressivum 105
Antirheumatikum, nicht steroidal 119
Autoantikörper 24
Autoimmunerkrankung 24
Axonreflex 4
Azathioprin 34

B
Bandscheibendegeneration 115
Beschleunigungstrauma, kraniozervikales 127
Beschwerden, anhaltende, Therapie 142
Bewegungsapparat, Inspektion 171

C
C5b9-Komplementablagerung 26
Calcitonin 89
Calcitonin gene-related peptide (CGRP) 4
Calcium 89
Catecholamin 81
Chirotherapie 119
CRH-Ausschüttung 101

D
Deafferentation 17
Dehnung, passive 57
Depression 69
Dermatomyositis 23
deszendierendes antonozizeptives System 17
Dolorimeter 64
Dysbalance, muskuläre 16, 116

E
Einschluss, filamentär 27
Einschlusskörpermyositis 23
Elektromyographie 31
Endorphine 90
Endplatten-
– hypothese 13
– rauschen 50
Energiekrise 53
Enkephalie 90
Enthesiopathie 54
Erregungstoxizität 17
Erythem, heliotropfarben 28

F
Fear-avoidance-belief-Modell 117
Fibromyalgie, sekundäre 67
filamentärer Einschluss 27
Fribromyalgiesyndrom 61
Funktionsprüfung 171

G
Gate-control-Theorie 17
Gefäßerkrankung, entzündliche 168
Gelenkerkrankung 169
Glucocorticoide 33
Gottron-Zeichen 30
Growth hormone 88
Gruppe-III-Fasern 2
Gruppe-IV-Fasern 2
Gruppenpsychotherapie, psychodynamisch-interaktionell 105

H

Halswirbelsäule
- Verletzung 134
- Weichteile, Verletzung 134

Hautschmerz 1
Hemmung, deszendierende 102
Herdmyositis 167
Hinterhornneuron 9
Hyperalgesie 5
Hypervigilanz, okklusale 152
Hypothalamus-Hypophysen-Nebennieren-Achse 10, 71, 86
Hypothalamus-Hypophysen-Schilddrüsen-Achse 86

I

Immunglobulintherapie, intravenöse, hoch dosiert 34
inclusion body myositis 23
Injektion 57
Insertionstendopathie 54
Insulin-like growth factor I 88
Intervention, psychoedukative 105

K

Kältespray 57
Kalzifikation 30
Kausystem, Myoarthropathie 145
Keinig-Zeichen 30
Klassifikationskriterien 61
Komorbidität, psychische 103
Kompartmentsyndrom 168
Kontraktionsknoten 13
Kreatinkinase 30

L

Locus-coeruleus-Norephinephrin-(LC-NE)-Achse 101
Lokalanästhesie 57
lumbaler Schmerz 112

M

McGill-Schmerzscore 66
Medikament, trizyklisch 77
Methotrexat 34
MRT 32
Muskel-
- atrophie 27
- härte 41
- hemmung, reflektorisch 16
- kontraktion 12
- krampf 12
- relaxien 119
- schmerz 13
- - ossäre Ursachen 169
- - projizierte 169
- - übertragener 170
- schwäche 27
- tonus 12
- verspannung 12

Myoarthropathie des Kausystems 145
myofasziale Tiggerpunkte 13
Myogelose 41
Myopathie
- metabolische 169
- toxische 169

Myositis, interstitielle 167

N

Nackenschmerz 112
Nadelung, trockene 58
Neuropeptide 4
Nozizeptor 2

O

Okklusion 151
Opioidanalgetikum 78
Overlap-Syndrom 24

P

Palpation 171
Parafunktion 149
paraneoplastisches Syndrom 33
Parathormon 89
Persönlichkeitsmerkmale 103
Plasmapherese 34
Polymyositis 23, 167
- diffuse 26
- perifaszikulärer Typ 25
Prolactin 86
psychische Verarbeitung 137
psychosomatische Aspekte 96

Q

Quebec-Klassifikation 126

R

Reflex, spinaler 15
5-HT_3-Rezeptorantagonist 78
rimmed vacuoles 26

Rückenschmerz
- akuter 113
- - mechanischer 114
- chronischer 113
- - mechanischer 115
- wiederkehrender 113
- zeitweiser 113

S

Sauerstoffpartialdruck 48
Schleudertrauma 127
Schmerz
- Gedächnis 9
- lumbaler 112
- Schwellen 66
- Syndrom, myofasziales 42
- thorakaler 112
Serotonin 72, 85
Sexualhormone 90
Somatostatin (SOM) 4
Spannungstypkopfweh 147, 148
Spasmus 12
spinaler Reflex 15
Spondylolisthesis 115
Stickstoffmonoxid 11
Stress-
- dämpfung 98
- diathesemodell 118
- erkrankung 91
- immunisierung, kognitiv-behavioral 105
- reaktivierung 98
- schwelle 98
- verarbeitungssystem 96
Substanz P 4, 72
Substanz, entzündungshemmende, nicht steroidal 77

T

taut band 13 42
Tender point 42, 61
- Index 66
Therapie
- bei anhaltenden Beschwerden 142
- in Akutphase 141
- physikalische 76
thorakaler Schmerz 112
Triggerpunkte 41
- myofasziale 13
Tryptophan 72

U

Unfallhergang 138

V

Vaskulitis 26
Verschlusskrankheit, arterielle 168
visuelle Analogskala für Schmerzen (VAS) 66

W

whiplash 126

Z

zerebrale Beteiligung 136

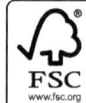

MIX
Papier aus verantwortungsvollen Quellen
Paper from responsible sources
FSC® C105338

If you have any concerns about our products,
you can contact us on
ProductSafety@springernature.com

In case Publisher is established outside the EU,
the EU authorized representative is:
**Springer Nature Customer Service Center GmbH
Europaplatz 3, 69115 Heidelberg, Germany**

Printed by Libri Plureos GmbH
in Hamburg, Germany